国家卫生健康委员会"十四五"规划教材
全国中医药高职高专教育教材

供护理、助产专业用

健 康 评 估

第4版

主　编　滕艺萍

副 主 编　欧应华　辛先贵　袁锦波

编　　委（**按姓氏笔画排序**）

艾玉姝（重庆三峡医药高等专科学校）

叶岚岚（漳州卫生职业学院）

闫晓华（山东医学高等专科学校）

李玉婷（江西中医药高等专科学校）

辛先贵（山东中医药高等专科学校）

陈　军（赣南卫生健康职业学院）

欧应华（四川中医药高等专科学校）

屈晓敏（南阳医学高等专科学校）

袁锦波（湖南中医药高等专科学校）

钱志勇（长沙卫生职业学院）

董旭婷（安徽中医药高等专科学校）

滕艺萍（江西中医药高等专科学校）

学术秘书　李玉婷（兼）

人民卫生出版社
·北京·

图书在版编目（CIP）数据

健康评估／滕艺萍主编. —4 版. —北京：人民
卫生出版社，2023.7（2024.2重印）
ISBN 978-7-117-34940-6

Ⅰ. ①健…　Ⅱ. ①滕…　Ⅲ. ①健康 – 评估 – 高等职业
教育 – 教材　Ⅳ. ①R471

中国国家版本馆 CIP 数据核字（2023）第 141707 号

人卫智网	www.ipmph.com	医学教育、学术、考试、健康，
		购书智慧智能综合服务平台
人卫官网	www.pmph.com	人卫官方资讯发布平台

健康评估
Jiankang Pinggu
第 4 版

主　　编：滕艺萍
出版发行：人民卫生出版社（中继线 010-59780011）
地　　址：北京市朝阳区潘家园南里 19 号
邮　　编：100021
E - mail：pmph @ pmph.com
购书热线：010-59787592　010-59787584　010-65264830
印　　刷：天津科创新彩印刷有限公司
经　　销：新华书店
开　　本：850×1168　1/16　印张：19
字　　数：536 千字
版　　次：2010 年 6 月第 1 版　　2023 年 7 月第 4 版
印　　次：2024 年 2 月第 2 次印刷
标准书号：ISBN 978-7-117-34940-6
定　　价：65.00 元
打击盗版举报电话：010-59787491　E-mail：WQ @ pmph.com
质量问题联系电话：010-59787234　E-mail：zhiliang @ pmph.com
数字融合服务电话：4001118166　E-mail：zengzhi @ pmph.com

《健康评估》
数字增值服务编委会

主　　编　滕艺萍

副 主 编　欧应华　辛先贵　袁锦波

编　　委 （**按姓氏笔画排序**）

艾玉姝（重庆三峡医药高等专科学校）

叶岚岚（漳州卫生职业学院）

刘玉明（山东中医药高等专科学校）

闫晓华（山东医学高等专科学校）

李玉婷（江西中医药高等专科学校）

辛先贵（山东中医药高等专科学校）

陈　军（赣南卫生健康职业学院）

欧应华（四川中医药高等专科学校）

屈晓敏（南阳医学高等专科学校）

袁锦波（湖南中医药高等专科学校）

钱志勇（长沙卫生职业学院）

董旭婷（安徽中医药高等专科学校）

滕艺萍（江西中医药高等专科学校）

学术秘书　李玉婷（兼）

修订说明

为了做好新一轮中医药职业教育教材建设工作，贯彻落实党的二十大精神和《中医药发展战略规划纲要（2016—2030 年）》《教育部 国家卫生健康委 国家中医药管理局关于深化医教协同进一步推动中医药教育改革与高质量发展的实施意见》《教育部等八部门关于加快构建高校思想政治工作体系的意见》《职业教育提质培优行动计划（2020—2023 年）》《职业院校教材管理办法》的要求，适应当前我国中医药职业教育教学改革发展的形势与中医药健康服务技术技能人才培养的需要，人民卫生出版社在教育部、国家卫生健康委员会、国家中医药管理局的领导下，组织和规划了第五轮全国中医药高职高专教育教材、国家卫生健康委员会"十四五"规划教材的编写和修订工作。

为做好第五轮教材的出版工作，我们成立了第五届全国中医药高职高专教育教材建设指导委员会和各专业教材评审委员会，以指导和组织教材的编写与评审工作；按照公开、公平、公正的原则，在全国 1 800 余位专家和学者申报的基础上，经中医药高职高专教育教材建设指导委员会审定批准，聘任了教材主编、副主编和编委；确立了本轮教材的指导思想和编写要求，全面修订全国中医药高职高专教育第四轮规划教材，即中医学、中药学、针灸推拿、护理、医疗美容技术、康复治疗技术 6 个专业共 89 种教材。

党的二十大报告指出，统筹职业教育、高等教育、继续教育协同创新，推进职普融通、产教融合、科教融汇，优化职业教育类型定位，再次明确了职业教育的发展方向。在二十大精神指引下，我们明确了教材修订编写的指导思想和基本原则，并及时推出了本轮教材。

第五轮全国中医药高职高专教育教材具有以下特色：

1. 立德树人，课程思政 教材以习近平新时代中国特色社会主义思想为引领，坚守"为党育人、为国育才"的初心和使命，培根铸魂、启智增慧，深化"三全育人"综合改革，落实"五育并举"的要求，充分发挥思想政治理论课立德树人的关键作用。根据不同专业人才培养特点和专业能力素质要求，科学合理地设计思政教育内容。教材中有机融入中医药文化元素和思想政治教育元素，形成专业课教学与思政理论教育、课程思政与专业思政紧密结合的教材建设格局。

2. 传承创新，突出特色 教材建设遵循中医药发展规律，传承精华，守正创新。本套教材是在中西医结合、中西药并用抗击新型冠状病毒感染疫情取得决定性胜利的时候，党的二十大报告指出促进中医药传承创新发展要求的背景下启动编写的，所以本套教材充分体现了中医药特色，将中医药领域成熟的新理论、新知识、新技术、新成果根据需要吸收到教材中来，在传承的基础上发展，在守正的基础上创新。

3. 目标明确，注重三基 教材的深度和广度符合各专业培养目标的要求和特定学制、特定对象、特定层次的培养目标，力求体现"专科特色、技能特点、时代特征"，强调各教材编写大纲一定要符合高职高专相关专业的培养目标与要求,注重基本理论、基本知识和基本技能的培养和全面素质的提高。

4. 能力为先,需求为本　教材编写以学生为中心,一方面提高学生的岗位适应能力,培养发展型、复合型、创新型技术技能人才;另一方面,培养支撑学生发展、适应时代需求的认知能力、合作能力、创新能力和职业能力,使学生得到全面、可持续发展。同时,以职业技能的培养为根本,满足岗位需要、学教需要、社会需要。

5. 规划科学,详略得当　全套教材严格界定职业教育教材与本科教育教材、毕业后教育教材的知识范畴,严格把握教材内容的深度、广度和侧重点,既体现职业性,又体现其高等教育性,突出应用型、技能型教育内容。基础课教材内容服务于专业课教材,以"必需、够用"为原则,强调基本技能的培养;专业课教材紧密围绕专业培养目标的需要进行选材。

6. 强调实用,避免脱节　教材贯彻现代职业教育理念,体现"以就业为导向,以能力为本位,以职业素养为核心"的职业教育理念。突出技能培养,提倡"做中学、学中做"的"理实一体化"思想,突出应用型、技能型教育内容。避免理论与实际脱节、教育与实践脱节、人才培养与社会需求脱节的倾向。

7. 针对岗位,学考结合　本套教材编写按照职业教育培养目标,将国家职业技能的相关标准和要求融入教材中,充分考虑学生考取相关职业资格证书、岗位证书的需要。与职业岗位证书相关的教材,其内容和实训项目的选取涵盖相关的考试内容,做到学考结合、教考融合,体现了职业教育的特点。

8. 纸数融合,坚持创新　新版教材进一步丰富了纸质教材和数字增值服务融合的教材服务体系。书中设有自主学习二维码,通过扫码,学生可对本套教材的数字增值服务内容进行自主学习,实现与教学要求匹配、与岗位需求对接、与执业考试接轨,打造优质、生动、立体的学习内容。教材编写充分体现与时代融合、与现代科技融合、与西医学融合的特色和理念,适度增加新进展、新技术、新方法,充分培养学生的探索精神、创新精神、人文素养;同时,将移动互联、网络增值、慕课、翻转课堂等新的教学理念、教学技术和学习方式融入教材建设之中,开发多媒体教材、数字教材等新媒体形式教材。

人民卫生出版社成立70年来,构建了中国特色的教材建设机制和模式,其规范的出版流程,成熟的出版经验和优良传统在本轮修订中得到了很好的传承。我们在中医药高职高专教育教材建设指导委员会和各专业教材评审委员会指导下,通过召开调研会议、论证会议、主编人会议、编写会议、审定稿会议等,确保了教材的科学性、先进性和适用性。参编本套教材的1 000余位专家来自全国50余所院校,希望在大家的共同努力下,本套教材能够担当全面推进中医药高职高专教育教材建设,切实服务于提升中医药教育质量、服务于中医药卫生人才培养的使命。谨此,向有关单位和个人表示衷心的感谢!为了保持教材内容的先进性,在本版教材使用过程中,我们力争做到教材纸质版内容不断勘误,数字内容与时俱进,实时更新。希望各院校在教材使用中及时提出宝贵意见或建议,以便不断修订和完善,为下一轮教材的修订工作奠定坚实的基础。

人民卫生出版社有限公司

2023 年 4 月

前　言

健康评估是高职高专护理、助产等专业的必修课之一，是由基础医学过渡到临床护理十分重要的一门课程。在教材编写中，编者们贯彻以习近平新时代中国特色社会主义思想为指引，践行为党育人、为国育才的理念，坚持"立德树人"的根本任务，落实"优先发展教育事业""实施健康中国战略"的战略部署要求。本着以学生为中心、以巩固专业思想为导向的原则，突出职业技术教育技能培养目标，注重教材的实用性，与护士执业资格考试大纲保持一致，为适合高职高专护理、助产专业应用型人才培养的需求，对《健康评估》第3版进行修订，使教材更好地为专业、行业服务。

《健康评估》第4版修订指导思想及原则如下：

1. 坚持以"立德树人"的教育理念为根本任务，新增"思政元素"，引导学生树立社会主义核心价值观、职业理念和职业责任。

2. 突出高职高专护理及助产专业特色，依据护理岗位需要及护士执业资格考试要求组织教材内容，并注重人文素质、临床思维及创新精神培养。

3. 突出应用技能型特点，编写力求语言简练，层次分明，文、图、表并茂。以岗位需求为导向、以职业技能培养为根本，满足岗位、教学及社会需要，满足高职高专护理及助产专业教育的培养目标。

4. 体现线上和线下学习相结合，教材分为纸质与数字两部分，纸数融合，多元化拓展学生的学习空间。

5. 适应社会经济发展、人民健康需求及疾病谱的变化，反映国内临床医学及护理的新进展，注重知识更新。

本教材主要供高职高专护理及助产专业学生使用，也可供临床护理工作者参考。

编写组全体成员聚集体智慧，认真完成编写工作，在此，向奉献辛勤劳动成果的专家们表示崇高的敬意和衷心的感谢！由于编写时间仓促和水平有限，如有欠缺之处，恳请各院校师生和读者批评指正。

《健康评估》编委会
2023年4月

目　录

绪　　论

PPT 课件

知识导览

学习目标

掌握健康评估的概念。熟悉健康评估课程的主要内容。了解健康评估的重要性及其学习方法和要求。

一、健康评估的概念和重要性

健康评估（health assessment）是一门研究临床护士如何全面、动态、准确地收集和评估护理对象（患者、家庭或社区）的健康资料，以诊断现存的或潜在的健康问题，确定其相关护理需求的基本理论、基本知识、基本技能和临床思维方法的学科。健康评估是护理程序的第一步，贯穿于整个护理过程的始终。健康评估课程是护理学专业的必修课和主干课，是连接护理学基础课程和专业课程的桥梁课程。

随着医学模式的转变和健康观念的不断更新，为护理对象提供高质量的护理已成为护理专业面临的重要任务，因此，提出了以人为本、以人的健康为中心的护理服务理念，以护理程序（nursing process）的工作方法对人的身体、心理、社会文化等方面进行全面整体护理。新的护理模式要求护士对护理对象的生理、心理、社会需要进行全面的护理评估（nursing assessment），以做出正确的护理诊断（nursing diagnosis），制订相应的护理措施（nursing intervention），提供最佳的心身整体护理。

护理程序是由评估、诊断、计划、实施和评价所组成的循序渐进、不断循环的动态过程。健康评估是护理程序的首要环节和优质护理的基础，为护理诊断的确定、预期结果的进展、护理措施的制订与落实及对护理行为的评价打下基础。美国护士协会（ANA）在护理实践标准中特别强调了评估的重要性："评估阶段为实施高质量的个体化护理提供了坚实的基础，需要有标准、完整的评估来推进人类反应的诊断与治疗。"评估是护士独立性功能范围内的工作，正确的评估是有效护理的前提，是观察与判断病情变化的基础。因此，要求护士必须学会健康评估的方法，得到服务对象的第一手资料，及时给予服务对象全面的身心综合护理。

二、健康评估课程的内容

随着医学模式的转变和高新技术的发展，健康评估的理论与方法亦飞速发展，其内容广泛，主要包括患者评估所涉及的基本理论、基本方法和基本技能，根据高职高专护理、助产专业的特点，课程的主要内容如下：

（一）护理诊断

健康评估的最终目的是形成护理诊断，这需要护士深入理解护理诊断的内涵，注重培养对评估过程、结果观察和临床判断的评判性思维能力，学会提出正确的护理诊断，为患者解除疾苦。

（二）问诊

问诊是通过与患者或知情人会谈，了解患者的健康资料及疾病发生发展的过程，并对资料进行分析、判断的一种健康评估方法。问诊是获取主观资料的重要途径，在门诊或住院的场合下均可进行。通过问诊还可以融洽护患关系，了解患者的整体情况、精神状态及对疾病的态度，对进一步检查和制订护理措施也是十分必要和不可缺少的。本部分内容重点介绍护患沟通所必需的知识、问诊的方法和技巧、问诊的内容及注意事项。

（三）常见症状评估

症状是个体患病时主观感受到的生理功能变化和病理形态改变，即主观资料。症状能较早地提示健康问题的存在，主要通过问诊获得。研究症状的发生、发展和演变，以及患者由此而产生的身心反应，对形成护理诊断、指导临床护理监测起着主导作用。本部分详述常见症状的病因、发病机制、临床表现和对患者的身心影响，从护理角度提出问诊的要点，通过症状问诊做出护理诊断和预测可能出现的护理问题。

（四）体格检查

体格检查是护士运用自己的感官或借助简单的工具对患者进行系统的观察和检查，以了解和检查机体健康状况的方法，是获取护理诊断依据的重要手段。通过体格检查发现疾病引起的机体解剖结构或生理功能的客观变化称为体征。检查的操作具有很强的技术性，学习时需要注意正确的手法、步骤，并注意正常的限度，经过系统严格的训练并反复实践才能熟练掌握，最终达到在进行体格检查时动作灵活、协调、轻柔，既不会使患者感到不适或痛苦，又可获得准确的评估结果。本部分详述体格检查的方法和技巧、内容及评估时的注意事项。

（五）心理与社会评估

心理与社会评估从认知水平、情感与应激、健康行为、自我概念、精神价值观、社会角色、文化、家庭及所处环境等方面，全面阐述如何收集患者的心理和社会资料。心理与社会资料主观成分占多数，收集资料、分析和判断资料均有一定的困难，其结果也不可简单地用正常和异常来划分。因此，在学习和实践过程中应加以特别注意。

（六）心电图检查

心电图检查是诊断心血管疾病的重要方法，对心血管疾病的病情判断，以及手术、危重患者的监测都具有重要的意义，心电图检查的结果可为护理诊断提供有用的线索。

（七）影像学检查

影像学检查包括 X 线检查、超声检查及其他常用影像学检查。影像学检查借助不同的成像手段显示人体的内部结构，帮助了解机体的结构、功能状态及病理变化，并对其他评估结果进行验证与补充。影像学检查前的准备、检查中的护理配合及检查后的护理是临床护理工作的重要内容。

（八）实验室检查

实验室检查的标本需要护士去采集，实验室检查的结果也可作为护理诊断客观资料的重要组成部分，并可协助和指导护士观察、判断病情。通过学习本部分知识，了解常用实验室检查的正常参考值及常见异常情况的临床意义，供临床实习和临床工作时参考应用。

（九）护理病历书写

护理病历是护士将健康资料进行分析、归纳和整理，从而形成的书面记录。它既是护理活动的重要文件，也是患者病情的法律文件，还是临床护士为患者提供护理的重要依据，对指导临床护理实践、评价临床护理质量有重要价值。其格式和内容有严格而具体的要求，需通过系统训练和临床护理实践以熟练掌握。

三、健康评估课程的学习方法与要求

健康评估是一门实践性很强的课程，教学方法与其他基础课程有很大的不同，除课堂教学、观看录像、在实训室进行操作技能训练外，还要到医院病房、床旁开展教学活动。因此，护生必须注重培养将课堂获得的理论知识转化为从事临床护理实践的能力，学会以整体评估的思维模式确认患者的健康问题与护理需求；同时还应注重自身素质的培养，学会与患者沟通和交流，取得患者的信任与合作；做到尊重、关爱和体贴患者，一切从患者利益出发，切勿因为学习而增加患者的痛苦。

1. 遵守职业道德规范，具有良好的职业素质、服务意识、应变能力，爱岗敬业、乐于奉献。具有严谨、慎独的工作作风，敏锐的观察力。

2. 及时与患者及家属有效沟通，取得信任，建立良好的护患关系。注意保护患者隐私，具有责任心、爱心、耐心、细心。

3. 基本概念清楚，基本技能熟练，基本知识牢固，在临床实践中不断丰富知识和提高技能；具有接受新理论、新知识和新技能并使之为实际工作服务的能力。

4. 做出正确的护理评估和诊断。在掌握常见症状的病因及临床表现的基础上，应用沟通交流的技巧进行病史采集，按照护理诊断程序进行分析、综合，提出初步的护理诊断和合作性问题。

5. 掌握体格检查的基本知识，能独立进行系统、全面、重点、有序、规范的体格检查；能识别正常和异常体征并解释其临床意义。

6. 掌握辅助检查的相关知识，掌握心电图机的操作、实验室检查及影像学检查的患者准备，熟悉心电图检查、实验室检查和影像学检查的正常参考值及常见异常结果的临床意义。

7. 正确完成护理病历的书写，在掌握护理病历书写基本原则和要求的基础上，通过临床实践对护理病历的书写进行不断练习和反思。

8. 明确健康评估的目的和意义，在学习中逐步培养和建立护理评估的意识和护理临床思维模式。

9. 每章的学习目标明确了本章的重点要求，章末的复习思考题多以反思、比较、综合、推断等为主，旨在引导学生建立良好的评判性思维和提升临床思维能力。

10. 本教材的数字增值服务提供了比较丰富的数字资源，包括 PPT 课件、知识导览、模拟试卷、彩图等，以辅助对相关知识的理解和学习。

（滕艺萍）

? 复习思考题

1. 什么是健康评估？健康评估课程内容包括哪些？

2. 作为一名护理专业的学生，如何理解学习健康评估课程的重要性？

ER-0-3

扫一扫，测一测

第一章 护理诊断

第一节 护理诊断概述

一、护理诊断的定义

护理诊断(nursing diagnosis)是护士针对个体、家庭、社区对现存的或潜在的健康问题或生命过程的反应所做出的临床判断。该定义于 1990 年由北美护理诊断协会(North American Nursing Diagnosis Association,NANDA)提出并通过。

护理诊断的定义表明,护理的内涵和实质是诊断和处理人体在生命过程中所遇到的与健康有关的反应,这些反应包括生理、心理和社会等多方面的反应。护理对象不仅包括患者,还包括健康的人,护理的范围包括个体、家庭、社区。护理诊断不仅关注护理对象现有的健康问题,同时也关注尚未发生的潜在的健康问题,反映出护理工作的预见性。

护士根据收集到的健康资料做出护理诊断,为进一步确立护理目标、制订护理计划、采取护理措施提供依据。

二、护理诊断的发展

护理诊断一词最先出现于 20 世纪 50 年代,1953 年由美国护士 Virginia Fry 提出,欲使护理工作成为一项具有创造性的工作,首要任务是提出独立的护理诊断,并制订个体化的护理计划。这些思想在当时并未得到响应,19 世纪 60 年代,护理程序逐步产生并得到发展,护理诊断作为其中的步骤之一也开始受到重视。1973 年,美国护士协会(ANA)正式将护理诊断纳入护理程序,授权在护理实践中使用。同年,在美国召开了第一届护理诊断分类会议,成立了全国护理诊断分类小组。小组每 2 年召开一次会议,对护理诊断进行确认和分类,修订原有护理诊断,发展新的护理诊断。1984 年召开的第 5 次会议因有加拿大代表参加而更名为北美护理诊断协会(NANDA)。目前该组织为世界护理诊断的权威机构,护理诊断的发展也十分迅速,几乎每一次会议都有新的护理诊断诞生。目前我国广为使用的就是 NANDA 认可的护理诊断。

三、护理诊断与医疗诊断的区别

医疗诊断是医生使用的专有名词,用于确定患者的疾病或病理状态,侧重于对疾病的病因、病理解剖及病理生理等做出判断,这些问题需要通过药物或手术治疗等方式才能解决。护理诊断是护士使用的专有名词,用于说明个体或群体对健康问题做出的生理、心理、社会等各方面的反应,患者的护理诊断可随病情的转归发生改变,这些问题可通过护理手段解决。如肺炎球菌性肺炎是医疗诊断,医生关注的是哪种病原引起肺部感染、应使用哪种抗生素治疗,而护士关注的是患者出现发热、咳嗽等反应,如何使体温下降,因此提出"体温过高"这一护理诊断;患者咳嗽时,能否有效地咳痰,如若不能,如何帮助,因此提出"清理呼吸道无效"这一护理诊断。两者的具体区别见表 1-1。

表 1-1　护理诊断与医疗诊断的区别

区别项目	护理诊断	医疗诊断
诊断对象	个人、家庭、社区	个人
诊断核心	对健康问题及生命过程问题的反应的临床判断	对病理生理变化的临床判断
问题状态	现存的或潜在的	多为现存的
数量	可同时存在多个	一种疾病只有一个
稳定性	随护理对象反应的变化而改变	确诊后一般不改变
决策者	护士	医疗人员
干预方式	各种护理措施	药物、手术等治疗手段
陈述方式	用 PES、PE、SE 公式	规范的疾病名称、原因不明的症状、体征 + 待查表述

第二节　护理诊断的分类

一、字母顺序分类法

字母顺序分类为 1973 年在美国召开的第一届护理诊断分类会议上确定的分类,护理诊断只是按英文字母顺序排列,现主要用于护理诊断的检索。

二、人类反应型态分类法

人类反应型态分类为 1986 年北美护理诊断协会(NANDA)第 7 次会议上通过的护理诊断分类"NANDA 护理诊断分类 I",共包括 9 种人类反应型态(即交换、沟通、关系、赋予价值、选择、移动、感知、认知、感觉),每个型态下包括若干护理诊断。

三、功能性健康型态分类法

功能性健康型态由 Marjory Gordon 于 1982 年提出,共 11 个方面,目前在临床上应用比较广泛(具体内容见第二章)。

四、多轴系健康型态分类法

多轴系健康型态分类为 2000 年 4 月 NANDA 第 14 次会议通过的 155 个护理诊断,按 NANDA 分类法排列。这一分类系统包括范畴、类别、诊断性概念和护理诊断 4 级结构:第 1 级 为范畴,相当于原来的型态,共 13 个;第 2 级为类别,每一个范畴含 2 个及 2 个以上类别;第 3 级 为诊断性概念,每个诊断性概念包含 1 个或若干个护理诊断;第 4 级为护理诊断。NANDA-I 护 理诊断(2021—2023)于 2021 年 2 月正式发布并使用,重点针对频发问题和潜在问题进行了调 整,并根据不同的人群特征进一步细化了护理诊断的定义和危险因素,同时对术语的表达进行了 规范化统一(详见附录)。

第三节　护理诊断的构成

一、现存问题的护理诊断

现存问题的护理诊断是对个体、家庭或社区已出现的健康问题或生命过程的反应所做的临 床判断,由名称、定义、诊断依据、相关因素 4 部分组成,是临床最常用的一种护理诊断类型。

(一)名称

名称是对护理对象对健康问题所做反应的概括性描述,使用简明的术语表达,如"体温过 高""焦虑""低效性呼吸型态"等。

(二)定义

定义是对名称清晰、准确的描述和进一步的解释,并以此区别于其他护理诊断。每一个护理 诊断都有特征性的定义,如"语言沟通障碍"定义为"接收、处理、传达和应用符号系统的能力下 降、延迟或缺乏"。

(三)诊断依据

诊断依据是做出护理诊断的临床判断标准,多来自健康评估所获得的有关护理对象健康状 况的主客观资料,如一组症状、一些阳性体征或有关病史资料。根据在确定护理诊断中的重要程 度,将诊断依据分为主要依据和次要依据。

1. 主要依据　指确立某一护理诊断必须具备的依据,是护理诊断成立的必要条件。如要确 立"体温过高"这一护理诊断,必须存在"口温(或腋温、肛温)38.5℃(或其他高于正常范围的数 值)"这一体征,因此,"口温 38.5℃"是"体温过高"的主要依据。

2. 次要依据　对做出某一护理诊断有支持作用,但不是必须具备的依据。如"皮肤发红"对 于"体温过高"这一护理诊断而言,具有支持作用,但并不是不可或缺的依据。

(四)相关因素

相关因素是促成护理诊断成立和维持的因素,即影响护理对象健康状况、导致出现健康问题 的直接因素。可来自以下几个方面:

1. 病理生理因素　指与病理生理变化有关的因素。如"体温过高"这一护理诊断的相关因 素可能是上呼吸道感染。

2. 治疗因素　指与治疗手段、护理措施有关的因素。如麻醉和手术影响肠蠕动可能是"便 秘"这一护理诊断的相关因素。

3. 情境因素　指涉及环境、生活经历、生活习惯、人际关系、角色、适应等方面的因素。如 "营养失调:高于机体需要量"这一护理诊断的相关情境因素可能为晚餐进食过多、体力活动过少等不良生活习惯。

4. 成熟发展因素　指在生长发育成熟过程中与年龄有关的因素,包括认知、心理、生理、社会、情感的发展情况。如老年人"躯体活动障碍"这一护理诊断的相关因素可能是老化所致的机体活动与运动能力减退。

一个护理诊断常可涉及多个方面的相关因素,如"营养失调:低于机体需要量"可由"摄食困难、慢性消耗性疾病、过度节食"等其中任一因素引起。确定相关因素可为护理措施的制订提供依据。

二、潜在危险的护理诊断

潜在危险的护理诊断是对易感的个体、家庭或社区的健康状况或生命过程可能出现的反应所做出的描述。服务对象目前虽尚未发生健康问题,但因危险因素存在,若不进行预防便可能发生健康问题,如术后患者"有感染的危险",昏迷躁动的患者"有受伤的危险",长期卧床患者"有皮肤完整性受损的危险"。潜在危险的护理诊断要求护士有预见性,能够识别当前危险因素,预测可能出现的问题,从而及时采取预防措施。潜在危险的护理诊断由名称、定义、危险因素 3 部分组成。

(一)名称

名称是对护理对象对健康问题可能做出的反应的描述,以"有……的危险"表述,如"有受伤的危险""有误吸的危险"等。

(二)定义

潜在危险的护理诊断定义与现存问题的护理诊断相同。

(三)危险因素

危险因素是可能增加护理对象发生健康状况改变的因素,是确认潜在危险的护理诊断的依据。危险因素的来源与现存问题的护理诊断的相关因素相同。

三、健康促进的护理诊断

健康促进的护理诊断是对个体、家庭或社区服务对象具有促进健康、达到更高健康水平潜能的描述。服务对象目前具有良好的健康行为,但这种健康行为可能随着时间推移而减弱或丢失,健康促进的护理诊断目的是强化这些健康行为,促进健康。如一位母亲的护理诊断为"愿意加强母乳喂养",护士应帮助这位母亲坚持母乳喂养的良好行为。

四、综合的护理诊断

综合的护理诊断是一组由某种特定的情境或事件所引起的现存的或潜在的护理诊断。如"创伤后综合征",指患者受到一定的创伤后所表现的持续适应不良反应,包括多种躯体症状、情感反应、生活方式发生紊乱的急性期和生活方式重整的长期过程等。

第四节　护理诊断的陈述

护理诊断的陈述是对护理对象的健康状态的反应及其相关因素 / 危险因素的描述,即在各种护理文件中护理诊断的记录形式。

一、护理诊断的陈述方式

（一）三部分陈述

即 PES 公式,由 P、E、S 三部分组成。一般用于现存问题的护理诊断,熟练时可省略 S。

P（problem）:代表健康问题,即护理诊断的名称。

E（etiology）:代表原因,即相关因素。

S（signs and symptoms）:代表症状和体征,即诊断依据,也包括实验室和影像学检查的结果。

如:体温过高（P）　口温 38.6℃（S）　与肺部感染有关（E）

（二）两部分陈述

即 PE 公式,只有护理诊断名称和相关因素。一般适用于潜在危险的护理诊断。

如:有体液不足的危险（P）　与频繁呕吐有关（E）

（三）一部分陈述

仅包含 P,即只有护理诊断的名称,用于健康促进、综合的护理诊断。

如:有睡眠改善的趋势（P）

二、护理诊断书写的注意事项

1. 诊断用语要规范,尽量用 NANDA 认可的护理诊断的名称,不要随意创造护理诊断,以免因名称不统一而带来混乱,妨碍评估者之间的交流。

2. 相关因素的陈述,应使用"与……有关"的方式。

3. 尽量找出明确的相关因素。在护理计划中,制订的护理措施很多是针对相关因素的,相关因素应是导致护理诊断出现的最直接的原因。如"清理呼吸道无效　与患者无力咳嗽、痰液黏稠有关"比"清理呼吸道无效　与肺气肿伴感染有关"更直接、更具体,更利于有针对性地采取护理措施。

4. 避免将临床表现误以为是相关因素。如"睡眠型态紊乱　与入睡困难有关"应改成"睡眠型态紊乱　与环境嘈杂有关",入睡困难是睡眠型态紊乱的表现,即诊断依据,而不是相关因素。

5. "知识缺乏"这一护理诊断的陈述方式是"知识缺乏:缺乏……方面的知识",应明确写出是哪一部分知识,以便于护士更有针对性地教予患者。如"知识缺乏　缺乏糖尿病方面的知识"这一护理诊断欠妥,护士不可能也没有必要让患者掌握所有的糖尿病知识,应具体指出糖尿病哪一方面的知识,如"知识缺乏　缺乏糖尿病饮食方面的知识"。

6. 一项护理诊断只针对一个护理问题。

7. 避免做出带有价值判断或容易引起法律纠纷的陈述,如"社交障碍　与人际关系差有关""有受伤的危险　与护士未使用床档有关"等。

第五节　合作性问题

一、合作性问题的定义

合作性问题指护士不能预防和独立处理的一些由疾病、治疗、检查所引起的并发症,需要护士通过观察和监测及时发现,出现后与医生共同干预处理。如急性心肌梗死患者,在发病的 24

小时内最易出现心律失常,该并发症的出现多因疾病本身的发展导致,护理无法干预,只能通过心电监测及时发现,该问题则属于合作性问题,即"潜在并发症:心律失常"。并非所有并发症都为合作性问题,有些可以通过护理措施进行预防和处理,仍属于护理诊断,如偏瘫患者由于长期卧床易并发压疮,但可以通过定时翻身、局部按摩、保持清洁等护理措施来预防其发生,因此属于护理诊断,即"有皮肤完整性受损的危险"而非合作性问题。

二、合作性问题的陈述方式

合作性问题的固定陈述方式为"潜在并发症:×××"(××× 为并发症名称)。如"潜在并发症:心律失常""潜在并发症:术后伤口出血"。

一旦诊断为潜在并发症,就意味着患者可能发生或正在发生这种并发症,护士应将病情监测作为护理重点,以及时发现并与医生合作处理。

第六节　护理诊断的思维方法和步骤

一、护理诊断的思维方法

护理诊断的思维方法有两个要素,一个要素是临床实践,即通过各种临床护理活动,与护理对象接触与交流,从而不断地发现问题,即实践出真知;另一个要素是科学思维,是将护理对象对健康问题反应的一般规律运用于判断特定个体反应的思维过程,也是对具体的护理问题综合比较、逻辑联系、判断推理的过程,是任何仪器设备都不能代替的思维活动。常用的护理诊断的思维方法如下:

(一)归纳与演绎

归纳是从个别性事实概括出一般性结论的思维形式。演绎则是由一般性前提推出个别性结论的思维过程。在护理诊断的过程中,不能仅注重临床表现的一般规律,也要关注护理对象健康问题的特殊性,尤其是环境、心理因素等对个体的影响。

(二)比较与分类

比较是确定研究对象之间异同关系的一种逻辑思维方法,临床常用于对健康资料进行分析,从寻找患者与健康人之间的不同点入手,再由浅入深地进行比较分析。在护理诊断的过程中,可将收集到的健康资料按同性质或同系统表现进行分类分析,如按 Marjory Gordon 的 11 个功能性健康型态进行分类。

(三)分析与综合

分析是将事物的整体分解为各个部分,然后分别加以研究的思维方法。综合则是将事物的各个部分根据其内在的联系作为一个整体而加以考察的思维方法。

分析与综合是互相渗透和转化的,在分析的基础上进行综合,在综合的指导下进行分析。分析—综合—再分析—再综合,如此循环往复,可使认识不断深化,从而全面深刻地揭示事物的本质和规律。

在护理诊断过程中,经过对有意义的临床资料进行分类和解释,形成初步诊断后,再对初步诊断进行验证,检查形成的诊断是否涵盖、解释护理对象的全部问题,如若不能,应重新分析,不断修订,直到提出全面、完整、正确的护理诊断为止。

(四)评判性思维

评判性思维以客观证据作为判断的依据,以科学知识作为思维内容的基础,是以存疑的态度对相信什么或做什么做出合理决定的思维能力。由此可见,评判性思维与诊断性思维有着密切的联系。护士在做出护理诊断的过程中也要具有评判性思维的能力。

二、护理诊断的步骤

(一)收集资料

通过问诊、观察、体格检查等方法对护理对象进行全面评估,收集护理对象的生理、心理、社会等方面资料。收集资料是一个连续不间断的过程,应贯穿于护理的全程。护理诊断是否全面、正确,要通过不断收集资料进行验证。

(二)整理资料

包括核实资料的真实性及是否存在重要资料的遗漏,尤其是收集到的主观资料,需要护士仔细辨别,筛除患者有意隐瞒或故意夸大的病情,去伪存真,澄清含糊不清的资料,最后根据相关要求将资料分类,常用的分类方法有人类反应型态分类法、功能性健康型态模式、生理 - 心理 - 社会系统模式等(详见第二章)。

(三)分析与综合资料

分析与综合资料是将资料经整理、核实、归纳、分类后,将具体资料与正常状态比较,以发现异常,从而找出护理问题,再对资料进行解释推理,提出造成异常的原因(即相关因素)后,形成初步诊断。要求护士不仅熟练掌握健康状态的各种特征、数据数值等医学基础知识,还要充分考虑到个体的差异性,并具有较强的逻辑思维能力。

(四)确定护理诊断

经过反复的分析、综合、推理、判断,对提出的初步诊断进行评价和筛查,对照相应的护理诊断标准做出恰当的护理诊断。

(五)护理诊断的排序

如果对护理对象同时做出多个护理诊断,则需要对其进行排序,根据问题的轻重缓急确定优先解决哪些问题。通常按照对生命活动的影响程度来排序,把对患者生命和健康威胁最大的问题放在首位,其他依次排序,一般分为以下三类:

1. 首优诊断 指直接威胁患者生命,需要立即采取措施去解决的问题。如"组织灌注不足""心输出量减少",急性心肌梗死患者"潜在并发症:心律失常"等。

2. 次优诊断 指虽不直接威胁生命,但对患者的生理或心理有影响,也需要及早采取措施以免情况进一步恶化的护理诊断。如"有受伤的危险""排尿障碍"等。

3. 其他诊断 指与本次发病无关,可在安排护理工作时稍后考虑的问题。如"知识缺乏""家庭应对障碍"等。

护理诊断的先后顺序并非固定不变,会随着病情的进展、患者反应的变化而发生变化。在遵循护理基本原则的前提下,可考虑优先解决患者主观感觉最为迫切的问题。

(叶岚岚)

ER-1-3

扫一扫,测一测

? 复习思考题

1. 比较护理诊断与医疗诊断的不同。
2. 举例说明护理诊断与合作性问题的区别。
3. 查找资料,说明"清理呼吸道无效"这一现存问题的护理诊断各构成部分的具体内容。

附：NANDA-I护理诊断（2021—2023）

领域1：健康促进

1. 娱乐活动减少
2. 有健康素养改善的趋势
3. 久坐的生活方式
4. 有逃脱的危险
5. 老年综合征
6. 有老年综合征的危险
7. 有体育锻炼增强的趋势
8. 社区保健缺乏
9. 有风险的健康行为
10. 健康维护行为无效
11. 健康自我管理无效
12. 有健康自我管理改善的趋势
13. 家庭健康自我管理无效
14. 家庭维护行为无效
15. 有家庭维护行为无效的危险
16. 有家庭维护行为改善的趋势
17. 防护无效

领域2：营养

1. 营养失调：低于机体需要量
2. 有营养改善的趋势
3. 母乳分泌不足
4. 母乳喂养无效
5. 母乳喂养中断
6. 有母乳喂养改善的趋势
7. 青少年进食动力无效
8. 儿童进食动力无效
9. 婴儿喂养动力无效
10. 肥胖
11. 超重
12. 有超重的危险
13. 婴儿吮吸吞咽反应无效
14. 吞咽障碍
15. 有血糖不稳的危险
16. 新生儿高胆红素血症
17. 有新生儿高胆红素血症的危险

18. 有肝功能受损的危险
19. 有代谢综合征的危险
20. 有电解质失衡的危险
21. 有体液失衡的危险
22. 体液不足
23. 有体液不足的危险
24. 体液过多

领域3：排泄与交换

1. 残疾相关尿失禁
2. 排尿障碍
3. 混合型尿失禁
4. 压力性尿失禁
5. 急迫性尿失禁
6. 有急迫性尿失禁的危险
7. 尿潴留
8. 有尿潴留的危险
9. 便秘
10. 有便秘的危险
11. 感知性便秘
12. 慢性功能性便秘
13. 有慢性功能性便秘的危险
14. 排便功能障碍
15. 腹泻
16. 胃肠动力失调
17. 有胃肠动力失调的危险
18. 气体交换受损

领域4：活动/休息

1. 失眠
2. 睡眠剥夺
3. 有睡眠改善的趋势
4. 睡眠型态紊乱
5. 活动耐力下降
6. 有活动耐力下降的危险
7. 有废用综合征的危险
8. 床上移动障碍
9. 躯体移动障碍
10. 轮椅移动障碍
11. 坐位障碍
12. 站立障碍
13. 转移能力受损

14. 步行障碍
15. 能量场失衡
16. 疲乏
17. 漫游
18. 低效性呼吸型态
19. 心输出量减少
20. 有心输出量减少的危险
21. 有心血管功能受损的危险
22. 淋巴水肿自我管理无效
23. 有淋巴水肿自我管理无效的危险
24. 自主呼吸障碍
25. 有血压不稳的危险
26. 有血栓形成的危险
27. 有心脏组织灌注不足的危险
28. 有脑组织灌注无效的危险
29. 外周组织灌注无效
30. 有外周组织灌注无效的危险
31. 呼吸机依赖
32. 成人呼吸机依赖
33. 沐浴自理缺陷
34. 穿着自理缺陷
35. 进食自理缺陷
36. 如厕自理缺陷
37. 有自理能力改善的趋势
38. 自我忽视

领域5：感知/认知

1. 单侧身体忽视
2. 急性意识障碍
3. 有急性意识障碍的危险
4. 慢性意识障碍
5. 情绪失控
6. 冲动控制无效
7. 知识缺乏
8. 有知识增进的趋势
9. 记忆功能障碍
10. 思维过程紊乱
11. 有沟通增进的趋势

12. 言语沟通障碍

领域6：自我感知/认知

1. 无望感
2. 有信心增强的趋势
3. 有人格尊严受损的危险
4. 自我认同紊乱
5. 有自我认同紊乱的危险
6. 有自我概念改善的趋势
7. 长期低自尊
8. 有长期低自尊的危险
9. 情境性低自尊
10. 有情境性低自尊的危险
11. 体象紊乱

领域7：角色关系

1. 养育障碍
2. 有养育障碍的危险
3. 有养育增强的趋势
4. 照顾者角色紧张
5. 有照顾者角色紧张的危险
6. 有依附关系受损的危险
7. 家庭身份认同紊乱综合征
8. 有家庭身份认同紊乱综合征的危险
9. 家庭运作过程失常
10. 家庭运作过程改变
11. 有家庭运作过程改善的趋势
12. 关系无效
13. 有关系无效的危险
14. 有关系改善的趋势
15. 父母角色冲突
16. 角色行为无效
17. 社会交往障碍

领域8：性

1. 性功能障碍
2. 性生活型态无效
3. 生育进程无效
4. 有生育进程无效的危险
5. 有生育进程改善的趋势
6. 有孕母与胎儿受干扰的危险

领域9：应对/压力耐受性

1. 有复杂的移民过渡危险
2. 创伤后综合征

3. 有创伤后综合征的危险
4. 强暴创伤综合征
5. 迁徙应激综合征
6. 有迁徙应激综合征的危险
7. 活动计划无效
8. 有活动计划无效的危险
9. 焦虑
10. 防卫性应对
11. 应对无效
12. 有应对改善的趋势
13. 社区应对无效
14. 有社区应对改善的趋势
15. 妥协性家庭应对
16. 无能性家庭应对
17. 有家庭应对改善的趋势
18. 对死亡的焦虑
19. 无效性否认
20. 恐惧
21. 适应不良性悲伤
22. 有适应不良性悲伤的危险
23. 有悲伤加剧的趋势
24. 情绪调控受损
25. 无能为力感
26. 有无能为力感的危险
27. 有能力增强的趋势
28. 心理弹性受损
29. 有心理弹性受损的危险
30. 有心理弹性增强的趋势
31. 持续性悲伤
32. 压力负荷过重
33. 急性物质戒断综合征
34. 有急性物质戒断综合征的危险
35. 自主反射失调
36. 有自主反射失调的危险
37. 新生儿戒断综合征
38. 婴儿行为紊乱
39. 有婴儿行为紊乱的危险
40. 有婴儿行为调节改善的趋势

领域10：人生准则

1. 有精神安适增进的趋势
2. 有决策能力增强的趋势

3. 决策冲突
4. 独立决策能力减弱
5. 有独立决策能力减弱的危险
6. 有独立决策能力增强的趋势
7. 道德困扰
8. 宗教信仰减弱
9. 有宗教信仰减弱的危险
10. 有宗教信仰增强的趋势
11. 精神困扰
12. 有精神困扰的危险

领域11：安全/保护

1. 有感染的危险
2. 有术区感染的危险
3. 清理呼吸道无效
4. 有误吸的危险
5. 有出血的危险
6. 牙齿受损
7. 有干眼症的危险
8. 干眼症自我管理无效
9. 有口干的危险
10. 有成人跌倒的危险
11. 有儿童跌倒的危险
12. 有受伤的危险
13. 有角膜损伤的危险
14. 乳头乳晕复合伤
15. 有乳头乳晕复合伤的危险
16. 有尿道损伤的危险
17. 有围手术期体位性损伤的危险
18. 有热损伤的危险
19. 口腔黏膜完整性受损
20. 有口腔黏膜完整性受损的危险
21. 有周围神经血管功能障碍的危险
22. 有躯体创伤的危险
23. 有血管损伤的危险
24. 成人压疮
25. 有成人压疮的危险
26. 儿童压疮
27. 有儿童压疮的危险

28. 新生儿压疮
29. 有新生儿压疮的危险
30. 有休克的危险
31. 皮肤完整性受损
32. 有皮肤完整性受损的危险
33. 有新生儿猝死的危险
34. 有窒息的危险
35. 术后康复迟缓
36. 有术后康复迟缓的危险
37. 组织完整性受损
38. 有组织完整性受损的危险
39. 有女性割礼的危险
40. 有对他人实施暴力的危险
41. 有对自己实施暴力的危险
42. 自残
43. 有自残的危险
44. 有自杀的危险

45. 受污染
46. 有受污染的危险
47. 有职业性损伤的危险
48. 有中毒的危险
49. 有碘造影剂不良反应的
　　危险
50. 有过敏反应的危险
51. 有乳胶过敏反应的危险
52. 体温过高
53. 体温过低
54. 有体温过低的危险
55. 新生儿体温过低
56. 有新生儿体温过低的危险
57. 有围手术期体温过低的
　　危险
58. 体温失调
59. 有体温失调的危险

领域 12：舒适

1. 舒适度减弱
2. 有舒适度增加的趋势
3. 恶心
4. 急性疼痛
5. 慢性疼痛
6. 急性疼痛综合征
7. 分娩痛
8. 有孤独的危险
9. 社交孤立

领域 13：生长 / 发展

1. 儿童发育迟缓
2. 有儿童发育迟缓的危险
3. 新生儿运动发育迟缓
4. 有新生儿运动发育迟缓的
　　危险

第二章 问 诊

第一节 概 述

一、问诊的概念

问诊（inquiry）又称病史采集（history taking），是通过对患者或知情人的系统询问而获取健康资料的方法，是一个目的明确、正式有序的交谈过程。问诊是健康评估的第一阶段，是收集健康资料最常用、最基本的方法。

二、问诊的目的与重要性

问诊的目的是完整地获取有关患者健康状况的主观资料，包括患者主观感觉的异常或不适，用于初步判断病情的轻重缓急，并为进一步的体格检查、辅助检查等提供线索，是明确护理需求、确定护理诊断的重要依据之一。

（一）建立良好的护患关系

问诊是护患沟通的重要时刻，应做好健康指导、情感支持等工作。正确的问诊方法和良好的问诊技巧，使患者感到护士的亲切和可信，有利于树立合作的信心，建立积极的治疗性关系。

（二）是获得护理诊断依据的重要方法

问诊获取的资料可为确定护理诊断提供主观依据。如慢性阻塞性肺疾病（chronic obstructive pulmonary disease，COPD）患者，出现痰液黏稠、不易咳出，即可做出"清理呼吸道无效"的护理诊断。具有全面医学知识和丰富临床经验的护士，常常通过单独深入细致的问诊就能找出患者现存的或潜在的健康问题，从而提出准确的护理诊断。某些疾病的早期，机体只是处于功能性改变或病理生理学改变的阶段，尚未形成器质性病变或组织形态学改变，而患者却可出现某些不适感，如头晕、乏力、食欲改变、疼痛等，在此阶段，体格检查、实验室检查、影像学检查均可能无阳性发现，问诊所得的资料却能更早地作为诊断的依据。

（三）为进一步检查提供线索

通过问诊可以了解疾病的发生、发展、诊治、护理经过，以及既往健康状况和既往病史，这对做出护理诊断具有重要的意义，也为后续的体格检查和诊断性检查的选择提供了重要的线索。如慢性阻塞性肺疾病患者，应在全面体格检查的基础上，侧重于胸、肺部检查。

（四）是了解病情的重要途径

通过问诊可全面了解患者目前及既往的健康状况,初步判断目前疾病的轻重缓急;通过对住院过程中病史的动态采集,可判断疾病的进展情况。

三、健康资料的来源与类型

（一）健康资料的来源

健康资料的来源可分为以下两类:

1. 主要来源　指患者本人提供的健康资料,如患病后的主观感受、对健康的认识及需求等,这些资料只有患者本人最清楚、最能准确地表述,因此最为可靠、最为真实。

2. 次要来源　指从其他人员或记录中获得的资料,可进一步证实或充实患者本人提供的健康资料。次要来源主要包括:①家庭成员或其他与患者关系密切者;②事件目击者:目睹患者发病或受伤过程的人员;③其他卫生保健人员;④目前或既往的健康记录或病历。

（二）健康资料的类型

健康资料可分为主观资料和客观资料。

1. 主观资料　指通过问诊获得的资料。

2. 客观资料　指经过体格检查及辅助检查获得的有关患者健康状况的结果。

第二节　问诊的方法与技巧

问诊的方法与技巧不仅与获取病史资料的数量和质量有密切的关系,还会影响良好护患关系的建立,涉及沟通交流技能、护患关系、医学知识及礼仪等多方面素养。

一、问诊前沟通

患者就诊时常有紧张情绪,护士应主动创造轻松和谐的环境以解除患者的不安情绪,问诊过程中注意保护患者隐私,允许家属陪伴。注意问诊的时间安排,一般在患者入院事项安排妥当后进行,不宜于患者就餐或其他不方便时进行。一般从礼节性的交谈开始,可先做自我介绍(佩戴胸牌是一种很好的自我介绍方式),讲明自己的职责。

二、询问时间要准确

明确主诉和现病史中症状或体征出现的先后顺序,包括症状或体征开始的确切时间及直至目前的演变过程。如多个症状同时出现,需确定其先后顺序,如患者主诉腹痛和呕吐,应分别询问腹痛是什么时候开始的、呕吐是什么时候开始的,根据时间顺序追溯症状的演变过程,避免杂乱无章,遗漏重要的病情资料。

三、询问病史程序化

问诊应从主诉开始,逐步深入进行有顺序、有层次、有目的的询问。先由简单的问题开始,即患者感受明显、容易回答的问题,如"哪儿不舒服?""这次就诊的原因是什么?",再通过一系列问题了解本次患病的原因、有关症状特点、诊疗经过等现病史,最后询问其他病史全部内容。

四、询问症状要详细

详细询问主要症状或体征的特点，包括出现的部位、性质、程度、持续时间、缓解和加剧的因素等。如患者主诉腹痛，应询问腹痛的具体部位、除腹痛外还有哪些不适等，以获取疾病发生发展的规律和特点。除此之外，还应详细询问伴随症状出现的时间、特征及演变情况，并了解伴随症状与主要症状之间的关系。

五、采用不同类型的提问

（一）一般性提问

一般性提问又称开放式提问，可获得某一方面的大量资料，在询问现病史、既往史、个人史等开始时使用，如"您哪里不舒服？"待获得一些信息后，着重追问一些重点问题。

（二）直接提问

直接提问用于收集一些特定的细节信息，如"阑尾切除多长时间？"获得的信息更有针对性。另一种直接提问属于选择提问，需要患者回答"是"或"不是"，或者对提供的选择做出回答，如"您曾有过严重的关节痛吗？"为了系统有效地获得准确的资料，询问者应遵循从一般性提问到直接提问的原则。

六、特殊患者的问诊技巧

（一）老年和儿童患者

老年人和儿童的交谈能力对采集病史资料有一定的影响，护士应给予特别的关心。与老年人交谈时，注意语言简单、易懂，语速稍慢；不能自述病情或其他健康资料的儿童，多由家长或监护人代述，资料质量与其观察能力及与患儿接触的密切程度有关，对此应在记录时予以说明；6岁以上儿童，可自述补充病情相关细节，应注意严密观察患儿的语言和行为并全面分析，判断资料的可靠性。

（二）情绪异常患者

1. 焦虑患者　问诊时应耐心倾听，鼓励患者讲出真实感受，适度宽慰患者，让其平静、缓慢叙述，提问应尽量简单，条理清楚。

2. 缄默与忧伤患者　通过语言和身体语言给患者以信任感，鼓励其客观地叙述病史。当患者伤心和哭泣时，应给予同情、理解和安抚，减慢交谈的速度或适当地等待，待患者情绪稳定后再继续叙述病史，同时，应注意及时察觉因交谈不当而引起忧伤的患者，予以避免。

3. 多语的患者　对这类患者，提问应限定在主要问题上，在患者描述不相关的内容时，巧妙地打断，同时仔细观察患者有无思维奔逸或逻辑混乱等情况，必要时按精神科要求采集病史和做精神检查。

4. 愤怒患者　提问应缓慢而清晰，内容限于现病史为宜，对其他患者较敏感的问题，应谨慎提问或暂不提问，待患者情绪稳定后再行询问，以免触怒患者。

（三）病情危重和晚期患者

对病情危重患者，为争取时间，重点评估目前存在的主要问题，同时不应停止抢救处理，待患者病情稳定后再与其交谈，补充收集详细资料；对重症晚期患者，应给予安慰和鼓励，对诊断、预后等问题的回答应恰当和力求中肯，不要与医生的回答相矛盾，避免对患者造成伤害。虽病情危重,但在病情许可的情况下,尽量以患者本人为直接问诊对象。

(四)语言障碍患者

对语言不通者,最好是请翻译,借助身体语言辅以不熟练的语言交流也可抓住主要问题,但要注意反复核实。

(五)残疾患者

对残疾患者应给予更多的同情和关心,且应更有耐心。对听力受损或聋哑人,可适当大声交谈,还可借助手势或书面形式与患者交流,也可请患者的亲属、朋友解释或代述,同时注意观察患者的表情。

七、核 实 信 息

为了尽可能准确地收集病史,有时需要核实患者提供的信息。如患者用了诊断术语,护士应通过询问当时的症状和检查等以核实资料是否可靠;如患者叙述"对青霉素过敏",则应追问"做过青霉素皮试吗? 是什么结果?"

常用的核实方法有:①澄清:要求患者对模糊不清的内容做进一步的解释和说明,如"您说感到压抑,请具体说一下是怎样的情况,好吗?"②复述:经医护人员整理后重复叙述患者所说的内容,如"您说的是 3 年前首次发现在上楼时有心慌、气短,之后越来越严重,1 年前发生过一次明显的心前区疼痛,持续了 20 分钟左右,是这样吗?"③反问:以询问的口气重复患者所说的话,但不加入自己的观点,如"您说您经常吃腌制食品?"④质疑:用于患者所述与护士所见不一致,或患者所述情况前后不一致时,如"您说您对自己的病没有任何顾虑,为什么总是流泪呢? 能和我说说吗?"⑤解析:对患者所提供的信息进行分析和推论,并与其交流,如"您认为住院费用太高,才不愿意住院治疗的,是吗?"

八、结 束 谈 话

当已获得必要的资料,准备结束问诊时,应感谢患者的合作,告知患者或用身体语言暗示护患合作的重要性,对患者提出的要求做必要的解释和指导,切忌突然结束话题,同时,说明下一步对患者的要求、健康教育或随访计划等。

第三节　问诊的内容

通过问诊可获得患者生理、心理、社会及文化等方面与健康状况有关的重要信息,按一定顺序询问病史才能取得完整的资料。问诊的内容包括:

一、一 般 资 料

一般资料包括姓名、性别、年龄、籍贯、出生地、民族、婚姻状况、文化程度、通信地址(住址)、工作单位、职业、医疗费用支付方式、入院日期、入院方式、记录日期、病史叙述者、病史可靠程度、联系人、联系方式等。年龄应记录实足年龄,不可用"成人"或"儿童"代替,病史叙述者非本人时应注明与患者的关系。

许多健康问题与性别、年龄、婚姻状况、职业等有关,不同民族有不同的饮食、生活习惯,文化程度及职业等有助于理解和预测患者对健康状况变化的反应、选择适宜的健康教育方式等,不同医疗费用支付方式意味着患者有不同程度的医疗费用负担,在选择治疗及护理措施时应考虑其经济承受能力。

二、主 诉

主诉(chief complaint)是患者感受到的最主要的痛苦或最明显的症状和 / 或体征及其持续时间,是本次就诊最主要的原因。确切的主诉可初步反映病情轻重与缓急,并提供对某系统疾病的诊断线索。

主诉包括 1 个或数个主要症状或体征,用词应简明扼要,突出疾病的主要问题,注明自症状或休征发生到就诊的时间,如"咯血伴低热 2 周""恶心呕吐伴腹痛、腹泻 3 小时"。若主诉包括前后不同时间出现的几个症状,则按其发生的先后顺序排列,如"活动后心慌、气短 3 年,加重伴双下肢水肿 1 周"。对病程长、病情复杂、主要症状不突出的病例,需要根据病史中主要的症状或就诊的主要原因加以归纳整理记录。记录主诉不能是护士对患者的诊断用语,如"患糖尿病 5 年"应改为"发现血糖高 5 年"。对当前无症状,但诊断资料和入院目的明确的患者,可用以下方式记录主诉,如"患白血病 2 年,经检验复发 5 天""2 周前超声检查发现胆囊结石"。

三、现 病 史

现病史(history of present illness)是病史的主体部分,包括患者现患疾病的全过程,即疾病的发生、发展、演变和诊治经过。其内容如下:

(一)患病时间

患病时间是从起病到就诊或入院的时间。如先后出现多个症状,则需追溯首发症状的时间,并按时间顺序询问整个病史后分别记录。患病时间可按年、月或日计算,发病急骤者可以小时、分钟为计时单位。现病史的时间应与主诉保持一致。

(二)起病情况

起病情况包括何时、何地、在何种情况下起病及起病的缓急。有些疾病起病急骤,如脑栓塞、心绞痛等;有些疾病起病缓慢,如结核、肿瘤等。疾病的起病常与某些因素有关,如急性胰腺炎常于暴饮暴食后发生、脑出血常发生于情绪过于激动或紧张时。

(三)病因与诱因

尽可能了解与本次发病有关的病因(如外伤、中毒、感染等)和诱因(如气候变化、环境改变、情绪、起居饮食失调等),有助于明确护理诊断与拟定护理措施。患者容易指出直接或近期的病因,当病因比较复杂或病程较长时,往往很难判断,或者提出一些似是而非的因素,这时护士应进行科学的归纳和分析,根据经验继续追问,不可不假思索地记入病历。

(四)主要症状的特点

包括主要症状出现的部位、性质、持续时间和程度,以及缓解或加剧的因素,了解这些特点对判断病变系统或器官,以及病变的部位、范围和性质有很大帮助。

(五)病情的发展与演变

包括主要症状的变化或新症状的出现情况。应按症状发生的先后顺序记录,类同的症状不需反复描述,但症状的性质、程度等发生变化时应做相应记录。

(六)伴随症状

伴随症状指与主要症状 / 体征同时或随后出现的其他症状 / 体征。伴随症状对确定病因和判断有无并发症具有重要意义,如腹泻伴呕吐,则需考虑误食毒物或饮食不洁而导致的胃肠炎,同时应注意询问伴随症状与主要症状之间的关系和演变。若按一般规律在某一疾病应该出现的伴随症状而实际上没有出现时，也应记录于现病史中以备进一步观察，或作为诊断和鉴别诊断的重要参考资料。

（七）诊疗与护理经过

在本次就诊前，曾在何时、何地接受过何种检查及检查的结果，诊断及治疗情况（包括药名、剂量、途径、用药时间、疗效），采取过的护理措施及效果等，均应予以记录。药物名称、曾经的诊断应用双引号标注。

（八）病程中的一般情况

包括患者自患病到就诊前的精神、食欲、食量、睡眠、体重及大小便的情况，这对全面评估患者的病情、预后及制订护理方案很有帮助。

知识链接

常用问诊模式

1. OLDCART 问诊模式　常用于评估各种不适症状。O（onset）：发病时间，即"何时感到不适"；L（location）：部位，即"何处感到不适"；D（duration）：持续时间，即"不适多长时间了"；C（characteristic）：不适特点，即"怎样不适"；A（aggravating factor）：加重因素，即"因什么引起不适"；R（relieving factor）：缓解因素，即"怎样可舒缓不适"；T（treatment prior）：就诊前治疗，即"有没有服用过药物/接受过治疗"。

2. PQRST 问诊模式　主要用于疼痛评估。P（provoke）：诱因，即疼痛发生的诱因及加重与缓解因素；Q（quality）：性质，即疼痛的性质，如绞痛、钝痛、针刺样痛等；R（radiation）：放射，即有无放射痛及放射部位；S（severity）：程度，即疼痛的程度，可应用疼痛评估工具（如0～10数字评分法）进行评估；T（time）：时间，即疼痛开始、持续和终止的时间。

四、既　往　史

既往史（past history）包括患者既往的健康状况和既往患病或住院史，特别是与目前所患疾病有密切关系的情况。患者所患疾病可能病史很长，如高血压、糖尿病、慢性阻塞性肺疾病等，但如果不是导致患者此次就诊的主要原因，一般于既往史中陈述。既往史的主要内容有：①既往健康状况：是患者对自己既往健康状况的评价；②曾患疾病情况：曾患疾病的时间、主要表现、诊疗经过及转归情况等；③急慢性传染病病史：若有应明确患病时间、现在是否治愈；④预防接种史：对于儿童患者，应详细了解是否按序接种疫苗；⑤手术、外伤史：明确何时、何地做过何种手术，受过何种外伤，当时情况如何等；⑥食物、药物和其他接触物过敏：如有过敏史，应确定过敏原名称、过敏的具体表现等。

系统回顾是为了避免遗漏，按机体各系统疾病的主要症状进行有顺序的询问，可在短时间内扼要地了解患者除现在所患疾病以外的其他各系统是否发生目前尚存在或已痊愈的疾病，以及这些疾病与本次疾病之间是否存在着因果关系。实际询问时，可对每个系统详细询问3～5个症状，如有阳性结果，再全面深入地询问。系统回顾可根据实际需要采用不同的系统模式，通常有生理-心理-社会模式和功能性健康型态模式等。

（一）生理-心理-社会模式

1. 生理方面　通常包括八大系统，详见表2-1。

表 2-1　身体方面的系统回顾内容

系统	内容
呼吸系统	有无咳嗽、咳痰、咯血、胸痛、呼吸困难等
循环系统	有无胸痛、心悸、胸闷、呼吸困难、水肿等
消化系统	有无口腔病变,有无吞咽困难、食欲改变、嗳气、反酸、恶心、呕吐、呕血、腹痛、腹胀、腹泻、便秘等
泌尿生殖系统	有无尿急、尿频、尿痛、排尿困难,尿量及夜尿量,尿的颜色、清浊度,有无尿潴留及尿失禁,有无水肿,有无尿道或阴道异常分泌物等
造血系统	有无皮肤苍白、黄染、瘀斑、血肿,有无淋巴结、肝脾增大,有无骨骼痛,有无乏力、头晕、眼花、耳鸣、烦躁、记忆力减退、心悸,有无营养、消化和吸收改变的情况等
内分泌代谢系统	有无怕热、多汗、乏力、畏寒、头痛、视力障碍、心悸、食欲变化、烦渴、多尿、水肿等,有无肌肉震颤及痉挛,有无色素沉着、闭经等
神经精神系统	有无头痛、失眠、嗜睡、记忆力减退、意识障碍、晕厥、痉挛、瘫痪、视力障碍、感觉及运动异常、性格改变、感觉与定向障碍等
肌肉骨骼系统	有无肢体麻木、疼痛、痉挛、萎缩、瘫痪等,有无关节肿痛、运动障碍、外伤、骨折、关节脱位、先天畸形等

2. 心理方面

(1)精神状况:包括感知、认知能力,情绪与情感状态及自我概念等方面,询问患者有无感觉功能异常,有无记忆力、定向力、语言能力等障碍,有无焦虑、恐惧、沮丧、愤怒等异常情绪,以及对自己的认识与评价。

(2)对健康问题的理解:了解患者对健康的理解与认识,以及对自身健康管理的认识。

(3)对压力的反应及应对方式。

3. 社会方面　包括价值观与信仰、受教育情况、生活与居住环境、职业与工作环境、经济情况、家庭状况、人际关系等(具体内容及问诊方法见第五章)。

(二)功能性健康型态模式

Marjory Gordon 于 1982 年提出了收集个案资料、判断个案健康问题、确立护理诊断架构的分类模式,被称为功能性健康型态(functional health patterns,FHPs)。该模式涵盖个体的生理、心理、社会不同层面的 11 个功能型态,主要内容如下:

1. 健康感知与健康管理型态　涉及个体的健康观念及如何维护与促进自己的健康,主要包括个体对自身健康状况的感知与评价,以及健康维护行为和遵医嘱情况。

2. 营养与代谢型态　涉及个体食物和液体的摄入与利用方面及可能的影响因素,包括营养状态、液体平衡、组织完整性及体温调节 4 个方面。

3. 排泄型态　涉及个体排便与排尿的功能,包括每日排尿与排便的次数、量、颜色、性状,有无异常改变及其诱发或影响因素,是否应用药物等。

4. 运动与活动型态　主要涉及个体日常生活、休闲娱乐及锻炼的方式,以及与之相关的活动能力、活动耐力和日常生活自理能力。

5. 睡眠与休息型态　涉及个体睡眠与休息情况,包括日常睡眠情况、有无睡眠异常及其原因和影响因素、是否借助药物或其他方式入睡、睡醒后是否精神饱满等。

6. 认知与感知型态　涉及个体神经系统对外界各种刺激的感受能力及大脑对各种刺激的反应和判断力,包括有无视觉、听觉、味觉、嗅觉、记忆力、注意力、语言能力和定向力的改变,视、听是否需借助辅助工具,对新事物的学习能力如何,目前有无身体不适或疼痛及其部位、性质、程度及持续时间。

7. 自我感知与自我概念型态 涉及个体的自我评价及有无导致焦虑、抑郁、恐惧等不良情绪的因素。

8. 角色关系型态 涉及个体在生活中的角色及与他人关系的性质,包括个体对其工作、家庭和社会角色的感知。

9. 性与生殖功能型态 涉及个体的性别认同、性功能及生育能力,包括对性别角色是否满意,性生活有无改变或障碍,女性月经史、婚育史等。

10. 压力与应对型态 涉及个体对压力的感知及处理,包括是否经常感到紧张,平时如何解决,是否需借助烟酒或药物,效果如何,近期生活中有无重大变故,如何处理,能否成功,以及该事件对患者的影响。

11. 价值与信仰型态 涉及个体的文化及精神世界,包括健康信念、价值观等。

五、个 人 史

个人史(personal history)主要包括以下几个方面:

(一)社会经历
社会经历包括出生地、居住地及居留时间(尤其是疫源地和地方病流行区)、受教育程度、经济生活、业余爱好等。

(二)职业及工作条件
职业及工作条件包括工种、劳动环境、对工业毒物的接触情况等。

(三)习惯与嗜好
生活起居及卫生习惯,饮食规律与质量;烟酒嗜好及持续时间与摄入量,烟酒戒除时间,有无吸毒或其他异嗜等。

(四)冶游史
有无不洁性交史、是否患性传播疾病等。

六、婚 姻 史

婚姻史(marital history)包括婚姻状况、结婚年龄、配偶健康情况、性生活情况、夫妻关系等。

七、月 经 史

月经史(menstrual history)包括月经初潮的年龄、月经周期和经期天数,经血的量、颜色与性状,有无痛经与白带异常,末次月经日期等。对于闭经或已绝经女性,应询问闭经日期或绝经年龄。记录格式如下:

$$初潮年龄 \frac{行经期(天)}{月经周期(天)} 末次月经时间(或绝经年龄)$$

八、生 育 史

女性患者应询问妊娠与生育次数,人工流产或自然流产次数,有无早产、死产、手术产,围产期感染情况及计划生育措施等。男性患者应询问是否患过影响生育的疾病。

九、家族史

家族史(family history)主要指直系亲属(父母、兄弟姐妹、子女)的健康与疾病情况,应特别询问是否有与患者同样的疾病,有无遗传病及与遗传有关的疾病,如白化病、血友病、糖尿病等。对已经死亡的直系亲属要问明死因与年龄。

十、心理社会状况

心理社会状况包括患病后的心理反应,对生活、工作等方面的影响,病后对家庭的影响及家人对患者的态度,家庭经济状况等。

第四节　问诊的注意事项

一、态度诚恳耐心

问诊时态度要诚恳,语气要和蔼,交流要耐心,并注意了解患者的需求,提供细心服务,以取得患者信任。

二、避免不恰当提问方式

语言应通俗易懂,不要使用医学术语,如"排便时是不是有里急后重感?"应改为"大便时是不是有想排而排不干净的感觉?"避免诱导或暗示,如"呕吐物是不是鲜红色的?"应改为"呕吐物是什么颜色的?"避免责难性提问和连续性提问,责难性提问常使患者产生防御心理,连续性提问可能造成患者对要回答的问题混淆不清。

三、避免心理损害

问诊时要遵循对患者无心理损害的原则,可根据情况适当给予肯定、赞扬和鼓励等。忌用对患者有不良刺激的语言或表情,如"好麻烦"或皱眉头等,以免增加患者的心理负担,加重病情。对一些敏感问题要婉转询问,如"很多患者关心疾病对性功能的影响,您对这方面有什么疑问吗?"对恶性疾病要谨慎询问。

四、减少重复提问

提问要注意系统性、目的性,认真倾听患者的回答。有时为了核实资料的真实性,需要对同样的问题进行强调,但无计划的重复或杂乱无章的提问是不负责任的,可能会让患者反感或失去患者的信任。

五、把握问诊节奏

当问诊进展顺利时,不要轻易打断患者的叙述,如果患者不停谈论与疾病无关的话题,则应适时地提问，如"您的经历实在太丰富了，以后有时间我们再好好聊聊。现在我们来说说您的用药情况，好吗？"

六、保护患者隐私

不可随意泄露患者隐私，更不得将患者隐私作为谈笑资料。

课堂互动

患者，男，60岁，已婚。2小时前无明显诱因突感胸骨后压榨样疼痛，舌下含服硝酸甘油无效，伴有心慌、面色苍白、冷汗，呕吐1次，为胃内容物，昏厥1次，持续1~2分钟，急诊入院。请讨论：

1. 针对该患者的问诊，有哪些技巧和注意事项？
2. 请开展角色扮演，对"患者"进行问诊。

（董旭婷）

复习思考题

1. 问诊的主要内容有哪些？
2. 以"间断性腹痛3天"为主诉的患者，该如何询问其现病史？
3. 问诊的重要性体现在哪些方面？

ER-2-3

扫一扫，测一测

第三章　常见症状评估

　　掌握发热、咳嗽与咳痰、呼吸困难、咯血、水肿、疼痛、呕血、发绀、黄疸、意识障碍等的概念、病因、临床表现、伴随症状及相关护理诊断。熟悉脱水、便血、心悸、腹泻、便秘、眩晕、惊厥、晕厥等的概念、病因、临床表现、伴随症状及相关护理诊断。了解常见症状的发病机制。

　　症状（symptom）是患者主观感受到的不适或痛苦的异常感觉或某些客观病态改变，如疼痛、眩晕、呼吸困难、呕吐等。广义的症状也包括一些体征，如水肿、黄疸等。体征（sign）是医护人员客观检查到的患者身体方面的异常改变，如啰音、心脏杂音等。症状是通过问诊所获得的健康资料，是护理诊断的重要依据。

第一节　发　　热

病案分析

　　患者，女，31 岁。持续发热 8 天，体温波动在 39.1～40℃。体格检查：消瘦，皮肤弹性差，精神萎靡，反应淡漠，体温 39.5℃，心率 106 次 /min。
　　问题：（1）患者发热属于哪种热型？其发热的程度如何？
　　（2）患者目前存在哪些护理问题？

　　正常人的体温受体温调节中枢所调控，并通过神经、体液因素使产热和散热过程呈动态平衡，保持体温在相对恒定的范围内。机体在致热原作用下或各种原因引起体温调节中枢的功能障碍，使体温升高超出正常范围，称为发热（fever）。

一、正常体温与生理变异

　　正常腋下、口腔、直肠内温度分别为 36～37℃、36.3～37.2℃、36.5～37.7℃。不同个体的正常体温略有差异，儿童因基础代谢率较高，体温较成人稍高；老年人因基础代谢率偏低，体温较青壮年稍低。生理状态下，体温也有轻微的波动，如下午较早晨为高，剧烈运动、进食或劳动后稍高，妇女在月经前及妊娠期体温稍高于正常，但生理性体温波动一般不超过 1℃。

二、病因及发病机制

（一）病因

引起发热的病因很多，可分为感染性与非感染性两大类，以感染性发热多见。

1. 感染性发热　各种病原体（如病毒、细菌、支原体、立克次体、真菌、螺旋体、寄生虫等）引起的感染，不论急性、亚急性或慢性，还是局部性或全身性，均可引起发热。

2. 非感染性发热　主要有下列几类病因：

（1）无菌性坏死物吸收：如大手术、内出血、大面积烧伤、心肌梗死、恶性肿瘤等。

（2）抗原-抗体反应：如风湿热、结缔组织病、血清病、药物热等

（3）内分泌与代谢障碍：如甲状腺功能亢进症、严重脱水等。

（4）皮肤散热减少：如广泛性皮炎、鱼鳞病、慢性心功能不全等，多为低热。

（5）体温调节中枢功能失调：体温调节中枢受损，使其功能失常而发热。①物理性因素，如中暑；②化学性因素，如镇静药中毒；③机械性因素，如脑出血、脑外伤等。

（6）自主神经功能紊乱：由于自主神经功能紊乱，影响正常的体温调节过程，使产热大于散热，体温升高，多为低热，常伴自主神经功能紊乱的其他表现，属功能性发热。

（二）发病机制

由于各种原因导致产热增加和/或散热减少，则出现发热。

1. 致热原性发热　致热原包括外源性致热原和内源性致热原两大类。

（1）外源性致热原（exogenous pyrogen）：外源性致热原种类甚多，包括：①各种病原微生物及其产物，如细菌、病毒、真菌及细菌毒素等；②炎性渗出物及无菌性坏死组织；③抗原抗体复合物；④某些类固醇物质，特别是肾上腺皮质激素的代谢产物原胆烷醇酮；⑤多糖体成分及多核苷酸、淋巴细胞激活因子等。外源性致热原多为大分子物质，不能通过血脑屏障直接作用于体温调节中枢，而是通过激活血液中的中性粒细胞、嗜酸性粒细胞和单核吞噬细胞系统，使其产生并释放内源性致热原，引起发热。

（2）内源性致热原（endogenous pyrogen）：包括白介素、肿瘤坏死因子和干扰素等。一方面，内源性致热原通过血脑屏障直接作用于体温调节中枢，致体温调定点上升，使机体代谢增加或骨骼肌阵挛（临床表现为寒战），增加产热；另一方面，内源性致热原通过交感神经使皮肤血管及竖毛肌收缩，停止排汗，减少散热。这一综合调节作用使产热大于散热，体温升高引起发热。

2. 非致热原性发热　常见于以下几种情况：①体温调节中枢受损：如颅脑外伤、出血、炎症等；②引起产热过多的疾病：如癫痫持续状态、甲状腺功能亢进等；③引起散热减少的疾病：如广泛性皮肤病变、心力衰竭等。

知识链接

产热器官与散热途径

1. 产热器官　机体的物质与能量代谢是在各个组织器官中进行的，但是由于这些器官的代谢水平不同，其产热量有很大差异。产热最多的器官为骨骼肌和肝脏，其次是脑、心和肾。肝脏是体内物质代谢最旺盛的器官，产热量多，其温度比主动脉血液高 $0.4 \sim 0.8℃$。但因肝脏体积有限，所以产热的总量不及骨骼肌。

2. 散热途径　人体的主要散热部位是皮肤。当环境温度低于体温时，大部分的体热通过皮肤的辐射、传导和对流散发。一部分热量通过皮肤汗液蒸发来散发，呼吸、排尿和排便也可散失一小部分热量。

三、临床表现

（一）发热过程

发热的临床过程一般分为三个阶段。

1. 体温上升期   表现为疲乏无力、肌肉酸痛、畏寒或寒战、皮肤苍白、干燥无汗等。该期产热大于散热，使体温上升。体温上升有骤升型和缓升型两种形式。骤升型体温急剧升高，在几小时内达 39～40℃ 或以上，常伴有寒战，小儿易发生惊厥，见于肺炎链球菌肺炎、疟疾、败血症、流行性感冒、急性肾盂肾炎、输液反应或某些药物反应等。缓升型体温上升缓慢，于数天内达高峰，多不伴寒战，见于伤寒、结核病、布鲁氏菌病等。

2. 高热持续期   体温达到并维持于高峰，散热开始增加，但产热并未减少，产热与散热在较高水平上保持平衡。临床表现为呼吸加快加深，心率增快，皮肤潮红而灼热，可有出汗；可出现谵语、幻觉等意识改变，小儿易出现惊厥；由于胃肠道功能紊乱，可伴有食欲下降、恶心、呕吐；口腔亦可出现口唇疱疹、舌炎、牙龈炎等。此期可持续数小时（如疟疾）、数天（如肺炎、流行性感冒）或数周（如伤寒）。

3. 体温下降期   产热减少，散热大于产热，体温开始下降，逐渐恢复到正常水平。此期表现为出汗多、皮肤潮湿；由于经皮肤和呼吸道蒸发的水分增多，可引起脱水；大量出汗者还可出现电解质紊乱或虚脱。体温下降有骤降型和渐降型两种形式。骤降型体温于数小时内迅速下降至正常，常伴大汗，见于疟疾、肺炎链球菌肺炎、急性肾盂肾炎及输液反应等。渐降型体温于数天内逐渐降至正常，如伤寒、风湿热等。

（二）发热的分度

以口腔温度为标准，可将发热分为：①低热：37.3～38℃；②中等度热：38.1～39℃；③高热：39.1～41℃；④超高热：41℃以上。

（三）常见热型

将不同时间测得的体温数值分别记录在体温单上，把各体温数值点连接起来形成体温曲线，该曲线的形态称为热型（fever type）。不同的病因所致发热的热型常不相同，临床常见的热型有下列几种：

1. 稽留热   体温持续于 39～40℃ 以上，达数天或数周，24 小时内波动范围不超过 1℃。常见于肺炎链球菌肺炎、斑疹伤寒、伤寒高热期等（图 3-1）。

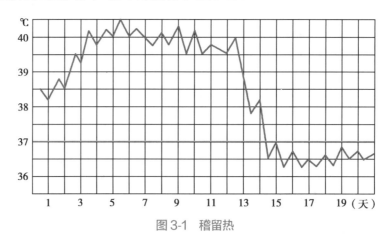

图 3-1   稽留热

2. 弛张热   又称败血症热型。体温常在 39℃ 以上，波动幅度大，24 小时内波动范围超过 2℃，但都在正常水平以上。常见于败血症、风湿热、重症肺结核、化脓性炎症等（图 3-2）。

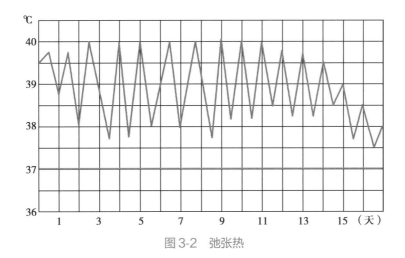

图3-2 弛张热

3. 间歇热 体温骤升达高峰后持续数小时,又迅速降至正常水平,无热期(间歇期)可持续1天至数天,如此高热期与无热期反复交替出现。常见于疟疾、急性肾盂肾炎等(图3-3)。

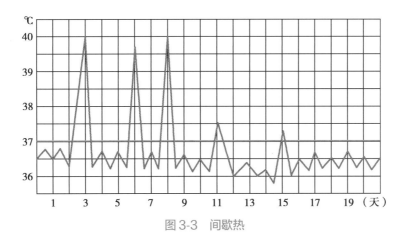

图3-3 间歇热

4. 波状热 体温逐渐升高达39℃或以上,数天后逐渐下降至正常水平,持续数天后又逐渐升高,如此反复多次。常见于布鲁氏菌病(图3-4)。

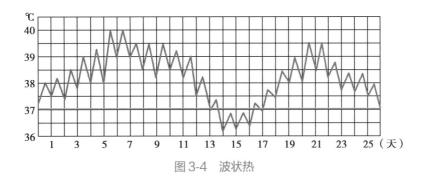

图3-4 波状热

5. 回归热 体温骤然升至39℃以上,持续数天后又骤然下降至正常水平,高热期与无热期各持续若干天后即有规律地交替一次。常见于回归热、霍奇金病等(图3-5)。

6. 不规则热 发热的体温曲线无一定规律,可见于结核病、风湿热、支气管肺炎、渗出性胸膜炎等(图3-6)。

热型有助于对不同发热性疾病的诊断和鉴别诊断。但必须注意:由于抗生素的广泛应用,或解热药、糖皮质激素的应用，可使某些疾病的特征性热型变得不典型或呈不规则热型；另外，热型也与个体反应的强弱有关，如老年人患中毒性肺炎时可仅有低热或无发热，而不具备肺炎的典型热型，因此，要结合临床情况具体分析。

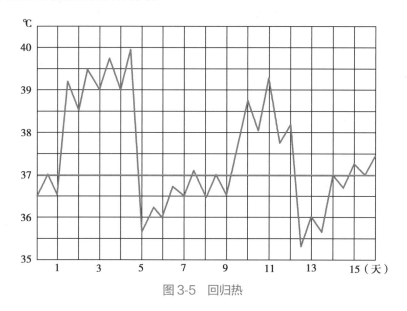

图3-5　回归热

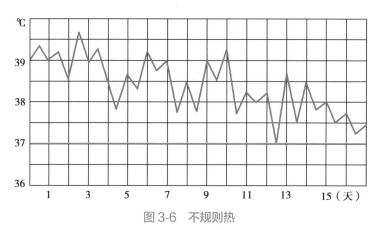

图3-6　不规则热

（四）发热对患者的影响

急性发热时易出现舌炎、牙龈炎、食欲减退、恶心、呕吐、腹胀、便秘等；体温上升期和高热持续期可出现神经系统兴奋性增高（烦躁不安、头晕、失眠、谵妄、幻觉）、心率加快、呼吸加快、尿量减少及尿比重增高、分解代谢增强、血糖升高等，小儿高热易发生惊厥；体温下降期易出现电解质紊乱；长期发热可致体重减轻；高热或长期发热患者可出现焦虑甚至恐惧情绪。

四、伴　随　症　状

（一）寒战

发热伴寒战常见于肺炎球菌性肺炎、败血症、急性胆囊炎、急性肾盂肾炎、流行性脑脊髓膜炎、疟疾、钩端螺旋体病、药物热、急性溶血或输血反应等。

（二）结膜充血

发热伴结膜充血常见于麻疹、流行性出血热、咽结膜热、斑疹伤寒、钩端螺旋体病等。

（三）单纯疱疹

发热伴口唇单纯疱疹多出现于急性发热性疾病，如肺炎球菌性肺炎、流行性脑脊髓膜炎、间日疟、流行性感冒等。

（四）淋巴结肿大

发热伴淋巴结肿大常见于传染性单核细胞增多症、风疹、淋巴结结核、局灶性化脓性感染、丝虫病、白血病、淋巴瘤、转移癌等。

（五）肝脾肿大

发热伴肝脾肿大常见于传染性单核细胞增多症、病毒性肝炎、肝及胆道感染、布鲁氏菌病、疟疾、结缔组织病、白血病、淋巴瘤、黑热病及急性血吸虫病等。

（六）皮肤黏膜出血

发热伴皮肤黏膜出血可见于重症感染及某些急性传染病，如流行性出血热、病毒性肝炎、斑疹伤寒、败血症等，也可见于某些血液病，如急性白血病、再生障碍性贫血、恶性组织细胞病等。

（七）关节肿痛

发热伴关节肿痛常见于败血症、猩红热、布鲁氏菌病、风湿热、结缔组织病、痛风等。

（八）皮疹

发热伴皮疹常见于麻疹、猩红热、风疹、水痘、风湿热、药物热等。

（九）昏迷

先发热后昏迷常见于流行性乙型脑炎、流行性脑脊髓膜炎、中毒性菌痢、斑疹伤寒、中暑等；先昏迷后发热见于脑出血、巴比妥类药物中毒等。

五、相关护理诊断

1. 体温过高　与病原体感染有关；与体温调节中枢功能障碍有关。
2. 有体液不足的危险／体液不足　与体温下降期出汗过多和／或液体摄入量不足有关。
3. 营养失调：低于机体需要量　与长期发热所致机体物质消耗增加及营养物质摄入不足有关。
4. 口腔黏膜改变　与发热所致口腔干燥有关。
5. 潜在并发症：意识障碍，惊厥。

（艾玉姝）

扫一扫，测一测

第二节　咳嗽与咳痰

 病案分析

PPT 课件

　　患者，男，28 岁。咳嗽、咳痰伴发热 4 天。4 天前淋雨后突发寒战、高热，咳嗽，初有白色黏痰，1 天前转为铁锈色痰。体格检查：体温 39.4℃，脉搏 102 次 /min，呼吸 24 次 /min，血压 122/70mmHg，右下肺叩诊实音，可闻及湿啰音和管状呼吸音，余未见明显异常。

　　问题：（1）患者可能的病因有哪些？

　　（2）患者目前存在哪些护理问题？

知识导览

咳嗽（cough）是一种保护性反射动作，通过咳嗽能有效地清除呼吸道分泌物和气道内异物。但是咳嗽也有不利的一面，如咳嗽可使呼吸道内的感染扩散，剧烈的咳嗽可导致呼吸道出血，甚至诱发自发性气胸等。痰是气管、支气管的分泌物或肺泡内的渗出液，借助咳嗽将其排出称为咳痰（expectoration）。

一、病因及发病机制

（一）病因

1. 呼吸道疾病　从鼻咽部至小支气管的呼吸道黏膜受到刺激，均可引起咳嗽；肺泡内分泌物在排入小支气管时也可引起咳嗽。咳嗽的病因包括各种炎症、刺激性气体、异物、出血、肿瘤等。呼吸道感染是引起咳嗽、咳痰最常见的病因。

2. 胸膜疾病　各种胸膜炎、自发性或外伤性气胸等。

3. 心血管疾病　二尖瓣狭窄或其他原因致左心衰竭引起肺淤血或肺水肿时，肺泡及支气管内有浆液性或血性渗出物，可引起咳嗽；右心或体循环静脉血栓脱落引起肺栓塞时也可引起咳嗽。

4. 中枢神经因素　可见于脑炎、脑膜炎等中枢神经系统病变。

5. 其他因素　可见于习惯性咳嗽、心因性咳嗽、药物因素（服用血管紧张素转化酶抑制剂后咳嗽）、胃食管反流病所致咳嗽等。

（二）发病机制

咳嗽是由于延髓咳嗽中枢受刺激引起，刺激来自呼吸道黏膜的感受器，经迷走神经、舌咽神经和三叉神经的感觉纤维传入延髓咳嗽中枢，再沿喉下神经、膈神经及脊神经传出，分别引起咽肌、声门、膈肌及其他呼吸肌的运动，引起咳嗽动作。咳嗽首先是快速短促吸气，膈下降，声门关闭，随即呼吸肌、膈与腹肌快速收缩，使肺内压迅速升高，然后声门突然开放，肺内高压气流喷射而出，冲击声门裂而发生咳嗽动作和特别的音响，呼吸道内分泌物或异物也随之排出。

咳痰是一种病态现象。正常支气管黏膜腺体和杯状细胞只分泌少量黏液，使呼吸道黏膜保持湿润。当呼吸道发生炎症时，黏膜充血、水肿，毛细血管通透性增高，红细胞、白细胞、巨噬细胞、纤维蛋白等渗出物与黏液、吸入的尘埃等，混合成痰。在呼吸道感染和肺寄生虫病时，痰中可检出病原体。此外，在肺淤血和肺水肿时，因毛细血管通透性增高，肺泡和小支气管内有不同程度的浆液漏出，也会引起咳痰。

二、临 床 表 现

（一）咳嗽的性质

1. 干性咳嗽　指咳嗽无痰或痰量甚少。常见于急性或慢性咽喉炎、急性支气管炎初期、胸膜炎、轻症肺结核、支气管异物、支气管肿瘤等。

2. 湿性咳嗽　伴有痰液的咳嗽。常见于慢性支气管炎、支气管扩张症、肺炎、肺脓肿、空洞性肺结核等。

（二）咳嗽的时间与规律

1. 突然发生的咳嗽　常见于吸入刺激性气体所致的急性咽喉炎、气管与支气管异物等。

2. 阵发性咳嗽　常见于支气管哮喘（咳嗽变异性哮喘）、支气管内膜结核、百日咳等。

3. 长期慢性咳嗽　常见于慢性支气管炎、支气管扩张、慢性肺脓肿、空洞性肺结核等。

4. 晨起或夜间就寝时(即改变体位时)咳嗽、咳痰加剧 常见于慢性支气管炎、支气管扩张和肺脓肿等。

5. 夜间咳嗽明显 常见于左心衰竭、肺结核等,可能与夜间肺淤血加重及迷走神经兴奋性增高有关。

(三)咳嗽的音色

咳嗽的音色对提示病因有一定意义。

1. 咳嗽声音嘶哑 多见于声带炎症或各种因素压迫喉返神经。

2. 鸡鸣样咳嗽 表现为阵发性连续剧咳伴有高调吸气回声,多见于百日咳、会厌或喉头疾病、气管受压。

3. 咳嗽声音低微或无声 可见于极度衰弱或声带麻痹的患者。

4. 金属音咳嗽 可由于纵隔肿瘤或支气管癌等直接压迫气管所致。

(四)痰的性质和量

1. 痰的性质 可分为黏液性、浆液性、脓性和血性等。

(1)黏液性痰:多见于急性支气管炎、支气管哮喘及肺炎球菌性肺炎初期,也可见于慢性支气管炎、肺结核等。

(2)浆液性痰:可见于肺水肿。

(3)脓性痰:多见于化脓性细菌感染导致的下呼吸道感染。

(4)血性痰:见于各种原因导致的呼吸道黏膜受损。

(5)铁锈色痰:提示肺炎球菌性肺炎。

(6)绿色或黄绿色痰:提示铜绿假单胞菌感染。

(7)白色黏稠痰牵拉成丝且难以咳出:提示真菌感染。

(8)粉红色泡沫样痰:见于急性肺水肿。

(9)恶臭痰:提示厌氧菌感染。

2. 痰量 痰量小于 10ml/d 为少量痰;10～150ml/d 为中等量痰;超过 150ml/d 为大量痰。

(1)急性呼吸道炎症时痰量较少。

(2)支气管扩张、支气管胸膜瘘和肺脓肿等痰量较多,且排痰与体位有关,痰量多时静置后可出现分层现象:上层为泡沫,中层为浆液或浆液脓性,下层为坏死物质。

(3)单日咳数百至上千毫升浆液泡沫痰,还需考虑肺泡癌可能。

三、伴 随 症 状

(一)发热

咳嗽伴发热常见于呼吸道感染、肺炎、胸膜炎、肺结核等。

(二)胸痛

咳嗽伴胸痛常见于胸膜炎、肺炎、自发性气胸、原发性支气管肺癌、肺栓塞等。

(三)呼吸困难

咳嗽伴呼吸困难常见于喉头水肿、喉肿瘤、气道异物、慢性阻塞性肺疾病、重症肺炎和肺结核、大量胸腔积液及气胸、肺淤血、肺水肿、肺栓塞等。

(四)咯血

咳嗽伴咯血常见于支气管扩张、肺结核、原发性支气管肺癌、肺转移癌、二尖瓣狭窄等。

（五）大量脓性痰

咳嗽伴大量脓性痰常见于肺脓肿、支气管扩张、脓胸合并支气管胸膜瘘等。

（六）杵状指／趾

咳嗽伴杵状指／趾常见于支气管扩张、肺脓肿、原发性支气管肺癌等，也可见于部分先天性心脏病患者。

（七）哮鸣音

咳嗽伴哮鸣音常见于支气管哮喘、慢性喘息性支气管炎、心源性哮喘、气管及支气管异物等。

四、相关护理诊断

1. 清理呼吸道无效　与痰液黏稠有关；与咳嗽无力有关。
2. 营养失调：低于机体需要量　与长期频繁咳嗽所致能量消耗增加、营养摄入不足有关。
3. 睡眠型态紊乱　与夜间频繁咳嗽有关。
4. 潜在并发症：自发性气胸。

（艾玉姝）

扫一扫，测一测

PPT 课件

知识导览

第三节　呼 吸 困 难

病案分析

患者，男，70 岁。慢性咳嗽、咳痰 20 余年，5 天前受凉后出现咳嗽、咳痰加重，伴有发热，自行服用感冒药物无效。3 天前自觉气短，呼吸费力，平地缓慢行走即感到喘息，生活尚能自理。体格检查：体温 38.9℃，呼吸 26 次/min，脉搏 89 次/min，意识清楚，口唇、甲床发绀，桶状胸，双肺呼吸音粗，可闻及散在干湿啰音。

问题：（1）什么是呼吸困难？呼吸困难的病因有哪些？

（2）患者呼吸困难的特点是什么？

呼吸困难（dyspnea）指患者主观感到空气不足，呼吸费力；客观表现为用力呼吸，可出现张口抬肩、鼻翼煽动，重者出现发绀、端坐呼吸、辅助呼吸肌参与呼吸活动，并有呼吸频率、节律与深度的异常改变。

知识链接

呼　吸

呼吸（respiration）指机体与外界环境之间的气体交换过程，其目的为摄入氧气，排出二氧化碳。人体呼吸过程由 3 个环节组成：①外呼吸（或肺呼吸），包括肺通气和肺换气；②气体以血红蛋白为主要载体在血液中的运输；③内呼吸（或组织呼吸），即毛细血管血液与组织细胞之间的气体交换。其中任一环节异常都可引起组织缺氧，刺激呼吸中枢，表现为呼吸困难。

一、病因及发病机制

（一）病因

引起呼吸困难的原因很多，主要为呼吸系统疾病和循环系统疾病。

1. 呼吸系统疾病

（1）呼吸道梗阻：如喉与气管炎症、水肿、肿瘤或异物所致的上呼吸道狭窄或梗阻；支气管哮喘、慢性阻塞性肺气肿所致的下呼吸道痉挛或狭窄。

（2）肺部疾病：如肺炎链球菌肺炎、肺淤血、肺水肿、肺不张、肺栓塞等。

（3）胸壁、胸廓、胸膜疾病：如严重胸廓脊柱畸形、气胸、大量胸腔积液和胸部外伤等。

（4）神经肌肉疾病：如脊髓灰质炎病变累及颈髓、急性多发性神经根炎和重症肌无力累及呼吸肌、药物导致呼吸肌麻痹等。

（5）膈肌运动受限：如膈肌麻痹、大量腹水、腹腔巨大肿瘤、胃扩张和妊娠末期等。

2. 循环系统疾病 各种原因所致的心力衰竭、心脏压塞、肺栓塞和原发性肺动脉高压等。

3. 中毒 如尿毒症、糖尿病酮症酸中毒、吗啡及巴比妥类药物中毒、亚硝酸盐中毒、有机磷农药中毒和一氧化碳（CO）中毒等。

4. 血液病 如重度贫血、高铁血红蛋白血症、硫化血红蛋白血症等。

5. 神经精神因素 如脑出血、脑肿瘤、脑外伤、脑炎、脑膜脑炎等致呼吸中枢功能障碍，精神因素所致呼吸困难常见于癔症等。

（二）发病机制

呼吸困难的发病机制见表3-1。

表3-1 呼吸困难的类型与发病机制

类型	发病机制
肺源性	通气、换气功能障碍导致缺氧和/或二氧化碳潴留
心源性	左心衰竭致肺淤血、肺泡弹性减低和肺循环压力增高等
中毒性	血液中代谢产物增多刺激颈动脉窦、主动脉体化学感受器，或直接兴奋呼吸中枢；中枢抑制药和有机磷农药直接抑制呼吸中枢
血源性	红细胞携氧量减少，血氧含量减低
神经精神性	呼吸中枢受颅内压增高和供血减少的刺激；精神性呼吸困难多为过度通气引起的呼吸性碱中毒所致

二、临床表现

（一）肺源性呼吸困难

肺源性呼吸困难主要由呼吸系统疾病引起的肺通气、换气功能障碍，导致缺氧和/或二氧化碳（CO_2）潴留引起。根据临床表现常分为3种类型：

1. 吸气性呼吸困难 特点为吸气显著困难，重者因呼吸肌极度用力，吸气时胸腔负压增加，使胸骨上窝、锁骨上窝、肋间隙明显凹陷，称为三凹征，常伴有频繁干咳及高调的吸气性喉鸣。见于各种原因引起的喉、气管、大支气管狭窄与梗阻。

2. 呼气性呼气困难　特点为呼气显著费力,呼气时间延长而缓慢,常伴有广泛呼气期哮鸣音,主要由于肺组织弹性减弱及小支气管痉挛、狭窄所致。常见于支气管哮喘、喘息型慢性支气管炎、慢性阻塞性肺气肿等。

3. 混合性呼吸困难　特点为吸气与呼气均感费力,呼吸浅而快,常伴有呼吸音减弱或消失,可有病理性呼吸音,主要由于肺部广泛病变,呼吸面积减少导致换气功能障碍所致。常见于重症肺炎、重症肺结核、大面积肺不张、肺梗死、大量胸腔积液和气胸等。

(二)心源性呼吸困难

心源性呼吸困难主要由左心衰竭和/或右心衰竭引起,以左心衰竭引起的呼吸困难更常见且严重。

左心衰竭发生呼吸困难的主要原因是肺淤血和肺泡弹性降低。其机制为:①肺淤血使气体弥散功能降低;②肺泡张力增高,刺激牵张感受器,通过迷走神经反射兴奋呼吸中枢;③肺泡弹性减弱,扩张与收缩能力降低,肺活量减少;④肺循环压力升高对呼吸中枢的反射性刺激。

左心衰竭引起的呼吸困难,主要有 3 种临床表现形式:①劳力性呼吸困难:在体力活动时出现或加重,休息时减轻或缓解;②端坐呼吸:常表现为平卧时加重,端坐位时减轻,故被迫采取端坐位或半卧位以减轻呼吸困难;③夜间阵发性呼吸困难:急性左心衰竭时,夜间入睡后突感胸闷气急而被憋醒,被迫坐起喘气和咳嗽,轻者数十分钟后症状逐渐消失,重者表现为端坐呼吸、面色青紫、大汗、有哮鸣音,咳浆液性粉红色泡沫样痰,两肺底较多湿啰音,心率增快,可出现奔马律,此种呼吸又称为心源性哮喘,需与支气管哮喘相鉴别,见表3-2。

表3-2　心源性哮喘与支气管哮喘的鉴别

	心源性哮喘	支气管哮喘
病史	心脏病史	过敏史
年龄	中老年多见	青少年多见
诱因	劳累、激动、感染等	接触过敏原
症状	夜间突然发作,咳粉红色泡沫样痰,坐起后症状可减轻	反复发作呼气性呼吸困难,春秋季多发
体征	心脏病体征,双肺底湿啰音及两肺哮鸣音,可有奔马律	双肺满布哮鸣音
X线	心脏增大、肺淤血	可有肺气肿征象或肺纹理增多
治疗	强心、利尿、扩血管	糖皮质激素、支气管扩张药

右心衰竭严重时可引起呼吸困难,但程度较轻,主要由于体循环淤血、肝脏肿大及胸腔积液、腹水使呼吸运动受限,右心房与上腔静脉压增高及酸性代谢产物增多,兴奋呼吸中枢所致。

(三)中毒性呼吸困难

根据发病机制和临床表现的不同,可将中毒性呼吸困难大致分为以下几种:

1. 代谢性酸中毒导致血中酸性代谢产物增多,强烈刺激呼吸中枢,增加肺泡通气排出 CO_2,表现为深大而规则的呼吸,可伴有鼾声,称为库斯莫尔(Kussmaul)呼吸,亦称酸中毒大呼吸。

2. 吗啡、巴比妥类、有机磷农药等中毒引起呼吸中枢抑制、呼吸道痉挛及分泌物增加等,致呼吸减慢、变浅,伴呼吸节律异常,如潮式呼吸或间停呼吸。

3. 急性感染引起高热时,由于机体代谢增加、体温升高及毒性代谢产物刺激呼吸中枢,使呼吸加深加快。

4. 其他，如一氧化碳中毒时，CO 与血红蛋白结合成碳氧血红蛋白，亚硝酸盐和苯胺类中毒，使血红蛋白转变为高铁血红蛋白，碳氧血红蛋白和高铁血红蛋白均可使血红蛋白失去携氧能力导致组织缺氧而产生呼吸困难；氰化物（包括含氰化物较多的苦杏仁、木薯）中毒时，氰抑制细胞色素氧化酶的活性，影响细胞的呼吸作用，导致组织缺氧，引起呼吸加快。

（四）血源性呼吸困难

血源性呼吸困难多由红细胞携氧量减少，血氧含量降低所致，表现为呼吸浅快，心率增快。常见于严重贫血、高铁血红蛋白血症、硫化血红蛋白血症。除此以外，大出血和休克时，因缺氧和血压下降，刺激呼吸中枢，也可使呼吸加快。

（五）神经精神性呼吸困难

重症颅脑疾病时，由于呼吸中枢受颅内压增高和供血减少的刺激，呼吸变慢变深，并常伴有呼吸节律异常，如呼吸遏制（吸气突然停止）、双吸气（抽泣样呼吸）等。癔症患者由于精神或心理因素的影响，可有发作性呼吸困难，其特点为呼吸频率快而表浅，伴有叹息样呼吸，可因过度通气导致呼吸性碱中毒，出现口周、肢体麻木和手足搐搦。

呼吸困难患者由于能量消耗增加及缺氧，可出现活动耐力下降，日常生活活动受到不同程度的影响，严重者生活不能自理，甚至无法正常与他人交谈。临床常以完成日常生活活动情况评定呼吸困难的程度。①轻度：可在平地行走，登高及上楼时气促，中度或重度体力活动后出现呼吸困难；②中度：平地慢步行走需中途休息，轻体力活动时出现呼吸困难，完成日常生活活动需他人帮助；③重度：洗脸、穿衣，甚至休息时也感到呼吸困难，日常生活活动完全依赖他人帮助。

三、伴　随　症　状

（一）发热

呼吸困难伴发热见于肺炎、肺结核、肺脓肿、胸膜炎、急性心包炎、败血症等。

（二）一侧胸痛

呼吸困难伴一侧胸痛见于肺炎球菌性肺炎、急性渗出性胸膜炎、肺栓塞、自发性气胸、急性心肌梗死、原发性支气管肺癌等。

（三）昏迷

呼吸困难伴昏迷见于脑出血、脑膜炎、中毒性肺炎、肺性脑病、糖尿病酮症酸中毒、尿毒症、吗啡或巴比妥类药物中毒、有机磷农药中毒、急性一氧化碳中毒等。

（四）咳嗽、咳痰

呼吸困难伴咳嗽、咳痰见于慢性阻塞性肺疾病、肺部感染、支气管扩张、肺脓肿等；伴粉红色泡沫样痰见于急性左心衰竭。

（五）哮鸣音

发作性呼吸困难伴哮鸣音多见于支气管哮喘、心源性哮喘；突发性重度呼吸困难见于急性喉头水肿、气管异物、大面积肺栓塞等。

四、相关护理诊断

1. 低效性呼吸型态　与上呼吸道梗阻有关；与心肺功能不全有关。
2. 活动无耐力　与呼吸困难所致能量消耗增加和缺氧有关。

3. 气体交换受损　与心肺功能不全、肺部感染等引起有效肺组织减少、肺弹性减退有关。

4. 语言沟通障碍　与严重喘息有关；与辅助呼吸有关。

5. 自理能力缺陷　与严重呼吸困难有关。

6. 焦虑　与呼吸困难反复发作有关。

（艾玉姝）

扫一扫，测一测

PPT课件

第四节　咯　　血

知识导览

病案分析

患者，女，56岁。因"反复咳嗽、咳大量脓痰伴咯血1个月，加重2天"入院。患者十余年来反复咳嗽、咳脓痰，多次在当地医院静脉滴注青霉素等治疗，病情可缓解。1个月前因受凉再次出现咳嗽，咳大量黄色脓痰，并出现咯血，呈鲜红色，2天前加重，出血量约200ml。

问题：（1）患者的主要症状是什么？有何特点？

（2）引起患者咯血的主要原因有哪些？

（3）患者的相关护理诊断有哪些？

咯血（hemoptysis）指喉及喉部以下的呼吸道及肺组织出血，经咳嗽由口腔排出。出血量的多少与疾病的严重程度不完全一致。少量咯血可表现为痰中带血，大量咯血时血液从口鼻涌出，若血块阻塞呼吸道引起窒息则立即危及生命。经口腔排出的血液可来自口腔、鼻、咽喉等呼吸道，也可来自上消化道，因此，咯血应与鼻咽部、口腔出血相鉴别，需仔细检查鼻咽部及口腔，观察有无出血灶，还需与呕血进行鉴别，见表3-3。

表3-3　咯血与呕血的鉴别

	咯血	呕血
病因	肺结核、支气管扩张、肺癌、心脏病等	消化性溃疡、肝硬化、急性胃黏膜病变等
出血前症状	喉部痒感、胸闷、咳嗽等	上腹不适、恶心、呕吐等
出血方式	咯出	呕出，可为喷射状
出血颜色	鲜红	棕黑色或暗红色，有时鲜红色
血内混有物	泡沫、痰	食物残渣、胃液
黑便	无（咽下血液时可有）	有，在呕血停止后仍持续数日
酸碱反应	碱性	酸性
出血后痰的性状	常有痰中带血	无痰

一、病因及发病机制

引起咯血的原因很多，但以呼吸系统疾病和循环系统疾病为主。

（一）支气管疾病

引起咯血的常见支气管疾病有支气管扩张、支气管肺癌、支气管内膜结核和慢性支气管炎等。出血机制主要是炎症或肿瘤损伤支气管黏膜,使毛细血管通透性增高或黏膜下血管破裂所致。

（二）肺部疾病

引起咯血的常见肺部疾病有肺结核、肺炎链球菌肺炎、肺脓肿等;较少见的病因有肺梗死、恶性肿瘤转移、肺吸虫病等。肺结核为常见的咯血原因,多见于浸润型肺结核、空洞性肺结核和干酪样肺炎,出血机制为结核病变使毛细血管通透性增高,血液渗出,表现为痰中带血丝或小血块。如病变侵蚀小血管,使其破溃,则引起中等量咯血;如空洞壁肺动脉分支形成的小动脉瘤破裂或继发结核性支气管扩张形成的小动静脉瘘破裂,则引起大量咯血,可危及生命。

（三）心血管疾病

引起咯血的较常见心血管疾病是风湿性心脏病二尖瓣狭窄。某些先天性心脏病（如房间隔缺损、动脉导管未闭）引起肺动脉高压时,也可发生咯血。多因肺淤血导致肺泡壁或支气管内膜毛细血管破裂和支气管黏膜下层支气管静脉曲张破裂所致。

（四）其他

1.血液系统疾病　如血小板减少性紫癜、白血病、血友病等。

2.某些急性传染病　如肺出血型钩端螺旋体病、流行性出血热等。

3.风湿病　如结节性多动脉炎,气管、支气管子宫内膜异位症等。

二、临 床 表 现

（一）年龄

青壮年咯血常见于肺结核、支气管扩张症、二尖瓣狭窄等。40岁以上有长期吸烟史者应高度注意支气管肺癌的可能。儿童慢性咳嗽伴少量咯血和低色素性贫血,需注意特发性肺含铁血黄素沉着症的可能。

（二）咯血量

一般认为每日咯血量在100ml内属小量咯血;每日咯血量在100～500ml属中等量咯血;每日咯血量超过500ml或一次咯血量在100～500ml属大量咯血。大量咯血常见于空洞性肺结核、支气管扩张和肺脓肿;中等量及以上咯血可见于二尖瓣狭窄;其他原因所致的咯血量较少,或仅为痰中带血。大量咯血时血块可堵塞气道引起窒息,表现为烦躁、神色紧张、挣扎坐起、胸闷气急、发绀,应立即抢救,解除呼吸道阻塞。

（三）咯血的颜色与性状

咯血色鲜红者多因肺结核、支气管扩张症、肺脓肿等所致,二尖瓣狭窄咯血多为暗红色;铁锈色血痰多为典型肺炎球菌性肺炎,砖红色胶冻样痰见于肺炎克雷伯菌肺炎;粉红色泡沫样痰为急性左心衰竭所致肺水肿的表现;肺梗死引起咯血为黏稠暗红色血痰。

三、伴 随 症 状

（一）发热

咯血伴发热多见于肺结核、肺炎、肺脓肿、流行性出血热、肺出血型钩端螺旋体病、支气管肺癌等。

（二）胸痛

咯血伴胸痛多见于肺炎球菌性肺炎、肺结核、肺栓塞（梗死）、支气管肺癌等。

（三）脓痰

咯血伴脓痰多见于支气管扩张、肺脓肿、空洞性肺结核继发细菌感染等。其中干性支气管扩张仅表现为反复咯血而无脓痰。

（四）呛咳

咯血伴呛咳多见于支气管肺癌、支原体肺炎等。

（五）进行性消瘦

咯血伴进行性消瘦多见于活动性肺结核与支气管肺癌。

四、相关护理诊断

1. 有窒息的危险　与大量咯血所致呼吸道血液潴留有关。
2. 体液不足　与大量咯血所致循环血量不足有关。
3. 有感染的危险　与支气管内血液潴留有关。
4. 焦虑　与咯血不止或对检查结果感到不安有关。
5. 恐惧　与大量咯血有关。
6. 潜在并发症：休克。

（艾玉姝）

扫一扫，测一测

第五节　水　　肿

PPT课件

知识导览

> **病案分析**
>
> 　　患者，男，45岁。半年前不明原因晨起时出现眼睑与颜面水肿，近日水肿发展至全身，皮肤紧绷发亮，出现水疱，尿量减少，300～500ml/d，入睡困难。
> 　　问题：（1）什么是水肿？引起该患者水肿的可能病因是什么？
> 　　（2）该患者水肿的特点是什么？
> 　　（3）患者的相关护理诊断有哪些？

　　水肿（edema）指过多的液体在组织间隙积聚使组织肿胀，可分为全身性水肿和局限性水肿两大类。当液体在组织间隙呈弥漫性分布时为全身性水肿；当液体积聚在局部组织间隙时为局限性水肿。液体积聚在体腔内时称为积液，如胸腔积液、心包积液等。组织间隙液体积聚较少时，体重增加在 10% 以下，指压凹陷不明显者，称为隐性水肿；体重增加在 10% 以上，指压有明显凹陷者，称为显性水肿。一般情况下，水肿不包括脑水肿、肺水肿等内脏器官的局部水肿。

一、病因及发病机制

　　正常人体体液容量和组织液容量是相对稳定的。血管内的液体不断地从毛细血管滤出至组织间隙成为组织液，组织液又不断地从毛细血管被重吸收入血管中，因此组织间隙无过多液体积聚。当机体内外液体交换平衡失调和／或血管内外液体交换平衡失调，导致过多的液体在组织间隙或体腔内积聚，则产生水肿。产生水肿的主要因素为：①钠、水潴留，如继发性醛固酮增多症等；②毛细血管静水压升高，如右心衰竭等；③毛细血管通透性增加，如各种炎症；④血浆胶体渗透压降低,如低蛋白血症;⑤淋巴回流受阻,如丝虫病等。

(一)全身性水肿

1. 心源性水肿(cardiac edema) 常见于右心衰竭、缩窄性心包炎。水肿与下列因素有关:①有效循环血量减少,继发性醛固酮增多引起钠、水潴留;②静脉淤血,毛细血管静水压增高,引起组织液形成增多,出现水肿。

2. 肾性水肿(renal edema) 常见于各种肾炎和肾病。主要由于钠、水潴留,血容量增加,毛细血管静水压增高所致。引起钠、水潴留的原因有:①肾小球滤过率下降,而肾小管重吸收钠增加(球管失衡);②大量蛋白尿引起低蛋白血症,致血浆胶体渗透压降低,使水分外渗;③肾血流量减少,肾素-血管紧张素-醛固酮系统活性增加,继发性醛固酮增多引起钠、水潴留等。

3. 肝源性水肿(hepatic edema) 常见于失代偿性肝硬化。因肝功能减退和门静脉高压而导致水肿和腹水。腹水的产生与门静脉高压、低蛋白血症、肝淋巴液回流障碍、继发性醛固酮增多等因素有关。

4. 营养不良性水肿(nutritional edema) 常见于营养物质缺乏或慢性消耗性疾病引起的低蛋白血症或维生素 B_1 缺乏。

5. 其他

(1)黏液性水肿(myxedema):常见于甲状腺功能减退症等疾病。由于组织液中黏蛋白较高而产生的非凹陷性水肿。

(2)经前期综合征:水肿与雌激素增多所致的钠、水潴留有关。

(3)特发性水肿:多见于妇女。原因未明,可能与内分泌失调及直立体位的反应异常有关。

(4)药物性水肿:常见于糖皮质激素、雄激素、雌激素、胰岛素等使用过程中,一般认为与钠、水潴留有关。

(二)局限性水肿

局限性水肿常见于血栓性静脉炎、局部炎症、丝虫病、过敏等。水肿的发生与局部静脉或淋巴回流受阻、毛细血管通透性增加有关。

二、临床表现

(一)全身性水肿

1. 心源性水肿 是右心衰竭常见的症状或体征之一。其特点是水肿首先出现于身体的下垂部位,能起床活动者,水肿最早出现于踝内侧,经常卧床者,水肿最早出现于腰骶部,活动后明显,休息后减轻或消失。常伴有右心衰竭的临床表现,如颈静脉怒张、肝肿大、肝颈静脉回流征阳性,严重者可出现胸腔积液、腹水、心包积液等。

2. 肾性水肿 是肾小球肾炎和肾病综合征的主要症状之一。其特点是疾病早期表现为晨起眼睑与颜面水肿,以后发展为全身水肿。常伴高血压、尿常规异常、肾功能损害等表现。临床上心源性水肿与肾性水肿常需鉴别,鉴别要点见表3-4。

表3-4 心源性水肿与肾性水肿的鉴别

	肾性水肿	心源性水肿
水肿部位	眼睑、颜面开始,蔓延及全身	低垂部位开始,向上延及全身
发展速度	发展迅速	发展较缓慢

续表

	肾性水肿	心源性水肿
水肿性质	质软而移动性大	较坚实、移动性小
伴随症状	伴其他肾脏疾病表现,如高血压、蛋白尿、血尿、管型尿等	伴心功能不全表现,如心脏增大、颈静脉怒张、肝肿大等

3. 肝源性水肿　其特点是以腹水为主要表现,也可首先出现踝部水肿,逐渐向上蔓延,但头面部及上肢多无水肿,严重低蛋白血症时可致全身水肿。常有肝功能减退及门静脉高压两方面的表现。

4. 营养不良性水肿　其特点是水肿出现前常有消瘦、体重减轻等表现,水肿常从足部开始,逐渐蔓延至全身。

5. 其他

(1) 黏液性水肿:特点为非凹陷性水肿,水肿不受体位影响,水肿部位皮肤增厚、粗糙、苍白、温度降低。

(2) 经前期综合征:特点为月经前7～14天出现眼睑、踝部及手部轻度水肿,可伴乳房胀痛及盆腔沉重感,行经后水肿逐渐消退。

(3) 特发性水肿:水肿常发生于身体的下垂部位,于直立或劳累后出现,休息后减轻或消失。

(4) 药物性水肿:主要表现为肢体或颜面部肿胀,严重者会出现全身性水肿。其特点为用药后产生,停药后逐渐消退。

全身性水肿均可出现体重增加、尿量减少;重者或伴心脏基础疾病者,因心脏前负荷增加,出现脉搏增快、血压升高,甚至引发急性肺水肿。有明显胸腔积液或腹水者,可因呼吸困难出现活动与运动能力下降。长期水肿者,可因水肿部位组织、细胞营养不良出现抗感染能力下降,易发生皮肤溃疡和继发感染。

(二) 局限性水肿

1. 炎性水肿　如疖、痈、蜂窝织炎等,患处常伴有红、肿、热、痛、功能障碍等表现。

2. 淋巴性水肿　如丝虫病,可表现为象皮肿、皮肤粗糙与增厚、皮下组织增厚等。

3. 静脉阻塞性水肿　如上腔静脉受阻时,水肿出现于头颈部、双上肢及上胸部,常伴有颈静脉怒张、胸壁浅静脉曲张及纵隔刺激症状,称上腔静脉阻塞综合征。如下腔静脉受阻时,则以下肢、会阴部水肿明显,常伴有腹壁及下肢静脉曲张或腹水,称下腔静脉阻塞综合征。

4. 血管神经性水肿　多见于面部、唇部,声门水肿可危及生命。其特点是突然发生、无痛、硬而有弹性。

三、伴随症状

(一) 呼吸困难、发绀、肝大、颈静脉怒张

水肿伴呼吸困难、发绀、肝大、颈静脉怒张见于心源性水肿。

(二) 高血压、蛋白尿、血尿、管型尿

水肿伴高血压、蛋白尿、血尿、管型尿见于肾性水肿。

(三) 黄疸、肝掌、蜘蛛痣、脾肿大

水肿伴黄疸、肝掌、蜘蛛痣、脾肿大见于肝源性水肿。

（四）消瘦及其他营养不良表现

水肿伴消瘦及其他营养不良表现见于营养不良性水肿。

四、相关护理诊断

1. **体液过多**　与右心功能不全有关；与肾脏疾病所致钠、水潴留有关。
2. **有皮肤完整性受损的危险**　与水肿所致组织、细胞营养不良有关。
3. **活动无耐力**　与胸腔积液、腹水所致呼吸困难有关。
4. **潜在并发症：急性肺水肿。**

（艾玉姝）

扫一扫,测一测

PPT 课件

第六节　脱　　水

 病案分析

　　患者,男,21 岁。因"进食不洁食物后出现频繁呕吐、腹泻伴发热 3 天,明显口渴、烦躁不安、皮肤弹性差、24 小时尿量约 300ml"入院。体格检查:体温 38.8℃,呼吸 30 次/min,脉搏 112 次/min,血压 110/80mmHg,精神萎靡,意识清楚,皮肤黏膜干燥、无汗。
　　问题:(1)该患者脱水的类型及程度如何?
　　(2)患者可能的护理诊断有哪些?

知识导览

　　成人体重的 60% 是体液成分,由水、电解质、有机化合物及蛋白质等组成。人体体液的主要成分是水,其来源包括摄入水(食物水、饮入水)和内生水(物质代谢和能量代谢过程中产生)。正常情况下,水的摄入与排出保持动态平衡。

　　脱水(dehydration)指体液丢失致体液容量不足,从而引起细胞外液明显减少的现象。临床上,按血清钠浓度和血浆渗透压将脱水分为低渗性脱水、等渗性脱水和高渗性脱水。

一、病因及发病机制

（一）病因

　　任何原因造成机体摄入水量不足、水排出过多超过机体调节能力或水钠调节机制失调,都可导致体液容量不足,而出现脱水表现。

　　1. 低渗性脱水　常因机体丢失大量液体后处理措施不当所致,如只补充水分或补水过多,而电解质补充不足。常见原因有:①长期使用排钠利尿剂或急性肾功能不全多尿期;②反复呕吐、腹泻、肠瘘、胃肠减压等丢失大量含钠消化液,或大面积烧伤等的治疗过程中。

　　2. 等渗性脱水　常见的原因有:①胃肠道失水过多:如急性腹泻、剧烈呕吐、胃肠引流术和肠瘘等;②大面积烧伤;③反复大量放胸腔积液或腹水。

　　3. 高渗性脱水

　　(1) 水摄入不足:如昏迷等危重患者补液不足、各种消化道疾病致咽水困难或脑部病变损伤饮水中枢致渴觉障碍等。

　　(2) 水丢失过多:常见原因有:①经胃肠道失水过多:严重呕吐或腹泻时,虽然丢失的是等渗液，但若不予任何处理，也可导致失水多于失钠；②经呼吸道和皮肤失水过多：高温环境、高热、甲状腺功能亢进等致大量出汗，喘息状态、气管切开等致过度通气等；③经肾失水过多：尿崩症、糖尿病酮症酸中毒、大量渗透性利尿等。

（二）发病机制

1. 低渗性脱水 失钠多于失水，血清钠浓度<130mmol/L，血浆渗透压<280mOsm/L。因失钠多于失水，细胞外液渗透压降低，抗利尿激素分泌减少，肾小管对水的重吸收减少致尿量增加，尿比重下降。同时，细胞外液向细胞内转移，致细胞外液明显减少，易发生周围循环衰竭。重者细胞外水分向细胞内转移，可致脑细胞水肿。

2. 等渗性脱水 水与钠成比例丧失，细胞外液呈等渗状态，血清钠浓度保持在130～150mmol/L，血浆渗透压保持在280～310mOsm/L。因丢失的主要是细胞外液，组织液与血浆均减少，细胞内外渗透压相当，不出现水的细胞内外转移，细胞内液变化不大，以细胞外液减少为主，出现血液浓缩。此时抗利尿激素和醛固酮分泌增加，肾脏对水、钠的重吸收增强，使细胞外液容量得到部分补充。等渗性脱水若治疗不及时或处理不当，可转化为高渗性脱水或低渗性脱水。

3. 高渗性脱水 失水多于失钠，血清钠浓度>150mmol/L，血浆渗透压>310mOsm/L。渗透压升高，促使抗利尿激素分泌增多，肾远曲小管和集合管对水的重吸收增强，引起少尿和尿比重增高（除尿崩症外），并刺激下丘脑饮水中枢引起口渴感。若循环血量明显减少，可使醛固酮分泌增多，导致钠潴留，血浆渗透压进一步升高。当细胞外液渗透压显著增高时，细胞内液转移到细胞外，造成细胞内脱水。

二、临 床 表 现

（一）低渗性脱水

低渗性脱水主要为低钠血症及血容量不足的表现。

1. 低钠血症 早期即有手足麻木、肌肉痉挛、恶心、呕吐等低钠血症表现，口渴感不明显，尿比重下降；重度低钠血症可致脑细胞水肿而出现意识障碍。

2. 血容量不足 出现早而明显，皮肤弹性明显下降、黏膜干燥、眼窝凹陷、婴幼儿囟门凹陷等脱水貌较明显。

（二）等渗性脱水

轻症或早期患者无明显口渴感，但血容量不足的临床表现出现较早。具体表现为：

1. 轻度脱水 患者不口渴，有尿少、厌食、恶心、乏力、舌干燥、眼球下陷、皮肤干燥松弛等表现。

2. 中度脱水 体液丢失量达体重的5%以上时，患者出现脉搏细速、肢端湿冷、血压不稳定或下降等血容量不足的表现。

3. 重度脱水 体液继续丢失达体重的6%～7%时，可有严重休克表现，常伴有代谢性酸中毒；若丢失的体液主要为胃液，则可伴有代谢性碱中毒。

（三）高渗性脱水

口渴明显，少尿、尿比重升高，血容量下降较轻，较少发生休克，重度脱水时可出现脱水热、嗜睡、抽搐和昏迷。按体重下降的程度，将高渗性脱水分为：

1. 轻度脱水 脱水量为体重的2%～4%，除口渴外，多无其他症状。

2. 中度脱水 脱水量为体重的4%～6%，唇干舌燥，极度口渴，伴乏力、尿少、尿比重高、皮肤弹性减退、眼球下陷、烦躁等症状。

3. 重度脱水 脱水量为体重的 6% 以上，可出现躁狂、幻觉、谵妄甚至昏迷等脑功能障碍症状。

三、伴 随 症 状

（一）高热
脱水伴高热见于严重感染、中暑。

（二）腹痛
脱水伴腹痛见于肠梗阻、急性腹膜炎、腹腔内或腹膜后感染等。

（三）腹泻
脱水伴腹泻见于急性肠炎。

（四）多尿
脱水伴多尿见于尿崩症、急性肾功能不全多尿期、糖尿病等。

（五）剧烈呕吐
脱水伴剧烈呕吐见于幽门梗阻、急性胃肠炎、高颅压等。

（六）意识障碍
脱水伴意识障碍见于糖尿病高渗性昏迷及其他昏迷患者。

四、相关护理诊断

1. 体液不足　与液体摄入不足或体液丢失过多有关。
2. 有受伤的危险　与意识障碍、低血压有关。
3. 组织完整性受损的危险　与脱水致口唇干裂有关。
4. 意识障碍　与脑细胞脱水或水肿有关。

（艾玉姝）

ER-3-6-3

扫一扫，测一测

第七节 疼　痛

ER-3-7-1

PPT 课件

📋 **病案分析**

　　患者，男，24 岁。突发剧烈头痛，伴频繁呕吐，继而意识不清。体格检查：体温 36.8℃，颈项强直，心肺无异常，肢体无偏瘫。

　　问题：（1）患者可能的病因是什么？

　　（2）患者目前存在的护理问题有哪些？

ER-3-7-2

知识导览

　　疼痛（pain）是一种与组织损伤或潜在损伤相关的不愉快的主观感觉和情感体验。痛觉是个人的主观知觉体验，受性格、情绪、经验及文化背景等因素的影响；痛反应是机体对疼痛刺激所产生的生理及心理变化，如呼吸急促、血压升高和不愉快的情绪等。疼痛的类型较多，常用分类如下：

　　1. 按疼痛病程分类 分为急性疼痛和慢性疼痛。急性疼痛起止时间明确，持续时间短，多为数分钟、数小时或数天，常规镇痛方法可以控制；慢性疼痛持续 3 个月以上。持续 2 年以上的疼痛一般认为属于永久性疼痛。

2. 按疼痛性质分类　分为闷痛、钝痛、刺痛、刀割样痛、压榨样痛、绞痛等。

3. 按疼痛程度分类　分为：①微痛：疼痛非常轻微，常与其他感觉复合出现；②轻度疼痛：疼痛范围局限，程度轻微；③中度疼痛：疼痛较重，可伴有血压升高、心率增快等反应；④剧烈疼痛：疼痛程度剧烈，难以忍受，常伴有多种躯体反应。

4. 按受累部位分类　分为：①头痛：发生于头部的疼痛；②胸痛：发生于胸廓与胸腔部位的疼痛，包括源于胸壁表层皮肤或骨骼肌肉病变引起的疼痛，以及源于胸部器官病变引起的疼痛；③腹痛：由于腹部器官病变或腹腔外疾病及全身性疾病引起的发生于腹部的疼痛；④其他：如腰背痛、关节肌肉疼痛等。本节主要论述头痛、胸痛和腹痛。

一、病因及发病机制

（一）病因

1. 头痛　指额、顶、颞及枕部的疼痛。常见病因如下：

（1）颅脑病变：①感染：脑膜炎、脑膜脑炎、脑炎、脑脓肿等；②血管病变：蛛网膜下腔出血、脑出血、脑血栓形成、脑栓塞、高血压脑病、脑血管畸形等；③占位性病变：脑肿瘤、颅内转移瘤、颅内囊虫病等；④颅脑外伤：脑震荡、脑挫伤、颅内血肿、硬膜下血肿、脑外伤后遗症等；⑤其他：偏头痛、丛集性头痛、腰椎穿刺后及脊椎麻醉后头痛等。

（2）颅外病变：①颅骨疾病：颅底凹入症、颅骨肿瘤等；②颈部疾病：颈椎病及其他颈部疾病；③神经痛：三叉神经痛、舌咽神经痛及枕神经痛等；④其他：眼、耳、鼻和齿疾病所致的头痛。

（3）全身性疾病：①急性感染：流行性感冒、伤寒、肺炎等发热性疾病；②心血管疾病：高血压、心力衰竭等；③中毒：铅、酒精、一氧化碳、有机磷农药、药物（如颠茄、水杨酸类）等中毒；④其他：尿毒症、低血糖、贫血、肺性脑病、系统性红斑狼疮、月经及绝经期头痛、中暑等。

（4）神经症：神经衰弱及癔症性头痛。

2. 胸痛　引起胸痛的原因主要为胸部疾病。常见病因如下：

（1）胸壁疾病：急性皮炎、皮下蜂窝织炎、带状疱疹、肋间神经炎、肋软骨炎、流行性肌炎、肋骨骨折等。

（2）心血管疾病：心绞痛、心肌梗死、心肌病、二尖瓣或主动脉瓣病变、急性心包炎、胸主动脉夹层、肺栓塞、肺动脉高压等。

（3）呼吸系统疾病：胸膜炎、胸膜肿瘤、气胸、血胸、支气管肺癌等。

（4）纵隔疾病：纵隔炎、纵隔气肿、纵隔肿瘤等。

（5）其他：食管炎、食管癌、食管裂孔疝、膈下脓肿、肝脓肿、脾梗死、脾破裂、痛风、通气过度综合征等。

3. 腹痛　腹痛是临床常见症状，多由腹部器官的器质性病变或功能性失常引起，也可由腹腔外疾病及全身性疾病所致。按病程可分为急性腹痛与慢性腹痛。常见病因如下：

（1）急性腹痛

1）腹壁疾病：如腹壁挫伤、脓肿及腹壁皮肤带状疱疹等。

2）腹膜炎：如消化道穿孔。

3）腹腔器官的急性炎症：如急性胃炎、急性肠炎、急性胆囊炎等。

4）空腔器官梗阻或扩张：如肠梗阻、胆管结石、尿路结石等。

5）器官扭转或破裂：如肠扭转、卵巢肿瘤蒂扭转、肝破裂等。

6）腹内血管阻塞：如缺血性肠炎、夹层腹主动脉瘤等。

7）胸腔疾病所致的腹部牵涉痛。

8）全身性疾病所致的腹痛：如尿毒症、腹型过敏性紫癜、糖尿病酮症酸中毒、铅中毒等。

（2）慢性腹痛

1）腹腔器官慢性炎症：如慢性胃炎、慢性胆囊炎、慢性肠炎等。

2）消化性溃疡：如胃溃疡、十二指肠溃疡等。

3）腹腔器官扭转或梗阻：如慢性胃扭转、肠扭转、十二指肠淤滞症、慢性肠梗阻。

4）器官包膜牵拉：如各种原因导致的肝肿大。

5）腹腔内肿瘤压迫及浸润等。

6）中毒与代谢障碍：如铅中毒、尿毒症等。

7）消化道运动障碍：如功能性消化不良、肠易激综合征及胆道运动障碍等。

（二）发病机制

痛觉感受器位于皮肤和其他组织内的游离神经末梢。各种物理、化学刺激作用于机体达到一定程度时，受损部位的组织释放出多种致痛物质，如 P 物质、乙酰胆碱、5- 羟色胺、组胺、缓激肽、钾离子、氢离子及酸性代谢产物等，痛觉感受器受到致痛物质的刺激后发生冲动，冲动经脊髓后根沿脊髓丘脑侧束进入内囊，上传至大脑皮质痛觉感觉区，产生痛觉。

1. 头痛　①各种原因引起的颅内外血管收缩、扩张及血管受牵拉；②脑膜受刺激或牵拉；③具有痛觉的脑神经（Ⅴ、Ⅸ、Ⅹ）和颈神经被刺激、挤压或牵拉；④头部、颈部肌肉收缩；⑤神经功能紊乱。

2. 胸痛　各种化学、物理因素及刺激因子均可刺激胸部的感觉神经纤维产生痛觉冲动，并传至大脑的痛觉中枢引起胸痛。胸部的感觉神经纤维有：①肋间神经感觉纤维；②支配主动脉的交感神经纤维；③支配气管与支气管的迷走神经纤维；④膈神经的感觉纤维。另外，除患病器官的局部疼痛外，还可出现远离该器官的体表某处或深部组织疼痛，称放射痛或牵涉痛。其原因是内脏病变与相应区域体表的传入神经进入脊髓同一节段并在后角发生联系，故来自内脏的感觉冲动可直接激发脊髓体表感觉神经元，引起相应体表区域的痛感。如心绞痛时除出现心前区、胸骨后疼痛外，也可放射至左肩、左臂内侧或左颈、左侧面颊部。

3. 腹痛　主要分 3 种，即内脏性腹痛、躯体性腹痛及牵涉痛。

（1）内脏性腹痛：是腹内某器官的痛觉信号由交感神经传入脊髓引起。特点为：①部位不确定，接近腹中线；②痛觉模糊，多为痉挛、不适、钝痛；③常伴恶心、呕吐、出汗等自主神经兴奋症状。

（2）躯体性腹痛：是由来自腹膜壁层及腹壁的痛觉信号，经体神经传至脊髓神经根，反映到相应脊髓节段所支配的皮肤所引起。特点为：①定位准确；②程度剧烈而持续；③可有腹肌强直；④腹痛可因咳嗽、体位变化而加重。

（3）牵涉痛：指内脏性疼痛牵涉到身体体表部位，即内脏痛觉信号传至相应脊髓节段，引起该节段支配的体表部位疼痛。特点为：①定位明确；②疼痛剧烈；③有压痛、肌紧张及感觉过敏等。

不少疾病的腹痛症状涉及多种发病机制。如阑尾炎，早期疼痛位于脐周或上腹，为内脏性疼痛，常有恶心呕吐，随着疾病发展，持续而强烈的炎症刺激影响相应脊髓节段的躯体传入纤维，出现牵涉痛，转移至右下腹麦氏点（McBurney point），进一步发展可波及腹膜壁层，则出现躯体性疼痛，程度剧烈，伴压痛、肌紧张及反跳痛。

二、临 床 表 现

不同病因所致的疼痛，其起病缓急、部位、性质、程度、持续时间等亦不相同。

（一）头痛

不同病因所致头痛的临床特点如下：

1. 发病情况 急性起病并有发热者，常为感染性疾病所致。急剧的头痛，持续不减，并有不同程度的意识障碍而无发热者，提示颅内血管性疾病（如蛛网膜下腔出血）。长期反复发作的头痛或搏动性头痛，多为血管性头痛（如偏头痛）或神经症。慢性进行性头痛并有颅内压增高的症状（如呕吐、视神经乳头水肿）应注意颅内占位性病变。青壮年慢性头痛，但无颅内压增高表现，常因焦急、情绪紧张而发生，多为紧张性头痛。

2. 头痛部位 偏头痛及丛集性头痛多在一侧。颅内病变的头痛常为深在性且较弥散，颅内深部病变的位置不一定与头痛部位一致，但疼痛多向患侧放射。高血压引起的头痛多在额部或整个头部。全身性疾病或颅内感染性疾病所致头痛多为全头痛。蛛网膜下腔出血或脑脊髓膜炎除头痛外还有颈痛。眼源性头痛为浅在性且局限于眼眶、前额或颞部；鼻源性头痛或牙源性头痛也多为浅表性疼痛。

3. 头痛的程度与性质 头痛的程度一般分为轻、中、重3种，但与病情的轻重无平行关系。三叉神经痛、偏头痛及脑膜刺激所致的头痛最为剧烈。脑肿瘤头痛多为轻度或中度。高血压、脑血管病变及发热性疾病所致的头痛，多为搏动性痛。神经痛多呈电击样痛或刺痛。紧张性头痛多为重压感、紧箍感或钳夹样痛。神经症性头痛性质多不固定。

4. 头痛出现的时间与持续的时间 某些头痛可发生在特定时间，如颅内占位性病变引起的头痛往往清晨加剧；鼻窦炎性头痛常发生在清晨或上午；丛集性头痛常在夜间发生；眼源性头痛常发生在阅读后；女性偏头痛常与月经周期有关。剧烈的三叉神经痛持续时间较短，仅数十秒；脑肿瘤引起的头痛多为持续性，可有长短不等的缓解期。

5. 影响因素 咳嗽、打喷嚏、摇头、俯身可加剧高颅压性头痛、血管性头痛、颅内感染性头痛及脑肿瘤性头痛。颈肌急性炎症引起的头痛可因颈部运动而加剧。慢性或职业性颈肌痉挛引起的头痛，可因活动按摩颈肌而逐渐缓解。丛集性头痛在直立时可减轻。偏头痛在应用麦角胺后可缓解。

（二）胸痛

不同病因所致胸痛的临床特点如下：

1. 发病年龄 青壮年胸痛多考虑结核性胸膜炎、自发性气胸、心肌炎、心肌病、风湿性心脏病；40岁以上的胸痛患者需注意心绞痛、心肌梗死和支气管肺癌。

2. 胸痛部位 胸壁疾病所致的胸痛常局限于病变部位，且有压痛。若为胸部皮肤的炎性病变，局部可有红、肿、热、痛表现。带状疱疹所致的胸痛，表现为成簇的疱疹沿一侧肋间神经分布伴剧痛，且疱疹不超过体表中线。肋骨骨折部位有明显的挤压痛。肋软骨炎常在第一、二肋软骨处见单个或多个隆起，局部有压痛，但无红肿表现。心绞痛及急性心肌梗死的疼痛多在胸骨后和心前区或剑突下，可向左肩及左臂内侧放射，甚至达环指与小指，也可放射至左颈与面颊部。夹层动脉瘤引起的疼痛多位于胸背部，可向下放射至下腹、腰部与两侧腹股沟和下肢。胸膜炎引起的疼痛多在患侧腋下。食管及纵隔病变引起的胸痛多在胸骨后。肝胆疾病及膈下脓肿引起的胸痛多在右下胸，侵犯膈肌中心部时疼痛放射至右肩部。

3. 胸痛的性质 带状疱疹呈刀割样或灼热样剧痛。食管炎多呈烧灼痛。肋间神经痛为阵发性灼痛或刺痛。支气管肺癌、纵隔肿瘤表现为闷痛。心绞痛呈绞榨样痛并有重压窒息感，心肌梗死则疼痛更为剧烈并有恐惧、濒死感。胸膜炎常呈隐痛、钝痛和刺痛。突然发生的撕裂样剧痛可见于气胸、夹层动脉瘤。肺梗死可突然发生胸部剧痛或绞痛，常伴呼吸困难与发绀。

4. 胸痛持续时间 平滑肌痉挛或血管狭窄缺血所致的疼痛多为阵发性，炎症、肿瘤、栓塞或梗死所致的疼痛呈持续性。如心绞痛发作时间短暂(持续 1～5 分钟),而心肌梗死疼痛持续时很长(数小时或更长)且不易缓解。

5. 影响因素 心绞痛可因劳累或精神紧张诱发,休息或含服硝酸甘油后缓解,但心肌梗死引起的胸痛上述措施无效。食管疾病多在进食时出现胸痛或胸痛加剧,服用抗酸药和胃肠促动药可减轻或消失。胸膜炎及心包炎的胸痛可因咳嗽或深呼吸而加剧。

不同疾病所致胸痛的特点见表 3-5。

表 3-5 不同疾病的胸痛特点

	年龄	疼痛部位	疼痛性质	影响因素
自发性气胸	青壮年	患侧胸部	撕裂样疼痛	因咳嗽或呼吸而加剧
结核性胸膜炎、心包炎	青壮年	患侧胸部、腋下	隐痛、钝痛、刺痛	因咳嗽或呼吸而加剧
心绞痛	40 岁以上	胸骨后或心前区	绞榨样痛、窒息感	时间短暂,休息或含服硝酸酯类药物可缓解
心肌梗死	40 岁以上	胸骨后或心前区	绞榨样痛、濒死感	持续时间长,休息或含服硝酸酯类药物不易缓解
肋间神经痛	不定	沿肋间神经呈带状分布	刀割样、触电样灼痛	服用止痛药可短暂缓解
食管疾病	不定	食管或胸骨后	隐痛	进食时发作或加剧,服用抗酸药和胃肠促动药可减轻或消失
支气管肺癌	40 岁以上	胸膜或胸壁	持续、固定、剧烈	因咳嗽或呼吸而加剧

(三)腹痛

不同病因所致腹痛的临床特点如下:

1. 腹痛部位 腹痛的部位多为病变所在部位。胃、十二指肠疾病,疼痛多在中上腹。肝、胆疾病,疼痛多在右上腹。小肠疾病,疼痛多在脐部或脐周。结肠及盆腔疾病,疼痛多在下腹。弥漫性或部位不定的疼痛见于急性弥漫性腹膜炎、机械性肠梗阻、急性出血性坏死性肠炎、铅中毒、腹型过敏性紫癜等。阑尾炎早期主要表现为剑突下、脐周疼痛不适,随着阑尾炎症进行性加重,在发病 6～8 小时后,疼痛可由上腹、脐周逐渐转移至右下腹的阑尾体表投影处,转移性右下腹疼痛是阑尾炎的典型症状之一。胆道、胰腺等疾病常伴有放射痛,如急性胆囊炎可放射至右肩胛部和背部;胰腺炎或十二指肠后壁溃疡穿孔,常向上腹部及腰部放射;消化性溃疡慢性穿孔常有背部放射痛;肾绞痛常放射到会阴部、大腿内侧。

2. 腹痛的程度与性质 胃、十二指肠溃疡常呈慢性、周期性、节律性中上腹痛;溃疡穿孔引起急性弥漫性腹膜炎时,疼痛突然加剧,呈剧烈刀割样痛、烧灼样痛。急性胰腺炎多为上腹部持续性钝痛或刀割样疼痛,呈阵发性加剧。胆石症或尿路结石常为阵发性绞痛。阵发性剑突下钻顶样疼痛是胆道蛔虫病的典型表现。小肠和结肠病变的疼痛多为间歇性、痉挛性绞痛。隐痛或钝痛多为内脏性疼痛,多由胃肠张力变化或轻度炎症引起;胀痛可能为实质器官包膜受牵拉所致。

3. 腹痛发作的时间 餐后痛可能由于胃部肿瘤、胆胰疾病或消化不良所致。进食后或饥饿痛且呈周期性、节律性发作见于胃窦或十二指肠溃疡。子宫内膜异位症腹痛常与月经来潮相关。卵泡破裂疼痛多出现在月经间期。

4. 诱因与缓解因素

(1)饮食:胆囊炎或胆石症腹痛常因进食油腻食物诱发。急性胰腺炎腹痛发作前常有酗酒、暴饮暴食史。进食可诱发或加重胃溃疡的疼痛;十二指肠溃疡的疼痛则在饥饿时发生。

（2）体位:某些体位可使腹痛加剧或减轻。如反流性食管炎患者在躯体前屈时疼痛明显,直立位时疼痛减轻;左侧卧位可使胃黏膜脱垂患者疼痛减轻;胰体癌患者仰卧位时疼痛明显,前倾位或俯卧位时疼痛减轻。

（3）其他:结肠病变的疼痛常在排便后减轻。部分机械性肠梗阻患者的腹痛与腹部手术有关。腹部受暴力作用引起剧痛并有休克者,可能是肝、脾破裂所致。

知识链接

疼痛测评工具

常用的疼痛测评工具有:①视觉模拟评分法（VAS）,国内一般采用由中华医学会疼痛学分会监制的 VAS 卡;②口述描绘评分法（VRS）,用于评定疼痛程度和变化;③数字分级评分法（NRS）,是一种等距量表法;④疼痛问卷,可以全面、准确地评价疼痛的多个维度;⑤疼痛的行为评估法,用于评估与疼痛过程相伴随的客观行为,主要适用于缺乏语言表达能力的婴幼儿、语言表达能力差的成年人,以及意识不清且不能进行有目的的交流者。

三、伴随症状

（一）头痛

1. 剧烈呕吐 头痛伴剧烈呕吐提示颅内压增高,见于脑血管意外、颅内占位性病变等。头痛在呕吐后减轻者见于偏头痛。

2. 脑膜刺激征 头痛伴脑膜刺激征提示脑膜炎或蛛网膜下腔出血。

3. 意识障碍 慢性头痛突然加重并有意识障碍提示可能发生脑疝。

4. 发热 头痛伴发热见于颅内感染或全身性感染。

5. 癫痫发作 头痛伴癫痫发作见于脑血管畸形、脑寄生虫病、脑肿瘤。

（二）胸痛

1. 咳嗽、咳痰和/或发热 胸痛伴有咳嗽、咳痰和/或发热常见于气管、支气管和肺部疾病。

2. 呼吸困难 胸痛伴呼吸困难常提示病变累及范围较大,如气胸、渗出性胸膜炎和肺栓塞等。

3. 咯血 胸痛伴咯血主要见于肺结核、肺栓塞、支气管肺癌。

4. 血压下降或休克表现 胸痛伴血压下降或休克表现多见于心肌梗死、夹层动脉瘤、主动脉窦瘤破裂和大块肺栓塞。

（三）腹痛

1. 发热、寒战 腹痛伴发热、寒战见于急性胆道感染、胆囊炎等。

2. 黄疸 腹痛伴黄疸见于肝、胆、胰腺疾病。

3. 休克 腹痛伴休克见于肝破裂、脾破裂、异位妊娠等。

4. 血尿 腹痛伴血尿见于输尿管结石。

5. 呕吐 腹痛伴呕吐见于上消化道疾病,呕吐大量宿食见于幽门梗阻。

6. 里急后重 腹痛伴里急后重见于直肠疾病,如细菌性痢疾、直肠息肉或肿瘤、直肠炎等。

四、相关护理诊断

1. 急性 / 慢性疼痛　与各种有害刺激作用于机体有关。
2. 睡眠型态紊乱　与疼痛有关。
3. 焦虑　与疼痛长期不能缓解和 / 或反复发作有关。
4. 恐惧　与剧烈疼痛有关。
5. 潜在并发症：休克。

（艾玉姝）

扫一扫，测一测

PPT 课件

第八节　发　　绀

 病案分析

患者，男，75 岁。因"反复咳嗽、咳痰 20 余年，气急 10 余年，再发加重 1 周"入院。患者于 1 周前受凉后咳嗽、咳痰加剧，气急明显。体格检查：体温 37.8℃，脉搏 120 次 /min，呼吸 30 次 /min，血压 100/70mmHg，口唇发绀，桶状胸，两中下肺湿啰音，满肺散在哮鸣音。

问题：（1）该患者发绀属于哪种类型？可能的病因是什么？
（2）患者目前存在的护理问题有哪些？

知识导览

发绀（cyanosis）又称紫绀，是血液中脱氧血红蛋白（还原血红蛋白）增多或血液中含有异常血红蛋白衍生物所致皮肤、黏膜青紫的现象。发绀在皮肤较薄、色素较少和毛细血管丰富的末梢部位（如舌、口唇、鼻尖、颊部、甲床等）较明显。

一、病因及发病机制

引起发绀的原因很多，其病因及发病机制可分为以下几类：

（一）血液中脱氧血红蛋白增多

血液中血红蛋白氧合不足，当毛细血管中脱氧血红蛋白绝对值超过 50g/L 时，即可出现发绀。

1. 中心性发绀

（1）肺性发绀：常见于严重的呼吸道阻塞、肺部疾病、胸膜病变，如肺淤血、肺水肿、肺炎、阻塞性肺气肿、肺纤维化、大量胸腔积液、气胸等。由于呼吸系统疾病导致肺通气、换气功能障碍，使肺氧合作用不足，血中脱氧血红蛋白增多。

（2）心性发绀：常见于发绀型先天性心脏病，如法洛四联症、艾森门格综合征等。由于心脏与大血管之间有异常通道，部分静脉血未经肺部氧合作用而流入体循环动脉血中，当分流量超过心排出量的 1/3 时，即可引起发绀。

2. 周围性发绀

（1）淤血性周围性发绀：常见于右心衰竭、缩窄性心包炎等，因体循环淤血、周围血流缓慢，氧在组织中被过多摄取，导致脱氧血红蛋白增多。

（2）缺血性周围性发绀：常见于严重休克，因循环血量不足、心排出量减少、周围血管收缩，血流缓慢，周围组织缺血、缺氧导致发绀。

3. 混合性发绀　中心性发绀与周围性发绀并存，常见于全心衰竭，因血液在肺内氧合不足及周围血流缓慢，毛细血管内耗氧过多所致。

（二）血液中含有异常血红蛋白衍生物

1. 高铁血红蛋白血症　由于伯氨喹啉、亚硝酸盐、氯酸钾、磺胺类、非那西丁、硝基苯、苯胺等药物或化学物质中毒，使血红蛋白分子中的二价铁被三价铁所取代，失去与氧结合的能力，血中高铁血红蛋白量达到30g/L时，即可出现发绀。

2. 硫化血红蛋白血症　有致高铁血红蛋白血症的药物或化学物质存在，同时有便秘或服用硫化物者，可在肠内形成大量硫化氢，作用于血红蛋白，生成硫化血红蛋白，当血中硫化血红蛋白含量达5g/L时，即可出现发绀。

二、临 床 表 现

（一）血液中脱氧血红蛋白增多

1. 中心性发绀　由于心、肺疾病导致动脉血氧饱和度降低引起发绀。中心性发绀的特点为全身性发绀，除四肢与颜面外，也可见于舌、口腔黏膜，发绀部位皮肤温暖，加温或按摩后发绀不会消退，常伴有杵状指/趾和红细胞增多。

2. 周围性发绀　由于周围循环血流障碍所致。周围性发绀的特点为常见于肢体末梢与下垂部位，如肢端、耳垂与鼻尖，发绀部位皮肤温度低，加温或按摩后发绀可消失。这一特点有助于与中心性发绀相鉴别。

3. 混合性发绀　中心性发绀与周围性发绀的特点并存。

（二）血液中含有异常血红蛋白衍生物

1. 高铁血红蛋白血症　发绀的特点为急骤出现，病情危重，经过氧疗青紫不减，抽出的静脉血呈深棕色，静脉注射亚甲蓝、硫代硫酸钠或大剂量维生素C，可使青紫消退。也可因大量进食含有亚硝酸盐的变质蔬菜引起"肠源性发绀"。

2. 硫化血红蛋白血症　发绀的特点为持续时间长，可达数月或更长时间，患者血液呈蓝褐色。

三、伴 随 症 状

（一）呼吸困难
发绀伴呼吸困难常见于重症心、肺疾病及急性呼吸道梗阻、大量气胸等。
（二）杵状指/趾
发绀伴杵状指/趾提示病程较长，常见于发绀型先天性心脏病及某些慢性肺部疾病。
（三）意识障碍
发绀伴意识障碍见于某些药物或化学物质中毒、休克、急性肺部感染、急性心力衰竭等。
（四）心悸、晕厥、胸痛、咳嗽
发绀伴心悸、晕厥、胸痛、咳嗽多见于心、肺疾病。
（五）蹲踞
发绀伴蹲踞为法洛四联症的典型表现。

四、相关护理诊断

1. 活动无耐力　与脱氧血红蛋白增多所致机体缺氧有关。
2. 气体交换受损　与心肺功能不全所致肺淤血有关。
3. 低效性呼吸型态　与肺泡通气、换气、弥散功能障碍有关。
4. 焦虑/恐惧　与缺氧所致呼吸费力有关。

（钱志勇）

扫一扫，测一测

PPT 课件

知识导览

第九节　心　悸

心悸（palpitation）是一种自觉心脏跳动的不适感或心慌感，当心率加快时感到心脏跳动不适，心率缓慢时则感到搏动有力。心悸时，心率可快可慢，亦可有心律失常。心率和心律正常者亦可有心悸。

一、病因及发病机制

心悸的发病机制尚未完全清楚，一般认为心脏活动过度是心悸发生的基础，常与心动过速、期前收缩等所致的心率、心律及心排出量改变有关，并受心律失常出现及存在时间的长短、精神因素和注意力的影响。大部分心悸与心脏疾病有关，但不完全等同，出现心悸不一定有心脏疾病，反之，心脏病患者也可不发生心悸。心悸的病因有很多，常包括：①血流动力学改变；②心律失常；③神经体液调节；④神经精神因素。

（一）心脏搏动增强

1. 生理性　健康人剧烈运动或精神过度紧张时，大量饮酒、喝浓茶或咖啡后，均可出现心脏搏动增强。

2. 病理性　见于高血压心脏病、主动脉瓣关闭不全、风湿性心脏病二尖瓣关闭不全引起的左心室肥大、先天性心脏病等引起的心室增大，以及其他引起心排血量增加的疾病，如甲状腺功能亢进、发热、贫血等。

3. 药物性　应用某些药物，如肾上腺素、麻黄碱、咖啡因、阿托品、甲状腺素等。

（二）心律失常

1. 心动过速　各种原因引起的窦性心动过速、阵发性室上性心动过速或室性心动过速等。

2. 心动过缓　高度房室传导阻滞（二、三度房室传导阻滞）、窦性心动过缓、病态窦房结综合征等。

3. 其他心律失常　期前收缩、心房颤动等。

（三）心脏神经症

心悸由自主神经功能紊乱所引起，心脏并无器质性病变。多见于青年女性，心悸发生常与焦虑、精神紧张、情绪激动等精神因素有关。

二、临　床　表　现

（一）生理性心悸

心悸症状持续时间较短，可伴有胸闷等不适，一般不影响正常生活，去除诱因后恢复正常。

（二）病理性心悸

心悸症状持续时间较长或反复发作，常有伴随症状及原发病的表现，如心悸伴心前区不适，多见于冠心病（如心绞痛、心肌梗死）、心肌炎、心包炎等。心律失常心悸者，多伴有乏力、头晕、胸闷、气急，严重者可有呼吸困难、低血压、晕厥，甚至可诱发心绞痛、心力衰竭、休克、昏迷、抽搐、猝死。突然发生的心律失常，如阵发性心动过速，心悸往往比较明显。而慢性心律失常，如心房颤动，因机体逐渐适应而无明显心悸。

（三）心脏神经症所致心悸

多见于青年女性，患者除心悸外常有心率加快、心前区或心尖部隐痛、胸闷等症状，可伴有头晕、头痛、失眠、疲乏、注意力不集中等神经衰弱的表现。心悸发作时可影响日常生活及休息，但一般无危险性。少数由严重心律失常所致者可伴有血压降低、脉搏细速、大汗、意识障碍等，甚至引起猝死。

三、伴随症状

（一）呼吸困难

心悸伴呼吸困难见于急性心肌梗死、心力衰竭、重症贫血等。

（二）心前区疼痛

心悸伴心前区疼痛见于心绞痛、心肌梗死、心肌炎、心包炎、心脏神经症等。

（三）发热

心悸伴发热见于急性传染病、风湿热、心肌炎、心包炎、感染性心内膜炎等。

（四）晕厥抽搐

心悸伴晕厥抽搐见于高度房室传导阻滞、心室颤动、病态窦房结综合征等。

（五）食欲亢进、消瘦及出汗

心悸伴食欲亢进、消瘦及出汗见于甲状腺功能亢进。

四、相关护理诊断

1. 活动无耐力　与心悸发作所致疲乏无力有关。
2. 焦虑/恐惧　与心悸发作所致不适及担心预后有关。
3. 潜在并发症：严重心律失常，心力衰竭，心搏骤停，阿-斯综合征。

（钱志勇）

第十节　恶心与呕吐

病案分析

患者，男，39岁。近1周因饮食不当出现上腹饱胀、隐痛，餐后加重，呕吐后症状缓解。呕吐量每次1 000ml以上，呕吐物为带酸臭味的隔日食，不含胆汁。

问题：（1）该患者的主要症状是什么？

（2）引起患者呕吐的主要原因是什么？

（3）该患者的相关护理诊断有哪些？

　　恶心（nausea）、呕吐（vomiting）是临床常见症状。恶心为上腹不适、紧迫欲吐的感觉，多伴有皮肤苍白、流涎、出汗、心动过缓、血压下降等迷走神经兴奋症状；恶心常为呕吐的前奏，但也可仅有恶心而无呕吐，或仅有呕吐而无恶心。呕吐是胃或部分小肠的内容物逆流，经食管从口腔排出体外的现象。呕吐可将胃内有害物吐出，具有一定的保护作用。但反复、持续剧烈的呕吐会导致电解质与酸碱平衡紊乱及营养障碍，有时还会引起食管贲门黏膜撕裂（马洛里 - 魏斯综合征，Mallory-Weiss syndrome）。神志不清者，呕吐物被吸入可造成吸入性肺炎，甚至窒息而危及生命，应予高度重视。

一、病因及发病机制

（一）病因

许多疾病都可引起恶心与呕吐，通常按产生机制不同，大致分以下几类：

1. 反射性呕吐　由来自内脏末梢神经的冲动，经自主神经传入纤维刺激呕吐中枢引起的呕吐。

（1）咽部疾病：如急、慢性咽炎等。

（2）胃肠疾病：如急性或慢性胃炎、急性食物中毒、消化性溃疡、胃肿瘤、幽门梗阻、急性肠炎、急性阑尾炎、肠梗阻等。

（3）肝、胆、胰腺疾病：如急性或慢性肝炎、急性或慢性胆囊炎、胆石症、胆道蛔虫、急性胰腺炎等。

（4）腹膜疾病：如急性腹膜炎等。

（5）前庭功能障碍：常见于迷路炎、梅尼埃病、晕动病等。

（6）其他疾病：如急性心肌梗死、心力衰竭、尿路结石、急性肾盂肾炎、急性盆腔炎、青光眼、屈光不正等。

2. 中枢性呕吐　由来自中枢神经系统或化学感受器的冲动，刺激呕吐中枢引起的呕吐。

（1）中枢神经系统疾病：包括：①颅内感染：如脑炎、脑膜炎、脑脓肿、脑寄生虫；②脑血管疾病：如高血压脑病、脑梗死、脑出血、偏头痛等；③颅脑外伤：如脑挫裂伤、颅内血肿等；④癫痫，特别是癫痫持续状态。

（2）全身性疾病：如糖尿病酮症酸中毒、甲状腺功能亢进症、肾上腺皮质功能不全、尿毒症、低血糖、低钠血症及早孕反应等。

（3）药物反应：如洋地黄、吗啡、抗生素及抗肿瘤药等。

（4）中毒：如有机磷农药、鼠药、一氧化碳中毒等。

（5）精神因素：常见于胃肠神经症、癔症等。

（二）发病机制

　　呕吐是一种复杂的反射动作，其过程可分为三个阶段，即恶心、干呕（retch）与呕吐。呕吐中枢位于延髓，由两个位置相邻而功能不同的结构组成，一个是神经反射中枢，它接受来自内脏、躯体、大脑皮质、前庭器官及化学感受器触发带的传入冲动，产生呕吐反射，另一个为化学感受器触发带，其本身不能产生呕吐反射动作，它接受多种药物、化学物质及内生代谢产物的刺激，引起兴奋，产生神经冲动，并将冲动传入呕吐中枢而引起呕吐动作。

二、临　床　表　现

（一）呕吐的时间

　　育龄女性晨间呕吐要考虑早孕反应，尿毒症、慢性酒精中毒也常出现晨间呕吐；鼻窦炎、慢性咽炎常有晨起恶心与干呕；乘飞机、车、船发生呕吐常提示晕动病；夜间呕吐多见于幽门梗阻。

（二）呕吐与进食的关系

进食过程中或餐后即刻呕吐，多见于幽门管溃疡或心因性呕吐；餐后 1 小时以上呕吐称为延迟性呕吐，提示胃张力下降或胃排空延迟；餐后 6 小时以上呕吐，见于幽门梗阻；餐后骤起呕吐而集体发病者，多见于急性食物中毒。

（三）呕吐的特点

不同病因所致呕吐表现有异。

1. 胃、十二指肠疾病呕吐的特点为常与进食有关，且伴有恶心先兆，吐后轻松。

2. 肝、胆、胰腺及腹膜疾病呕吐的特点是有恶心先兆，呕吐后不觉轻松。

3. 高颅压呕吐的特点是多无恶心先兆，呕吐呈喷射状，吐后不感轻松，常伴剧烈头痛、视神经乳头水肿及意识障碍等。

4. 心因性呕吐也无恶心感或很轻。

5. 前庭功能障碍引起的呕吐与头部位置改变有关，并伴有眩晕、眼球震颤等。

（四）呕吐物的性状

1. 呕吐物为发酵、腐败气味的隔夜宿食，见于幽门梗阻。

2. 呕吐物含胆汁，多见于十二指肠乳头以下的十二指肠或空肠梗阻。

3. 呕吐物有粪臭味，提示低位肠梗阻。

4. 呕吐物中有蛔虫，见于胆道蛔虫、肠道蛔虫。

5. 呕吐物呈咖啡渣样，见于上消化道出血。

（五）呕吐对机体的影响

剧烈频繁呕吐可导致脱水、代谢性碱中毒、低氯血症、低钾血症等；长期呕吐还可引起营养不良；儿童、老人、病情危重及意识障碍者，呕吐时易发生误吸而导致肺部感染或窒息。

三、伴随症状

（一）腹痛、腹泻

呕吐伴腹痛、腹泻见于急性胃肠炎、急性中毒、霍乱等。

（二）喷射性呕吐、头痛

呕吐伴喷射性呕吐、头痛见于高颅压、青光眼等。

（三）眩晕及眼球震颤

呕吐伴眩晕及眼球震颤见于前庭器官疾病。

（四）右上腹疼痛及发热、寒战，或有黄疸

呕吐伴右上腹疼痛及发热、寒战，或有黄疸，应考虑急性胆囊炎或胆石症。

（五）应用阿司匹林、某些抗生素及抗癌药物

应用阿司匹林、某些抗生素及抗癌药物后出现呕吐，可能与药物副作用有关。

（六）已婚育龄妇女晨间呕吐

已婚育龄妇女晨间呕吐应注意早孕。

四、相关护理诊断

1. 体液不足或有体液不足的危险　与呕吐所致体液丢失及摄入量减少有关。

2. 营养失调：低于机体需要量　与长期频繁呕吐和食物摄入量不足有关。

3. 有误吸的危险　与呕吐物误吸入肺内有关。

（钱志勇）

扫一扫,测一测

第十一节　呕血与黑便

PPT 课件

　　患者,男,39 岁,体育教师。因进行体育运动时呕鲜血 20ml 入院。患者 3 天前曾排黑色柏油便 300ml。既往有慢性乙型肝炎病史 15 年。结合其门诊资料(血常规、肝功能、腹部 B 超),诊断为慢性乙型肝炎肝硬化失代偿期。入院 6 小时后,患者感明显乏力、头晕,随后排黑稀便 400ml,混有暗红色血液。急诊胃镜检查示:食管中下段静脉曲张呈串珠样,胃底部喷射状静脉破裂出血。

　　问题:(1)患者呕血及黑便的病因和诱因分别是什么?

　　(2)该患者的相关护理诊断有哪些?

知识导览

　　呕血(hematemesis)指血液从口腔呕出,是由上消化道疾病(指屈氏韧带以上的消化器官,包括食管、胃、十二指肠、肝、胆、胰疾病)或全身性疾病所致的急性上消化道出血所致。鼻腔、口腔、咽部等部位的出血及呼吸道疾病引起的咯血,表现可类似呕血,需仔细鉴别。上消化道出血时因部分血液经肠道排出体外,血红蛋白中的铁与肠内硫化物结合形成硫化铁而表现为黑便,更由于附有黏液而发亮,类似柏油,故又称柏油便(tarry stool)。

一、病因及发病机制

（一）上消化道疾病

1. 食管疾病　食管静脉曲张破裂、食管炎、食管癌、食管贲门黏膜撕裂、食管异物、食管裂孔疝等均可引起呕血。大量呕血常见于食管 - 胃底静脉曲张破裂及食管异物刺穿主动脉。

2. 胃及十二指肠疾病　最常见的原因是消化性溃疡,非甾体抗炎药及应激所致的胃黏膜病变出血也较常见。其他病因有胃肿瘤、急性及慢性胃炎、胃黏膜脱垂、十二指肠炎等。

3. 肝、胆疾病　肝硬化门静脉高压引起的食管 - 胃底静脉曲张破裂是引起上消化道出血的常见病因,胆道感染、胆石症、胆道肿瘤可引起胆道出血。

4. 胰腺疾病　胰腺癌、急性重症胰腺炎也可引起上消化道出血。

（二）消化系统邻近器官疾病

如胸主动脉瘤破裂进入食管、腹主动脉瘤破裂进入十二指肠等。

（三）全身性疾病

1. 血液病　凡能引起凝血与止血功能障碍的疾病都可能引起上消化道出血,如白血病、再生障碍性贫血、血小板减少性紫癜、过敏性紫癜、弥散性血管内凝血(DIC)等。

2. 感染性疾病　流行性出血热、钩端螺旋体病、败血症、登革热、急性重型肝炎等。

3. 结缔组织病　系统性红斑狼疮、皮肌炎、结节性多动脉炎累及上消化道时。

4. 其他　如尿毒症、肺源性心脏病、呼吸衰竭等。

　　上述病因中,以消化性溃疡最为常见,其次为食管 - 胃底静脉曲张破裂,再次为急性胃黏膜病变,呕血患者应首先考虑这三种疾病。

二、临床表现

（一）呕血与黑便

呕血与黑便是上消化道出血的主要表现，呕血前常有上腹不适和恶心，随后呕吐出血性胃内容物。临床表现具有一定的差异，取决于出血的部位、出血的量及速度。出血量大、在胃内停留时间短、出血部位较高时，呕吐物为暗红色，甚至鲜红色或混有血凝块；当出血量较少或在胃内停留时间较长时，血红蛋白与胃酸作用形成酸化正铁血红蛋白，呕吐物为咖啡色或棕褐色。部分血液经肠道排出体外时，血红蛋白中的铁与肠内硫化物结合形成硫化铁而表现为黑便，更由于附有黏液而发亮，类似柏油，故又称柏油便。

（二）失血性周围循环障碍

出血量为血容量的 10%～15% 时，呼吸、心率及血压等生命体征平稳，可仅表现为头晕、畏寒等症状；当出血量达到血容量的 20% 以上时，表现为冷汗、四肢厥冷、心慌、脉搏增快等急性失血症状；若出血量在血容量的 30% 以上，则有脉搏频数微弱、血压下降、呼吸急促，甚至休克等急性周围循环衰竭的表现。

（三）血液学改变

出血初期，机体的代偿机制尚未发挥作用，血液学改变不明显；随后，由于大量组织液进入血液及输液等，血液被稀释，同时骨髓造血活跃，表现为血红蛋白及红细胞比容逐渐降低、网织红细胞增多。

（四）其他

消化道出血后常在 24 小时内出现发热，但体温一般不超过 38.5℃；血液中氮质成分在肠道被吸收后，表现为氮质血症。

（五）出血量

出血量达 5ml 以上可出现大便隐血试验阳性，达 50ml 以上可出现黑便，胃内蓄积血量达 250～300ml 可出现呕血。由于呕血与黑便常混有呕吐物与粪便，凭此难以估计出血量，故临床上常根据失血性周围循环障碍等全身表现综合判断出血量（表 3-6）。

表 3-6　出血量的估计

	轻度	中度	重度
全身症状	皮肤苍白、头晕、畏寒等	冷汗、四肢湿冷、心悸等	脉搏细弱、呼吸急促、休克等
血压	正常	下降	显著下降
脉搏	正常或稍快	100～110 次 /min	>120 次 /min
尿量	减少	明显减少	少尿或无尿
出血量	<500ml	800～1 000ml	>1 500ml
占全身总血量	10%～15%	20%	30%

知识链接

低血容量性休克

低血容量性休克（hypovolemic shock）是由于大量失血导致的休克，还可见于严重创伤、烧伤、长期腹泻、呕吐等所致血浆或其他液体大量丧失，表现为面色苍白、四肢湿冷、心动过速、脉压减小、血压下降、少尿或无尿等。

三、伴随症状

（一）吞咽困难或疼痛

呕血伴吞咽困难或疼痛见于食管癌、贲门癌、反流性食管炎等。

（二）慢性、周期性、节律性上腹痛

呕血伴慢性、周期性、节律性上腹痛见于消化性溃疡。

（三）黄疸、蜘蛛痣、肝掌、腹水及脾肿大

呕血伴黄疸、蜘蛛痣、肝掌、腹水及脾肿大见于肝硬化门静脉高压。

（四）全身出血倾向

呕血伴全身出血倾向见于血液病、尿毒症及急性传染病。

（五）右上腹痛、黄疸、寒战高热

呕血伴右上腹痛、黄疸、寒战高热见于急性梗阻性化脓性胆管炎。

（六）其他

近期有服用非甾体抗炎药史、酗酒史，以及大面积烧伤、颅脑手术、脑血管疾病和严重外伤伴呕血者，应考虑急性胃黏膜病变；剧烈呕吐后继而呕血，应考虑食管贲门黏膜撕裂综合征。

四、相关护理诊断

1. 组织灌注无效　与上消化道出血所致血容量不足有关。
2. 活动无耐力　与上消化道出血所致贫血有关。
3. 有误吸的危险　与呕吐物误吸入肺内有关。
4. 恐惧　与大量呕血有关。
5. 潜在并发症：休克。

（钱志勇）

第十二节　便　　血

病案分析

患者，女，55 岁。因"间断性便鲜血 10 余年，加重 1 个月"入院。患者近 10 年反复便鲜血，因有害羞心理未到医院就诊，自行使用痔疮栓剂治疗，初始可缓解病情，但近 1 个月出现喷射状便血，且血与大便不相混，且有肿物从肛门内脱出，需用手按揉才能还纳，自行外用痔疮膏和痔疮栓剂、口服云南白药效果不佳。

问题：（1）患者便血的病因是什么？

（2）该患者的相关护理诊断有哪些？

便血（hematochezia）指消化道出血，血液由肛门排出。便血的颜色可呈鲜红色、暗红色或黑色。便血一般提示下消化道出血；上消化道出血时，根据出血量和出血速度不同，可表现为便血或黑便。少量消化道出血不引起粪便颜色改变，需经隐血试验才能确定者，称为隐血（occult

扫一扫，测一测

PPT 课件

知识导览

blood）。需要注意排除因食用过多肉类、动物肝脏、动物血等所致的黑便，这类黑便隐血试验阳性，进素食后转为阴性；服用某些药物（如铁剂、铋剂、炭粉及中药等）也可使粪便变黑，但外观一般为灰黑色且无光泽，隐血试验阴性。

一、病因及发病机制

（一）下消化道疾病

1. 小肠疾病　肠结核、肠伤寒、克罗恩病、急性出血性坏死性肠炎、小肠息肉及肿瘤、肠套叠等。

2. 结肠疾病　急性细菌性痢疾、阿米巴痢疾、溃疡性结肠炎、血吸虫病、结肠息肉、结肠癌等。

3. 直肠肛管疾病　直肠肛管损伤、直肠炎、直肠息肉、直肠癌、痔、肛裂、肛瘘等。

4. 肠道血管畸形　血管瘤、血管畸形、缺血性肠炎、静脉曲张等。

（二）引起上消化道出血的病因

参见本章第十一节。

（三）全身性疾病

参见本章第十一节。

二、临床表现

（一）便血

血便的颜色可呈鲜红色、暗红色或黑色（柏油便），其差异主要与出血的部位、出血量、血液在肠道内停留的时间有关，出血部位越低、出血量越大、排出越快，则血便颜色越鲜红。

1. 上消化道或小肠出血　血液在肠道停留的时间较长，呈黑色柏油便。

2. 下消化道出血　出血量多则为鲜红色血便，若停留时间较长，则为暗红色血便，粪便可全为血液或血液与粪便混合。

3. 直肠、肛门或肛管疾病出血　血色鲜红，不与粪便混合或仅黏附于粪便表面，于排便前后有鲜血滴下或喷出，如痔、肛裂或直肠肿瘤等。

4. 急性出血性坏死性肠炎　可排出洗肉水样粪便，且有特殊腥臭味。急性细菌性痢疾多为黏液脓血便；阿米巴痢疾多为暗红色果酱样脓血便。

（二）全身表现

短时间内大量出血，可有急性失血性贫血及周围循环衰竭的表现，但临床比较少见。出血速度缓慢、出血量较少时，可表现为持续性或间断性肉眼可见的少量便血，并无明显的全身症状。长期慢性失血，患者可出现头晕、乏力等贫血症状，常因此而就诊。

三、伴随症状

（一）发热

便血伴发热多见于急性传染病及恶性肠肿瘤等。

（二）腹痛

便血伴中腹部疼痛多见于小肠疾病；便血伴下腹部疼痛多见于结肠疾病；无痛性鲜血便应警惕直肠癌的可能。

（三）里急后重、肛门坠胀感

便血伴里急后重、肛门坠胀感见于肛门、直肠疾病。

（四）全身出血倾向

便血伴全身出血倾向见于血液病或急性传染性疾病。

四、相关护理诊断

1. 组织灌注量改变　与大量便血所致血容量不足有关。
2. 活动无耐力　与便血所致贫血有关。
3. 有体液不足的危险　与便血所致周围循环衰竭有关。
4. 有皮肤完整性受损的危险　与排泄物对肛门周围皮肤刺激有关。
5. 焦虑　与长期便血病因不明有关。

（钱志勇）

扫一扫，测一测

第十三节　腹　泻

 病案分析

　　患者，女，30岁。因"腹痛、腹泻2天"入院。患者2天前去外地旅游，进食不洁食物后出现腹痛、腹泻，腹痛呈阵发性，便后缓解，伴发热。自服"蒙脱石散"和"退热药"（具体药物不详），效果不佳，2～3小时排便1次，为黏液脓血便，以脓为主，有里急后重感。患病后食欲差，无腹胀，尿量较少。体格检查：体温38.8℃，心、肺无异常，腹平软，肝脾未触及，左下腹轻压痛，无反跳痛，肠鸣音13次/min。

　　问题：（1）该患者可能的病因是什么？根据发病机制分属于哪种腹泻？

　　（2）该患者的相关护理诊断有哪些？

PPT课件

知识导览

　　腹泻（diarrhea）指排便次数增多，粪质稀薄，或带有未消化的食物、黏液、脓血等异常成分。腹泻可分为急性腹泻和慢性腹泻，病程超过2个月者为慢性腹泻。

一、病因及发病机制

（一）病因

1. 急性腹泻

（1）肠道疾病：病毒、细菌、真菌、原虫、蠕虫等感染所引起的肠炎，以及急性出血性坏死性肠炎、克罗恩病、溃疡性结肠炎急性发作等。

（2）急性中毒：进食毒蕈、河豚、鱼胆，服用有机磷农药、砷、磷、铅、汞等化学毒物。

（3）全身性感染：败血症、伤寒或副伤寒、钩端螺旋体病等。

（4）其他：过敏性肠炎、过敏性紫癜；服用某些药物，如氟尿嘧啶、利血平、新斯的明等；某些内分泌疾病，如肾上腺皮质功能减退危象、甲状腺危象等。

2. 慢性腹泻

（1）消化系统疾病：慢性萎缩性胃炎、胃大部切除后胃酸缺乏、肠结核、慢性细菌性痢疾、溃疡性结肠炎、吸收不良综合征、肠道恶性肿瘤、慢性胰腺炎、胰腺癌、肝硬化、慢性胆囊炎等。

（2）全身性疾病：甲状腺功能亢进、肾上腺皮质功能减退、系统性红斑狼疮、尿毒症等。

（3）药物副作用：利血平、甲状腺素、洋地黄、某些抗肿瘤药和抗生素等。

（二）发病机制

腹泻的发病机制比较复杂，并非单一因素所致，从病理生理角度可归纳为以下几个方面：

1. 分泌性腹泻 系胃肠黏膜分泌大量液体超过肠黏膜吸收能力所致。常见于霍乱、沙门菌属感染。某些胃肠道内分泌肿瘤（如胃泌素瘤）所致的腹泻也属分泌性腹泻。

2. 渗透性腹泻 系肠腔内容物渗透压增高，阻碍肠内水分与电解质的吸收所致。如服用甘露醇、硫酸镁等高渗药物引起的腹泻。

3. 渗出性腹泻 系肠黏膜炎症、溃疡或浸润性病变使病变处血管通透性增加，引起血浆、黏液、脓血渗出所致。如细菌性痢疾、溃疡性结肠炎、直肠癌等。

4. 动力性腹泻 系肠蠕动亢进导致肠内食糜停留时间缩短，未被充分吸收所致。如肠炎、甲状腺功能亢进、糖尿病、胃肠功能紊乱等。

5. 吸收不良性腹泻 系肠黏膜的吸收面积减少或吸收障碍所致。如小肠大部切除、吸收不良综合征等。

二、临床表现

（一）急性腹泻

起病急，病程短，多系感染或食物中毒所致。每日排便次数可达 10 次以上，呈糊状或水样便，少数为脓血便；常伴有腹痛，尤其是感染性腹泻。急性腹泻由于短时间内丢失大量水分和电解质，可引起脱水、电解质紊乱及代谢性酸中毒。

（二）慢性腹泻

起病缓慢，病程较长，多见于慢性感染、非特异性炎症、消化功能障碍、肠道肿瘤及神经功能紊乱等。每日排便次数增多，可为稀便，也可混有黏液、脓血；伴或不伴有腹痛。长期慢性腹泻可导致营养障碍、维生素缺乏、体重下降，甚至发生营养不良性水肿。

另外，频繁排便及粪便刺激，可引起肛周皮肤糜烂及破损。长期腹泻可干扰患者休息和睡眠。

（三）粪便性状

1. 分泌性腹泻 多为水样便，每日排便量 1 000ml 以上，无黏液或脓血，伴或不伴有腹痛，与进食无关。

2. 渗透性腹泻 粪便中常含有未消化的食物、泡沫，气味恶臭，多不伴腹痛，禁食 1～2 天后腹泻可缓解。

3. 渗出性腹泻 粪便量少于分泌性腹泻，粪便中可有黏液或脓血，多伴有腹痛和发热。

4. 动力性腹泻 粪便稀薄，无黏液及脓血，多不伴有腹痛。

5. 吸收不良性腹泻 粪便中含有大量脂肪和泡沫，量多而臭，不伴腹痛，禁食可缓解。

三、伴随症状

（一）发热

腹泻伴发热多见于急性细菌性痢疾、伤寒或副伤寒、肠结核、肠道恶性肿瘤等。

（二）里急后重

腹泻伴里急后重多为急性细菌性痢疾、直肠炎、直肠癌等。

（三）消瘦

腹泻伴明显消瘦应考虑胃肠道恶性肿瘤、吸收不良综合征、甲状腺功能亢进等。

（四）腹部包块

腹泻伴腹部包块多见于胃肠恶性肿瘤、肠结核、克罗恩病等。

（五）关节痛或关节肿胀

腹泻伴关节痛或关节肿胀多见于克罗恩病、溃疡性结肠炎、系统性红斑狼疮、肠结核等。

（六）皮疹或皮下出血

腹泻伴皮疹或皮下出血见于败血症、伤寒或副伤寒、过敏性紫癜等。

四、相关护理诊断

1. 腹泻　与肠道感染有关；与肠道恶性肿瘤有关；与胃大部切除有关等。
2. 体液不足／有体液不足的危险　与急性腹泻导致体液丢失过多有关。
3. 营养失调：低于机体需要量　与长期慢性腹泻有关。
4. 有皮肤完整性受损的危险　与频繁排便及粪便刺激肛周皮肤有关。
5. 焦虑　与慢性腹泻迁延不愈有关。

（钱志勇）

扫一扫，测一测

PPT 课件

知识导览

第十四节　便　　秘

便秘（constipation）指 7 天内排便次数少于 2～3 次，粪便量少、干硬，伴排便困难。

一、病因及发病机制

（一）病因

1. 功能性便秘

（1）进食量少或食物缺乏水分和纤维素，对结肠运动的刺激减少。

（2）环境改变、工作紧张、时间和性质变化、精神因素等干扰或抑制了正常的排便习惯。

（3）结肠运动功能障碍，如年老体弱、活动过少、肠易激综合征等。

（4）腹肌及盆腔肌张力不足致排便动力缺乏，如多次妊娠等。

（5）结肠冗长，食糜残渣经过结肠时水分被过多吸收。

（6）滥用泻药，导致药物依赖，造成便秘。

2. 器质性便秘

（1）直肠与肛门病变：如痔疮、肛裂、肛瘘、肛周脓肿等，致排便疼痛而惧怕排便，或引起肛门括约肌痉挛。

（2）结肠梗阻或痉挛：如结肠良、恶性肿瘤，以及各种原因引起的肠梗阻、肠粘连、克罗恩病等。

（3）腹腔或盆腔内肿瘤压迫：如子宫肌瘤等。

（4）全身性疾病：如尿毒症、糖尿病、甲状腺功能减退等使肠肌松弛、排便无力。

（5）药物影响：应用吗啡类药、镇静止痛药、麻醉药、抗胆碱能药、抗抑郁药、钙通道阻滞剂、神经阻滞剂及含钙、铝的抗酸药等使肠肌松弛引起便秘。

（二）发病机制

食物在消化道经消化吸收后，剩余的食糜残渣由小肠运送至结肠，在结肠内大部分水分和电解质被吸收形成粪团，借结肠的集团运动送至乙状结肠和直肠。粪团进入直肠后，使直肠膨胀而产生机械性刺激，引起便意、排便反射和随后的一系列肌肉活动，包括直肠平滑肌推进性收缩，肛门内、外括约肌松弛，腹肌与膈肌收缩使腹压增高，最后将粪便排出体外。

正常排便需具备以下条件：①有足够引起正常肠蠕动的肠内容物，即足够的食物量，食物中含有适量的纤维素和水分；②肠道内肌肉张力及蠕动功能正常；③有正常的排便反射；④参与排便的肌肉（如腹肌、膈肌、盆底肌等）功能正常。其中任何一个条件不能满足，则会发生便秘。

二、临 床 表 现

自然排便次数减少，粪便量少、干硬，难以排出，并逐渐加重；有的患者粪便并不干硬，但也难以排出。粪块长时间停留在肠道内可引起腹胀及下腹部疼痛；粪块在直肠停留过久，可有下坠感和排便不尽感。粪便过于坚硬，排便时可致肛门疼痛或肛裂；便秘还可引起直肠、肛门过度充血，久之易致痔疮，造成大便带血或便血。长期严重便秘因毒素吸收入血可引起头昏、食欲不振等；长期便秘可使患者出现排便紧张和焦虑。

三、伴 随 症 状

（一）呕吐、腹胀、肠绞痛

便秘伴呕吐、腹胀、肠绞痛常为各种原因引起的肠梗阻。

（二）腹部包块

便秘伴腹部包块应考虑结肠肿瘤、肠结核、克罗恩病等。

（三）便秘与腹泻交替出现

便秘与腹泻交替出现应注意肠结核、溃疡性结肠炎、肠易激综合征。

（四）生活环境改变、精神紧张出现便秘

生活环境改变、精神紧张出现便秘多为功能性便秘。

四、相关护理诊断

1. 便秘　与食物中缺乏纤维素有关；与排便环境改变有关；与长期卧床有关；与运动量过少有关；与精神紧张有关。

2. 疼痛　与粪便过于干硬、排便困难有关。

3. 组织完整性受损 / 有组织完整性受损的危险　与便秘导致肛周组织损伤有关。

4. 知识缺乏　缺乏有关排便机制及促进排便的知识。

5. 焦虑　与长期排便困难有关。

ER-3-14-3
扫一扫，测一测

（钱志勇）

PPT 课件

知识导览

第十五节 黄 疸

病案分析

患者，女，38 岁。4 个月前出现巩膜黄染，呈进行性加深，肤色暗黄，伴有皮肤瘙痒，尿色深，解白陶土色大便，消瘦明显。肝功能检查：总胆红素 101.6μmol/L，非结合胆红素 27.5μmol/L，结合胆红素 74.1μmol/L。

问题：（1）该患者可能属于哪种黄疸？

（2）患者的主要护理诊断有哪些？

黄疸（jaundice）是由于血清中胆红素浓度增高（>34.2μmol/L），致皮肤、黏膜、巩膜发黄的现象。正常血清总胆红素浓度为 1.7～17.1μmol/L，其中结合胆红素（conjugated bilirubin, CB）为 0～3.42μmol/L，非结合胆红素（unconjugated bilirubin, UCB）为 1.7～13.68μmol/L。当胆红素浓度为 17.1～34.2μmol/L 时，临床不易察觉，称为隐性黄疸，超过 34.2μmol/L 时出现临床可见的黄疸。

一、病因及发病机制

（一）胆红素的正常代谢

1. 胆红素的来源 体内的胆红素主要来源于血红蛋白。血液循环中衰老的红细胞经单核吞噬细胞系统破坏和分解，产生游离胆红素（或称非结合胆红素）。非结合胆红素为脂溶性，不溶于水，不能从肾小球滤过，所以尿液中不会出现非结合胆红素。

2. 胆红素的肝内转变 非结合胆红素经血液循环到达肝脏时，被肝细胞摄取，通过 Y 与 Z 两种载体结合，并被转运到肝细胞内质网的微粒体内，再经葡糖醛酸转移酶的催化，与葡糖醛酸结合，形成结合胆红素。结合胆红素为水溶性，可通过肾小球滤过从尿中排出。

3. 胆红素的胆道排泄 结合胆红素随胆汁排入肠道，经肠内细菌的分解与还原作用形成尿胆原。大部分尿胆原在肠道内进一步被氧化从粪便中排出，称粪胆素；小部分尿胆原在肠道内被重吸收，经门静脉回到肝内，其中大部分再转化为结合胆红素，又随胆汁排入肠道，形成胆红素的肠肝循环。小部分尿胆原经体循环由肾脏排出体外（图 3-7）。

（二）胆红素异常代谢的原因及机制

1. 溶血性黄疸 红细胞破坏过多，形成大量非结合胆红素，超过了肝细胞的摄取、结合与排泄能力。另外，红细胞大量破坏所致的贫血、缺氧和红细胞破坏产物的毒性作用，降低了肝细胞对胆红素的代谢能力，使非结合胆红素在血中潴留，超过正常水平而出现黄疸（图 3-8）。见于各种溶血性疾病：①先天性溶血性贫血，如地中海贫血、遗传性球形红细胞增多症等；②后天获得性溶血性贫血，如自身免疫性溶血性贫血、不同血型输血后溶血、新生儿溶血、蚕豆病、阵发性睡眠性血红蛋白尿等引起的溶血。

2. 肝细胞性黄疸 由于肝细胞损伤，其对胆红素的摄取、结合及排泄功能降低，导致血中非结合胆红素增加。而未受损的肝细胞仍能将部分非结合胆红素转化为结合胆红素，但由于肝细胞肿胀、坏死或小胆管内胆栓形成等原因使胆汁排泄受阻而反流入血，导致血中结合胆红素增加,出现黄疸(图 3-9)。见于病毒性肝炎、中毒性肝炎、肝硬化、钩端螺旋体病、败血症等引起肝细胞广泛损害的疾病。

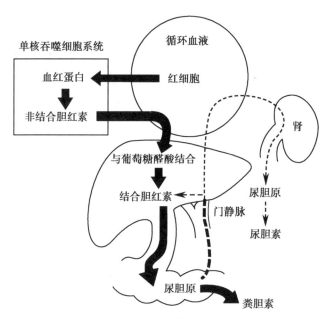

图 3-7 胆红素正常代谢示意图

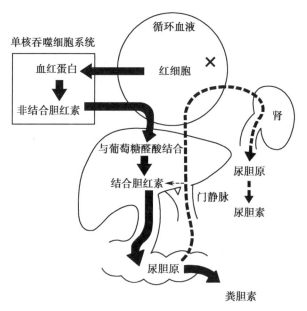

图 3-8 溶血性黄疸发病机制示意图

3. 胆汁淤积性黄疸 由于胆道梗阻,使阻塞上方的胆管内压力增高、胆管扩张,最终导致小胆管与毛细胆管破裂,胆汁中的胆红素反流入血,使血中结合胆红素增加出现黄疸(图 3-10)。有些肝内胆汁淤积由于胆汁分泌功能障碍、毛细胆管的通透性增加,使胆汁浓缩而流量减少,导致胆道内胆盐沉淀与胆栓形成。胆汁淤积可分为肝内性和肝外性:①肝内性胆汁淤积见于肝内泥沙样结石、毛细胆管型病毒性肝炎、原发性胆汁性肝硬化等;②肝外性胆汁淤积多由胆总管结石、狭窄、炎性水肿、肿瘤及蛔虫等阻塞引起。

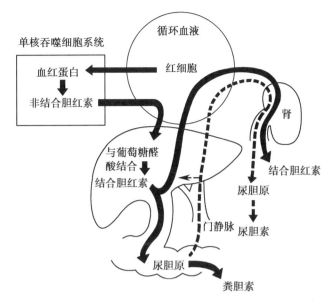

图 3-9　肝细胞性黄疸发病机制示意图

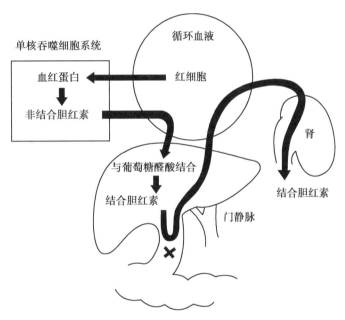

图 3-10　胆汁淤积性黄疸发病机制示意图

二、临床表现

（一）溶血性黄疸

一般黄疸较轻，皮肤呈浅柠檬黄色，不伴皮肤瘙痒。急性溶血时可有发热、寒战、头痛、呕吐及腰背痛，并有不同程度的贫血和血红蛋白尿（尿呈酱油色），严重者可有急性肾衰竭。慢性溶血多为先天性，可有贫血、脾大。

（二）肝细胞性黄疸

皮肤、黏膜浅黄至深黄色，有轻度皮肤瘙痒，常伴疲乏、食欲减退、肝区不适或疼痛等症状，重者可有出血倾向、腹水、昏迷等。

（三）胆汁淤积性黄疸

黄疸多较重，皮肤呈暗黄色，完全阻塞者呈黄绿色或绿褐色。尿色深，粪便颜色变浅或呈白陶土色。因血中胆盐沉积，常有皮肤瘙痒及心动过缓。因脂溶性维生素 K 吸收障碍，常有出血倾向。

知识链接

真假性黄疸的鉴别

假性黄疸指血清胆红素浓度正常而出现皮肤黄染者。此种黄染应与真性黄疸相鉴别：①进食过多含有胡萝卜素的食物，如胡萝卜、南瓜、橘子、芒果等，可引起皮肤黄染，以手掌、足底、前额、鼻翼等处明显，一般不发生巩膜及口腔黏膜黄染；②长期服用阿的平、呋喃类等含黄色素的药物也可引起皮肤、巩膜黄染，巩膜黄染的特点是近角膜缘处明显；③球结膜下脂肪积聚出现黄染，多见于中年以后，在内眦部出现黄色斑块，呈不均匀分布，血清胆红素不高，皮肤也无黄染现象。

三、伴 随 症 状

（一）发热

黄疸伴发热见于急性胆管炎、肝脓肿、钩端螺旋体病、肺炎球菌性肺炎、败血症等。病毒性肝炎或急性溶血可先有发热而后出现黄疸。

（二）腹痛

黄疸伴上腹部剧痛常见于胆管结石、肝脓肿、胆道蛔虫病等；右上腹剧痛、寒战高热和黄疸为查科（Charcot）三联征，提示急性化脓性胆管炎；黄疸伴持续性右上腹钝痛或胀痛可见于原发性肝癌、肝脓肿或病毒性肝炎。

（三）肝大

肝脏轻度至中度肿大，质地软或中等硬度且表面光滑，见于病毒性肝炎、急性胆道感染或胆道梗阻；肝脏明显肿大，质地坚硬，表面凹凸不平有结节，考虑肝癌；肝大不明显，质地较硬，边缘不整齐，表面有小结节，见于肝硬化。

（四）胆囊肿大

黄疸伴胆囊肿大提示胆总管梗阻，常见于胰头癌、壶腹癌、胆总管癌、胆总管结石等。

（五）脾肿大

黄疸伴脾肿大见于病毒性肝炎、败血症、疟疾、肝硬化、各种原因引起的溶血性贫血等。

（六）腹水

黄疸伴腹水常见于重症肝炎、失代偿性肝硬化、肝癌等。

四、相关护理诊断

1. 舒适的改变：皮肤瘙痒　与胆红素排泄障碍、血中胆盐增加有关。
2. 有皮肤完整性受损的危险　与皮肤瘙痒有关。
3. 自我形象紊乱　与黄疸引起皮肤、黏膜、巩膜发黄有关。
4. 焦虑　与病因不明、创伤性病因学检查或担心预后有关。

（钱志勇）

第十六节　尿频、尿急与尿痛

PPT 课件

知识导览

正常成人白天排尿 4～6 次，夜间 0～2 次。尿频表现为单位时间内排尿次数增多。尿急表现为一有尿意即迫不及待地需要排尿，难以控制。尿痛指排尿时感觉耻骨上区、会阴部和尿道内疼痛或烧灼感。尿频、尿急和尿痛合称为膀胱刺激征。

一、病因及发病机制

（一）尿频

1. 生理性尿频　因饮水过多，或在精神紧张、气候寒冷时排尿次数增多，属正常现象。

2. 病理性尿频　常见以下几种情况：

（1）多尿性尿频：见于糖尿病、尿崩症、精神性多饮和急性肾衰竭的多尿期。

（2）炎性尿频：见于膀胱炎、尿道炎、前列腺炎和尿道旁腺炎等。

（3）神经性尿频：见于中枢及周围神经病变，如癔症、神经源性膀胱。

（4）膀胱容量减少性尿频：见于膀胱占位性病变，妊娠子宫增大或卵巢囊肿等压迫膀胱，膀胱结核引起膀胱纤维性缩窄。

（5）尿道口周围病变：尿道口息肉、处女膜伞和尿道旁腺囊肿等刺激尿道口引起尿频。

（二）尿急

1. 炎症　膀胱炎、尿道炎、前列腺炎和尿道旁腺炎等均可因炎症刺激导致尿急。

2. 结石和异物　膀胱和尿道结石或异物刺激黏膜产生尿频、尿急。

3. 肿瘤　膀胱癌和前列腺癌。

4. 神经源性　精神因素和神经源性膀胱。

5. 高温环境　尿液高度浓缩，酸性高的尿液可刺激膀胱或尿道黏膜产生尿急。

（三）尿痛

引起尿急的病因几乎都可以引起尿痛。

二、临床表现

生理性尿频每次尿量不少，且不伴随尿痛、尿急等其他症状。

病理性多尿性尿频排尿次数增多而每次尿量不少，全日总尿量增多；炎性尿频排尿次数增多而每次尿量少，多伴有尿急和尿痛，尿液镜检可见炎症细胞；神经性尿频排尿次数增多，每次尿量少，但不伴尿急、尿痛，尿液镜检无炎症细胞；膀胱容量减少性尿频表现为持续性尿频，每次尿量少，药物治疗难以缓解。急性膀胱炎、尿道炎，特别是膀胱三角区炎和后尿道炎，尿急症状特别明显；急性前列腺炎常有尿急，慢性前列腺炎因伴有腺体增生肥大，故有排尿困难、尿线细和尿流中断。尿痛时疼痛部位多在耻骨上区、会阴部和尿道内，尿痛性质可为灼痛或刺痛。尿道炎多在排尿开始时出现疼痛；后尿道炎、膀胱炎和前列腺炎常出现终末性尿痛。

三、伴随症状

（一）尿频伴有尿急和尿痛

见于膀胱炎和尿道炎；膀胱刺激征存在但不剧烈且伴有双侧腰痛，见于肾盂肾炎；伴有会阴部、腹股沟和睾丸胀痛,见于急性前列腺炎。

（二）血尿、午后低热、乏力、盗汗

尿频、尿急伴有血尿、午后低热、乏力、盗汗见于膀胱结核。

（三）多饮、多尿和口渴

尿频伴有多饮、多尿和口渴,但不伴尿急和尿痛,见于精神性多饮、糖尿病和尿崩症。

（四）无痛性血尿

尿频、尿急伴无痛性血尿见于膀胱癌。

（五）尿线细、进行性排尿困难

老年男性尿频伴有尿线细、进行性排尿困难见于前列腺增生。

（六）尿流突然中断

尿频、尿急、尿痛伴有尿流突然中断见于膀胱结石或后尿道结石嵌顿。

四、相关护理诊断

ER-3-16-3
扫一扫,测一测

1. 急性疼痛　与尿路结石、尿路感染等导致的尿痛相关。
2. 排尿障碍　与前列腺增生、尿路结石、结核、肿瘤等导致尿路梗阻有关。
3. 睡眠型态紊乱　与尿频、尿急等排尿规律改变有关。

（钱志勇）

ER-3-17-1
PPT 课件

第十七节　眩　晕

ER-3-17-2
知识导览

病案分析

患者,女,58岁。1周前突发眩晕,眼球震颤,单侧耳鸣,严重时有恶心、呕吐。既往有类似发作史。

问题:(1)该患者可能的病因是什么?

(2)患者目前存在哪些护理问题?

眩晕(vertigo)是患者感到自身或周围环境物体旋转或摇动的一种主观感觉障碍,常伴有客观的平衡障碍,一般无意识障碍。

一、病因及发病机制

人体通过视觉、本体感觉和前庭系统,分别将躯体位置的信息经感觉神经传入中枢神经系统,通过整合后做出位置判断,并通过运动神经传出,调整位置,维持平衡。其中任何传入环节功能异常都会出现位置判断错误,继而产生眩晕。根据病因不同,眩晕可分为周围性眩晕(耳性眩晕)、中枢性眩晕(脑性眩晕)和其他原因的眩晕。

（一）周围性眩晕

周围性眩晕指内耳前庭感受器至前庭神经颅外段之间的病变所引起的眩晕。常见于梅尼埃病、迷路炎、药物中毒、前庭神经元炎、位置性眩晕、晕动病等。

（二）中枢性眩晕

中枢性眩晕指前庭神经颅内段、前庭神经核及其纤维、小脑、大脑等病变所引起的眩晕。

1. 颅内血管性疾病　如椎基底动脉供血不足、脑动脉粥样硬化、高血压脑病和小脑出血等。

2. 颅内占位性病变　如听神经瘤、小脑肿瘤、第四脑室肿瘤等。

3. 颅内感染性疾病　如颅后窝蛛网膜炎、小脑脓肿等。

4. 颅内脱髓鞘疾病及变性疾病　如多发性硬化、延髓空洞症等。

5. 癫痫。

6. 其他　如脑震荡、脑挫伤及脑寄生虫病等。

（三）其他原因的眩晕

1. 全身性疾病　心血管疾病（如低血压、高血压、心律失常等）、血液病（如贫血、出血等）、中毒性疾病（如急性发热性疾病、尿毒症、严重肝病、糖尿病等）。

2. 眼源性疾病　如眼肌麻痹、屈光不正等。

3. 神经精神性疾病　如神经症、更年期综合征、抑郁症等。

二、临床表现

（一）周围性眩晕

1. 梅尼埃病　以发作性眩晕伴耳鸣、听力减退及眼球震颤为主要特点，严重时可伴有恶心、呕吐、面色苍白和出汗，发作多短暂，很少超过2周，具有复发性特点。

2. 迷路炎　多由中耳炎并发，症状同梅尼埃病，检查发现鼓膜穿孔有助于诊断。

3. 内耳药物中毒　常由链霉素、庆大霉素及其同类药物中毒性损害引起，多为渐进性眩晕伴耳鸣、听力减退，常先有口周及四肢发麻等。

4. 前庭神经元炎　多在发热或上呼吸道感染后突然出现眩晕，伴恶心、呕吐，一般无耳鸣及听力减退，持续时间较长，可达6周，痊愈后很少复发。

5. 位置性眩晕　见于迷路和中枢病变，头部处在一定位置时出现眩晕和眼球震颤，多不伴耳鸣及听力减退。

6. 晕动病　见于晕船、晕车等，常伴恶心、呕吐、面色苍白、出冷汗等。

（二）中枢性眩晕

1. 颅内血管性疾病　多有眩晕、头痛、耳鸣等症状，高血压脑病可有恶心呕吐，重者抽搐或昏迷。小脑或脑干出血常以眩晕、头痛、呕吐起病，重者很快昏迷。

2. 颅内占位性病变　听神经瘤、小脑肿瘤除有眩晕外，常伴有进行性耳鸣和听力下降，还有头痛、复视、构音不清等。

3. 颅内感染性疾病　除神经系统临床表现外，尚有感染症状。

4. 颅内脱髓鞘疾病及变性疾病　多发性硬化常以肢体疼痛、感觉异常及无力为首发症状，可有眩晕、视力障碍及相关的神经系统症状和体征；延髓空洞症是进行性变性疾病，可出现软腭瘫痪、吞咽困难、发音障碍等表现，部分患者伴有眩晕。

5. 癫痫　有些患者出现眩晕性发作，多见于颞叶癫痫和前庭癫痫。

周围性眩晕与中枢性眩晕的临床特点比较见表3-7。

表 3-7 周围性眩晕和中枢性眩晕的临床特点

	周围性眩晕	中枢性眩晕
持续时间	短	长
程度及特点	发作性,症状较重	症状较轻,为旋转性或向一侧运动感
加重或缓解因素	头位或体位改变可使眩晕加重	闭目后症状可减轻,与头位或体位改变无关
自主神经症状	可出现恶心、呕吐、出汗、面色苍白等	较少出现,症状不明显
眼球震颤	幅度细小,多为水平或水平加旋转	幅度粗大,形式多变
耳蜗症状	常伴耳鸣、听力减退等	症状不明显
脑神经损害	无	有

（三）其他原因的眩晕

1. 全身性疾病 心血管病患者出现血压、心率、心律变化的同时伴有眩晕；血液病患者除眩晕外,还有贫血、出血等表现；中毒患者有特征性的临床表现,眩晕只是一个伴随症状。

2. 眼源性疾病 表现为视力减退、屈光不正、眼肌麻痹等,眩晕是其症状之一。

3. 神经精神性疾病 可出现头晕、头痛、失眠多梦、胸闷、心悸、气短、食欲不振、乏力、情绪低落、自卑、无自信心、思维缓慢等临床表现。

三、伴 随 症 状

（一）耳鸣、听力下降

眩晕伴耳鸣、听力下降见于前庭器官疾病、听神经瘤等。

（二）恶心、呕吐

眩晕伴恶心、呕吐见于梅尼埃病、晕动病等。

（三）共济失调

眩晕伴共济失调见于小脑、颅后窝或脑干病变等。

（四）眼球震颤

眩晕伴眼球震颤见于脑干病变、梅尼埃病等。

（五）听力下降

眩晕伴听力下降见于药物中毒。

四、相关护理诊断

1. 感知改变（运动、视、听） 与前庭或小脑功能障碍有关。
2. 有跌倒的危险 与前庭或小脑功能障碍有关。
3. 恶心、呕吐 与前庭功能障碍有关。
4. 营养失调:低于机体需要量 与前庭功能障碍导致食欲下降有关。
5. 焦虑 与担心疾病预后不良/眩晕迁延不愈有关。

（董旭婷）

ER-3-17-3

扫一扫,测一测

第十八节　惊　厥

PPT 课件

知识导览

病案分析

　　患者，男，48岁。因"发作性双下肢强直2天"入院。患者于2天前睡眠中突发双下肢强直，伴左上肢不自主抖动，小便失禁，持续约5分钟。上述症状反复发作3次，发作间期如常。头颅CT未见异常。1年前有脑外伤史。体格检查：右下肢腱反射亢进。

　　问题：（1）该患者可能的病因是什么？

　　（2）患者目前存在哪些护理问题？

　　惊厥（convulsion）属于不随意运动，指全身或局部成群骨骼肌非自主的强直性和阵挛性抽动或强烈收缩，产生关节运动与强直，一般为全身性、对称性，伴或不伴意识丧失。惊厥与癫痫有相同点也有不同点，癫痫大发作与惊厥的概念相同，而癫痫的其他类型则不属于惊厥。

一、病因及发病机制

（一）病因

　　惊厥可分为特发性与症状性。特发性惊厥常由于先天性脑部不稳定状态所致，症状性惊厥的病因如下：

1. 脑部疾病

（1）感染：如脑炎、脑膜炎、脑脓肿、脑结核瘤等。

（2）外伤：如产伤、颅脑外伤等。

（3）肿瘤：如原发性肿瘤、脑转移瘤等。

（4）脑血管疾病：如脑出血、蛛网膜下腔出血、高血压脑病、脑血栓形成、脑栓塞、脑缺氧等。

（5）寄生虫病：如脑型疟疾、脑血吸虫病、脑囊虫病等。

（6）其他：如先天性脑发育障碍、胆红素脑病等。

2. 全身性疾病

（1）感染：如急性胃肠炎、中毒性菌痢、链球菌败血症、狂犬病、破伤风等，小儿高热惊厥主要由急性感染所致。

（2）中毒：如尿毒症、肝性脑病等内源性中毒，以及酒精、苯、铅、砷、汞、樟脑、有机磷农药、阿托品等外源性中毒。

（3）心血管疾病：如高血压脑病、阿 - 斯综合征等。

（4）代谢障碍：如低血糖状态、低钙血症、低镁血症、子痫等。

（5）风湿病：如系统性红斑狼疮、脑血管炎等。

（6）其他：如突然停用镇静药、抗癫痫药，以及热射病、溺水、触电、窒息等。

3. 神经官能症　　如癔症性抽搐和惊厥。

　　此外，还有一种重要类型，即小儿惊厥，高热惊厥多见于小儿。

(二)发病机制

惊厥的发病机制目前尚未完全明了,可能由于大脑运动神经元异常放电所致,主要由于神经元膜电位不稳定引起,可由代谢、营养、脑皮质肿物或瘢痕等原因激发,并与遗传、免疫、内分泌、微量元素、精神因素等有关,可分为大脑功能障碍(如癫痫大发作等)和非大脑功能障碍(如破伤风、低钙血症性抽搐等)两种情况。

二、临 床 表 现

(一)全身性抽搐

以全身骨骼肌痉挛为主要表现,典型者为癫痫大发作,表现为意识突然丧失,全身强直、呼吸暂停,继而四肢发生阵挛性抽搐,呼吸不规则,大小便失禁,发绀,约半分钟后自行停止,也可反复发作或呈持续状态。发作时可有瞳孔散大、对光反射消失或迟钝,病理反射阳性等。发作停止后不久意识恢复,醒后有头痛、全身乏力、肌肉酸痛等症状。

(二)局限性抽搐

以身体某一局部连续性肌肉收缩为主要表现,多见于手足、口角、眼睑等部位。低钙血症所致的手足搐搦表现为腕及掌指关节屈曲,指间关节伸直,拇指内收,呈"助产士手";踝关节伸直,足趾屈曲,足呈弓状,似"芭蕾舞足"。

惊厥发作可致跌伤、舌咬伤、大小便失禁和肌肉酸痛。短期频繁发作可致高热;伴有意识障碍者可因呼吸道分泌物、呕吐物吸入或舌后坠堵塞呼吸道引起窒息。惊厥发作后患者可因发作失态而感到窘迫、难堪等。

三、伴 随 症 状

(一)发热
惊厥伴发热多见于感染性疾病。

(二)意识丧失
惊厥伴意识丧失见于癫痫大发作、重症颅脑疾病等。

(三)脑膜刺激征
惊厥伴脑膜刺激征见于脑膜炎、脑膜脑炎、蛛网膜下腔出血等。

(四)血压升高
惊厥伴血压升高见于高血压、肾炎、子痫等。

(五)瞳孔扩大、尿失禁、舌咬伤
惊厥伴瞳孔扩大、尿失禁、舌咬伤见于癫痫大发作。

(六)剧烈头痛
惊厥伴剧烈头痛见于高血压、急性感染、蛛网膜下腔出血、颅脑外伤、颅内占位性病变等。

四、相关护理诊断

1. **有受伤的危险**　与惊厥发作导致短暂意识丧失有关。
2. **有窒息的危险**　与惊厥伴意识障碍导致呼吸道分泌物误吸有关；与惊厥发作导致舌后坠堵塞呼吸道有关。
3. **疼痛**　与惊厥发作导致强直性肌肉收缩有关。
4. **排尿障碍**　与惊厥发作导致短暂意识丧失引起排尿功能异常有关。
5. **排便功能障碍**　与惊厥发作导致短暂意识丧失引起排便功能异常有关。
6. **个人 / 家庭应对无效**　与没有能力处理突发惊厥有关。

（董旭婷）

扫一扫，测一测

第十九节　晕　　厥

PPT 课件

病案分析

　　患者，女，19 岁。患者清晨在去图书馆的路上突然晕倒，持续数秒后苏醒。发作前患者感觉头晕、恶心、上腹不适、肢体发软。平素体弱，近来复习考试，精神紧张。体格检查：体温 37℃，脉搏 110 次 /min，呼吸 24 次 /min，血压 90/60mmHg，右肘关节处轻度擦伤。

　　问题：(1)该患者晕厥属于哪种类型？可能的诱因是什么？

　　(2)患者目前存在哪些护理问题？

知识导览

　　晕厥（syncope）指由于一时性广泛脑供血不足所致的短暂意识丧失状态，发作时患者因肌张力消失不能保持正常姿势而倒地，多为突然发作，迅速恢复，很少有后遗症。

一、病因及发病机制

晕厥的病因及发病机制大致分为 4 类：

（一）血管舒缩障碍

1. 血管迷走性晕厥　约占晕厥的 70%。由于各种刺激通过迷走神经反射，引起短暂的血管床扩张，回心血量减少、心输出量减少、血压下降，引起脑供血不足所致。

2. 直立性低血压　有明确的诱因，常在体位骤变，尤其由卧位或蹲位突然站起时发生晕厥。常见于：①某些长期站立或卧床者；②服用某些药物，如氯丙嗪、胍乙啶、亚硝酸盐类或交感神经切除术后患者；③某些全身性疾病，如多发性神经根炎、脊髓空洞症、脑动脉粥样硬化、急性传染病恢复期、慢性营养不良等，主要由于下肢静脉张力低，血液蓄积于下肢（体位性）、周围血管扩张淤血（服用亚硝酸盐药物）或血液循环反射调节障碍等因素，使回心血量减少、心输出量减少、血压下降引起脑供血不足所致。

3. 颈动脉窦综合征　常见于颈动脉窦附近病变，如局部动脉硬化、动脉炎、颈动脉窦周围淋巴结炎或淋巴结肿大、肿瘤及瘢痕压迫或颈动脉窦受刺激，使迷走神经兴奋、心率减慢、心输出量减少、血压下降，导致脑供血不足。常见诱因有用手压迫颈动脉窦、突然转头、衣领过紧等。

4. 排尿性晕厥　发生机制可能是综合性的,包括自主神经不稳定、体位骤变(夜间起床)、排尿时屏气动作,或通过迷走神经反射致心输出量减少、血压下降而致脑缺血。

5. 咳嗽性晕厥　常见于慢性肺部疾病患者(如支气管哮喘、慢性支气管炎、肺气肿等),可能由于剧咳时胸腔内压力增加,静脉血回流受阻,心输出量减少、血压下降、脑缺血所致,也可能因剧烈咳嗽时脑脊液压力迅速升高,对大脑产生震荡作用所致。

6. 其他　如剧烈疼痛、下腔静脉阻塞综合征(晚期妊娠或腹腔巨大肿物压迫)、食管及纵隔疾病、胸腔疾病、胆绞痛、支气管镜检查时血管舒缩功能障碍或迷走神经兴奋,导致晕厥发作。

(二)心源性晕厥

见于严重的心律失常、心脏排血受阻及心肌缺血性疾病等,如阿 - 斯综合征、阵发性心动过速、病态窦房结综合征、高度房室传导阻滞、主动脉瓣狭窄、先天性心脏病某些类型、心绞痛与急性心肌梗死、原发性肥厚型心肌病等,主要由于心排血量突然减少或心脏停搏,导致脑组织缺氧而发生晕厥。

(三)脑源性晕厥

见于脑动脉粥样硬化、短暂性脑缺血发作(TIA)、偏头痛、慢性铅中毒性脑病等。脑动脉硬化引起血管腔变窄、高血压引起脑动脉痉挛、偏头痛及颈椎病时基底动脉舒缩障碍及各种原因导致的脑动脉微栓塞、动脉炎等,均可出现晕厥。主要由于脑部血管或主要供应脑部血液的血管发生循环障碍,导致一时性广泛脑供血不足所致。

(四)血液成分异常

1. 低血糖综合征　因血糖低而影响大脑的能量供应所致。

2. 通气过度综合征　情绪紧张或癔症发作时,因呼吸急促、通气过度,二氧化碳排出增加,导致呼吸性碱中毒,脑部毛细血管收缩,脑缺氧。

3. 重症贫血　因血氧低下,在用力时发生晕厥。

4. 高原晕厥　因短暂缺氧引起。

二、临床表现

(一)血管舒缩障碍

1. 血管迷走性晕厥　多见于年轻体弱女性,发作常有明显诱因(如疼痛、恐惧、情绪紧张、轻微出血、各种穿刺或小手术等),在天气闷热、空气污浊、疲劳、空腹、妊娠及失眠等情况下更易发生。晕厥前有头晕、眩晕、恶心、上腹不适、面色苍白、肢体发软、坐立不安和焦虑等,持续数分钟继而突然意识丧失,常伴血压下降、脉搏微弱,持续数秒或数分钟后可自行苏醒,无后遗症。

2. 直立性低血压　从卧位到直立时出现血压下降、晕厥的情况。

3. 颈动脉窦综合征　表现为发作性晕厥或伴有抽搐。

4. 排尿性晕厥　多见于青年男性,在排尿过程中或排尿结束时发作,突然晕倒、意识丧失,持续1～2分钟,自行苏醒,无后遗症。

5. 咳嗽性晕厥　剧烈咳嗽后突然意识丧失,数秒至数分钟后自行恢复,恢复后多无不适。

(二)心源性晕厥

最严重的为阿 - 斯综合征,主要表现为在心脏停搏5～10秒后出现晕厥,停搏15秒以上出现抽搐,偶有大小便失禁。

（三）脑源性晕厥

短暂性脑缺血发作可表现为多种神经功能障碍症状。由于损害的血管不同而表现多样化,如偏瘫、肢体麻木、语言障碍等。

（四）血液成分异常

1. 低血糖综合征　表现为头晕、乏力、饥饿感、恶心、出汗、震颤、神志恍惚、晕厥甚至昏迷。

2. 通气过度综合征　表现为头晕、乏力、颜面四肢针刺感,可因伴有血钙降低而发生手足搐搦。

3. 重症贫血　因血氧低下,在用力时发生晕厥。

4. 高原晕厥　因短暂缺氧引起。

三、伴 随 症 状

（一）自主神经功能障碍

晕厥伴自主神经功能障碍,如面色苍白、出冷汗、恶心、乏力,多见于血管迷走性晕厥或低血糖性晕厥。

（二）面色苍白、呼吸困难、发绀

晕厥伴面色苍白、呼吸困难、发绀见于急性左心衰竭。

（三）心率和心律明显改变

晕厥伴心率和心律明显改变见于心源性晕厥。

（四）抽搐

晕厥伴抽搐见于中枢神经系统疾病、心源性晕厥。

（五）发热、水肿、杵状指／趾

晕厥伴发热、水肿、杵状指／趾提示心肺疾病。

（六）头痛、呕吐、视听障碍

晕厥伴头痛、呕吐、视听障碍提示中枢神经系统疾病。

（七）呼吸深而快、手足发麻、抽搐

晕厥伴呼吸深而快、手足发麻、抽搐见于通气过度综合征、癔症等。

（八）心悸、乏力、饥饿感

晕厥伴心悸、乏力、饥饿感见于低血糖性晕厥。

四、相关护理诊断

1. 有受伤的危险　与晕厥发作导致短暂意识丧失有关。

2. 急性意识障碍　与一过性脑供血不足有关。

3. 焦虑／恐惧　与担心疾病预后／晕厥反复发作有关。

4. 个人／家庭应对无效　与没有能力处理突发晕厥有关。

（董旭婷）

ER-3-18-3
扫一扫,测一测

第二十节 意 识 障 碍

病案分析
患者，男，75岁。因"突发意识不清1小时"急诊入院。1小时前，患者起床时突然摔倒在地，呼之不应。体格检查：体温36.9℃，脉搏110次/min，呼吸20次/min，血压180/120mmHg，意识不清，双侧瞳孔散大，对光反射消失，眼球固定，四肢肌张力明显降低，腱反射消失，生理反射消失，病理反射未引出。既往有高血压病史30年。 　　问题：(1)该患者属于何种程度的意识障碍？ 　　(2)根据格拉斯哥昏迷评分判断该患者的意识障碍程度。

　　意识障碍(disturbance of consciousness)指人体对周围环境及自身状态的识别和觉察能力出现障碍的状态，多由于高级神经中枢功能活动受损所致，可表现为嗜睡、意识模糊、昏睡和谵妄，严重的意识障碍表现为昏迷。

一、病因及发病机制

(一)病因

1. 颅内疾病

(1)感染性疾病：各种脑炎、脑膜炎、脑型疟疾等。

(2)非感染性疾病：①脑血管疾病：如脑出血、蛛网膜下腔出血、脑血栓形成、脑栓塞、高血压脑病等；②脑肿瘤；③颅脑外伤：如脑震荡、脑挫裂伤、颅骨骨折等；④癫痫。

2. 颅外疾病

(1)全身严重感染：败血症、伤寒、中毒性肺炎、中毒性菌痢等。

(2)心血管疾病：严重休克、阿-斯综合征等。

(3)内分泌与代谢疾病：甲状腺危象、甲状腺功能减退症、糖尿病酮症酸中毒、肝性脑病、肺性脑病、尿毒症、低血糖昏迷等。

(4)外源性中毒：镇静药、麻醉药、有机磷农药、氰化物、一氧化碳、酒精、吗啡等中毒。

(5)物理性及缺氧性损害：高温中暑、日射病、触电、溺水等。

(6)电解质紊乱：高容量性低钠血症、低氯性碱中毒、高氯性酸中毒等。

(二)发病机制

　　正常的意识活动有赖于大脑皮质和皮质下网状结构功能的完整，任何原因导致大脑皮质弥漫性损害或脑干网状结构损害，均可发生不同程度的意识障碍。意识是由意识内容及其"开关"系统组成。意识的"开关"系统包括经典的感觉传导路径(特异性上行投射系统)及脑干网状结构(非特异性上行投射系统)，该系统可激活大脑皮质并使之维持一定水平的兴奋性，使机体处于觉醒状态。意识内容在意识觉醒状态的基础上产生，包括记忆、思维、理解、定向和情感等精神活动，以及通过视、听、语言和复杂运动等与外界保持紧密联系的能力。

二、临 床 表 现

(一)以觉醒状态改变为主的意识障碍

1. 嗜睡(somnolence)　是程度最轻的意识障碍。患者处于持续的睡眠状态，可被唤醒，醒后能正确回答问题和做出各种反应,但反应迟钝,刺激去除后很快又入睡。

2. 昏睡(lethargy) 较嗜睡更深的一种意识障碍。患者处于熟睡状态,不易唤醒,虽经压迫眶上神经、摇动身体等强烈刺激可被唤醒,但很快又再入睡,对反复问话仅能做简单模糊的回答或答非所问,各种反射活动均存在。

3. 昏迷(coma) 是最严重的意识障碍,按程度可分为浅昏迷、中昏迷和深昏迷 3 个阶段,见表 3-8。

表 3-8　不同程度昏迷的临床表现

昏迷程度	临床表现
浅昏迷	意识大部分丧失,无自主运动,对声、光刺激无反应,对疼痛刺激尚可出现痛苦的表情或肢体退缩等防御反应 角膜反射、瞳孔对光反射、吞咽反射、眼球运动等可存在 生命体征无明显异常
中昏迷	对周围事物及各种刺激均无反应,对于剧烈刺激可出现防御反应 角膜反射减弱,瞳孔对光反射迟钝,无眼球转动 可有生命体征轻度异常及不同程度的排便、排尿功能异常
深昏迷	意识完全丧失,全身肌肉松弛,对各种刺激全无反应 深、浅反射均消失 生命体征明显异常,排便、排尿失禁,甚至出现去大脑强直

(二)以意识内容改变为主的意识障碍

1. 意识模糊(confusion) 是程度深于嗜睡的一种意识障碍。患者能保持简单的精神活动,但对时间、地点、人物的定向能力发生障碍。

2. 谵妄(delirium) 是一种以兴奋性增高为主的高级神经中枢急性功能失调状态,表现为意识模糊、定向力丧失、感觉错乱(幻觉、错觉)、躁动不安、言语杂乱等。谵妄可发生于急性感染高热持续期、某些药物中毒(如颠茄类药物中毒、急性酒精中毒)、代谢障碍(如肝性脑病等)、循环障碍或中枢神经系统疾病等。由于病因不同,部分患者可康复,部分患者可发展为昏迷。

知识链接

格拉斯哥昏迷评分

格拉斯哥昏迷评分(Glasgow coma score,GCS)是评估患者昏迷程度的方法。评分项目包括睁眼反应、运动反应和言语反应。将各项目所测分值相加求其总分,即可得到意识障碍的客观评分。GCS 评分法最高分为 15 分,最低分为 3 分,按意识障碍的差异分为轻、中、重三度,轻度 12~14 分,中度 9~11 分,重度 3~8 分,低于 8 分为昏迷,低于 3 分为深昏迷或脑死亡。

评分项目	反应	得分
睁眼反应	正常睁眼(自动睁眼)	4
	对声音刺激有睁眼反应	3
	对疼痛刺激有睁眼反应	2
	对任何刺激无睁眼反应	1

评分项目	反应	得分
运动反应	可按指令动作	6
	对疼痛刺激能定位	5
	对疼痛刺激有肢体退缩反应	4
	疼痛刺激时肢体过屈（去皮质强直）	3
	疼痛刺激时肢体过伸（去大脑强直）	2
	对疼痛刺激无反应	1
言语反应	能准确回答时间、地点、人物等定向问题	5
	能说话，但不能准确回答时间、地点、人物等定向问题	4
	用字不当，但语意可辨	3
	言语模糊不清，语意难辨	2
	任何刺激无语言反应	1

三、伴 随 症 状

（一）发热
先发热后出现意识障碍，常见于重症感染性疾病；先有意识障碍而后出现发热，可见于脑出血、蛛网膜下腔出血、巴比妥类药物中毒等。

（二）呼吸缓慢
意识障碍伴呼吸缓慢是呼吸中枢受抑制的表现，可见于吗啡、巴比妥类药物、有机磷农药中毒等。

（三）心动过缓
意识障碍伴心动过缓可见于高度房室传导阻滞、颅内压增高、吗啡中毒等。

（四）血压改变
意识障碍伴高血压可见于高血压脑病、脑血管意外、尿毒症等；意识障碍伴低血压多见于各种原因导致的休克。

（五）瞳孔改变
意识障碍伴瞳孔散大见于颠茄类药物、酒精、氰化物等中毒，以及癫痫、低血糖状态等；意识障碍伴瞳孔缩小多见于巴比妥类药物、吗啡类药物、有机磷农药等中毒。

（六）脑膜刺激征
意识障碍伴脑膜刺激征见于脑膜炎、蛛网膜下腔出血等。

（七）皮肤黏膜改变
意识障碍伴皮肤黏膜出血点、瘀斑和紫癜等可见于严重感染和出血性疾病；意识障碍伴口唇呈樱红色多为一氧化碳中毒。

（八）瘫痪
意识障碍伴瘫痪见于脑出血、脑梗死等。

四、相关护理诊断

1. 急性意识障碍　与肝性脑病、脑出血等有关。

2. 清理呼吸道无效　与意识障碍所致咳嗽、吞咽反射减弱或消失有关。

3. 有误吸的危险　与意识障碍所致咳嗽反射减弱或消失有关。

4. 排尿障碍　与意识障碍所致排尿功能异常有关。

5. 排便功能障碍　与意识障碍所致排便功能异常有关。

6. 有皮肤完整性受损的危险　与意识障碍自主运动丧失有关；与意识障碍所致排尿、排便失禁有关。

7. 营养失调：低于机体需要量　与意识障碍不能正常进食有关。

8. 有感染的危险　与意识障碍所致咳嗽、吞咽反射减弱或消失有关。

9. 躯体移动障碍　与意识障碍自主运动丧失有关。

10. 有外伤的危险　与意识障碍所致躁动不安有关。

11. 语言沟通障碍　与意识障碍有关。

12. 照顾者角色困难　与长期昏迷导致家属照顾者角色不当有关。

（董旭婷）

? 复习思考题

1. 引起发热的常见原因有哪些？发热是如何分度的？常见热型及其特点是什么？

2. 心绞痛和心肌梗死胸痛的特点有何异同？

3. 呼吸困难有哪些类型？各自的临床特点如何？

4. 常见的水肿有哪些类型？其各自的发病机制和特点是什么？

5. 引起咯血的常见原因有哪些？咯血的临床表现如何？

6. 引起呕血的常见原因有哪些？如何区别咯血与呕血？呕血与黑便的关系如何？如何估计呕血量？如何观察失血性周围循环衰竭？

7. 腹泻的发病机制有哪些？各自有何特点？

8. 如何区分中心性发绀与周围性发绀？

9. 简述三种黄疸的临床特点。

10. 试述意识障碍的临床表现。

EB-3-20-3

扫一扫，测一测

第四章 体格检查

PPT 课件

知识导览

学习目标

　　掌握体格检查的基本方法及注意事项；掌握一般情况检查、头颈部检查、胸部检查、腹部检查、脊柱与四肢检查及神经反射检查的方法、内容及阳性体征的临床意义。熟悉全身体格检查的基本要求和基本项目。了解生殖器、肛门及直肠检查的方法及临床意义。

第一节 概　　述

　　体格检查是护士运用自己的感官或借助简便的检查工具（如听诊器、血压计、体温计、压舌板、手电筒、叩诊锤等），客观地检查患者身体状况的方法。体格检查一般于采集健康史结束后进行，其目的是进一步支持和验证病史采集中获得的症状，找出患者存在的阳性体征，为确认护理诊断提供客观依据。

　　体格检查的方法包括视诊、触诊、叩诊、听诊和嗅诊。在检查身体的不同部位时，选择使用的基本检查方法可有所侧重。

一、体格检查的注意事项

（一）检查环境
检查环境要安静、具有私密性，温度适中、光线充足，最好以自然光线作为照明。

（二）检查态度
仪表端庄，举止大方，态度温和，认真负责，实事求是。必要时应要求第三者在场。

（三）检查要求
站于患者右侧，检查前先向患者说明自己的身份、检查的目的与要求，以取得患者配合。充分暴露被检查部位，检查手法应规范轻柔。以患者为中心，关心、体贴患者，注意避免交叉感染。检查结束时对患者的良好配合表示感谢，针对检查结果做必要的解释和说明。

（四）检查顺序
体格检查要按一定顺序进行，通常先观察一般状态，然后依次检查头、颈、胸、腹、脊柱、四肢及神经系统，避免重复和遗漏，力求达到全面、系统、重点、规范和正确。

（五）动态检查
根据病情变化及时复查，有助于观察病情、调整和完善护理诊断与护理措施。

二、体格检查的基本方法

（一）视诊

视诊（inspection）是利用视觉观察患者的全身或局部状态的检查方法，可分为全身视诊和局部视诊两种。不同部位的视诊方法和内容不同。

1. 全身视诊　用于判断患者的年龄、性别、发育、营养、意识状态、面容、表情、步态、体位等。

2. 局部视诊　是对患者某一部位的细致观察，如头颅、巩膜、舌、甲状腺、咽、胸廓的视诊。

视诊方法简单，适用范围广，常能提供重要的诊断资料和线索。通过深入、细致、敏锐的观察，将局部和全身表现结合起来，才能发现有重要意义的临床征象，从而减少和避免"视而不见"的情况。

（二）触诊

触诊（palpation）是检查者通过手与受检者体表局部接触后的感觉或受检者的反应来判断受检者身体某部位有无异常的检查方法。触诊可用于身体各部位，尤以腹部触诊最为重要。触诊可以进一步肯定视诊所发现的体征并补充视诊不能观察到的情况。指腹的触觉较为敏感，掌指关节的掌面对震动较为敏感，手背皮肤对温度较为敏感，体格检查时根据目的选择合适的触诊部位。

1. 浅部触诊法　适用于体表浅在病变（关节、软组织、浅部动脉及静脉、阴囊、精索等）的检查。触诊时一手轻置于被检查部位，利用掌指关节和腕关节的协同动作以旋转或滑动的方式轻压触摸。浅部触诊法可触及的深度约为 1cm。

2. 深部触诊法　适用于深部器官和组织的检查，可触及的深度多在 2cm 以上。根据检查目的和手法不同，可分为 4 种。

（1）深部滑行触诊法：嘱受检者平静呼吸，尽量放松腹部肌肉，检查者一手或两手重叠，由浅入深，逐渐加压，触及深部器官或包块后，用稍屈曲并自然并拢的第 2、3、4 指的掌面在其上面做上下左右的滑动触摸。此法多用于腹腔深部包块和胃肠道病变的检查。

（2）双手触诊法：检查者左手掌置于被检查器官或包块的背后部，并将被检查部位推向右手方向，以起到固定作用，并可使被检查器官或包块更接近体表以利于右手触诊。此法适用于肝、脾、肾的触诊。

（3）深压触诊法：检查者用一个或两个并拢的手指逐渐用力深压腹壁被检查部位，用于探测腹腔深在部位的病变和确定腹腔压痛点，如阑尾压痛点、胆囊压痛点。检查反跳痛时，在深压触诊法的基础上迅速将手指抬起，并询问受检者是否感觉疼痛加剧或察看其面部是否出现痛苦面容。

（4）冲击触诊法：检查者用右手并拢的 3～4 个手指取 70°～90°角，置于腹壁上被检查部位，做数次急速而较有力的冲击动作（图4-1），在冲击腹壁时，指端可有腹腔器官浮沉的感觉。冲击触诊法一般仅用于大量腹水时肝、脾检查，以及腹腔包块难以触及者。冲击触诊会使患者感到不适，操作时避免用力过猛。

（三）叩诊

叩诊（percussion）是利用手指叩击或用手指拍击身体某部位的表面，使之震动而产生音响，根据音响和震动的特点来判

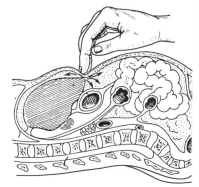

图 4-1　冲击触诊法示意图

断所叩部位的器官有无异常的检查方法,主要用于肺、心脏及腹部的评估。

1. 叩诊方法 叩诊分为间接叩诊法和直接叩诊法两种,以间接叩诊法较为常用。

(1) 直接叩诊法:检查者用右手指掌面直接叩击被检查部位,根据叩击的反响和指下的震动感来判断病变情况。此法适用于胸部、腹部面积广泛的病变,如大量胸腔积液、气胸或腹水等。

(2) 间接叩诊法:是临床上广泛采用的方法。检查者左手中指第二指节紧贴在叩诊部位,其余四指微微抬起,避免与体表接触,右手指自然屈曲,以中指指端垂直叩击左手中指第二指节或其远端。叩击方向与叩诊部位垂直,注意运用腕关节和掌指关节的力量,防止肘关节或肩关节参与,叩击后右手中指立即抬起;叩击力量和间隔时间要均匀一致;叩诊一个部位时,叮连续叩击2~3次。此法适用于确定器官的大小或界限(图4-2)。

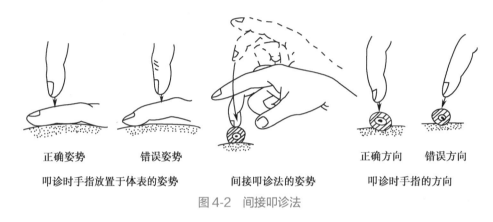

正确姿势	错误姿势		正确方向	错误方向
叩诊时手指放置于体表的姿势		间接叩诊法的姿势	叩诊时手指的方向	

图4-2 间接叩诊法

2. 叩诊音 由于被叩击的组织或器官的密度、弹性、含气量、与体表的距离不同,叩击时产生的音调高低、音响强弱及振动持续时间亦不同,通常分为清音(resonance)、浊音(dullness)、实音(flatness)、鼓音(tympany)、过清音(hyperresonance)5种基本叩诊音。其特点和临床意义见表4-1。

表4-1 各种叩诊音的特点及临床意义

叩诊音	音调	强度	持续时间	出现部位	临床意义
清音	低	强	长	正常肺部	支气管炎
浊音	较高	中等	中等	心、肝被肺覆盖的部分	肺炎、肺不张
实音	高	弱	短	心、肝未被肺覆盖的部分	大量胸腔积液、肺实变
鼓音	高	响亮	较长	胃泡区和腹部	大量气胸、肺空洞、气腹
过清音	更低	更响	更长	正常不出现	肺气肿、肺含气量增加

(四)听诊

听诊(auscultation)是检查者以听觉听取发自受检者身体各部的声音,判断其正常与否的检查方法。听诊在心、肺检查中最为重要,可分为直接听诊法和间接听诊法两种。

1. 直接听诊法 检查者以耳直接贴于被检查部位体表进行听诊。此法听取的声音很弱,目前临床上已基本不用,只在某些特殊情况下采用。

2. 间接听诊法 借助听诊器听诊的方法。此法使用操作方便,可在任何体位使用,且对器官运动的声音起放大作用,故在临床上广泛应用。

(1) 听诊器的组成部件及使用:听诊器由耳件、体件、软管3部分组成(图4-3)。体件有钟型和膜型两种。钟型体件适用于听取低调的声音,如二尖瓣狭窄时的隆隆样舒张期杂音;膜型体件适用于听取高调声音,如呼吸音、肠鸣音等。

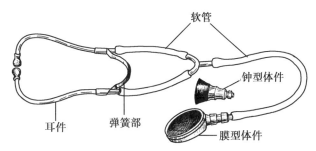

图 4-3 听诊器模式图

（2）听诊的注意事项：①环境安静、室温适宜,以避免外界噪声和寒冷致肌肉震颤的干扰;②检查听诊器耳件方向是否正确,管腔是否通畅;体件要紧贴皮肤,避免与皮肤摩擦产生摩擦音;③切忌隔着衣物听诊,听诊器体件直接接触皮肤以获取确切的听诊结果;④听诊时要注意力集中,听诊心脏时要排除呼吸音的干扰,听诊肺脏时也要摒除心音的干扰。

 知识链接

听诊器的发明

听诊器是 1816 年由法国医生雷内克发明的。当时,雷内克为一位肥胖的胸痛患者看病,将耳朵贴在患者的胸前,但患者肥胖的胸部隔音效果太强了。雷内克非常懊恼,在小路上漫步时也在思考这个问题。恰逢两个小孩蹲在一条长木梁两端做游戏,一个小孩敲他所在一端的木梁,另一端的孩子则把耳朵贴在木梁上,静听彼端传来的声音。雷内克思路顿开,立刻返回医院,将纸卷成圆锥筒,用宽大的锥底置于患者的胸部,倾听了一阵,惊喜地发现可以听到患者胸部内的声音了。

经过多次试验,试用了金属、纸、木等材料不同长短及形状的棒或筒,雷内克最后改进制成了长约 30cm、中空、两端各有一个喇叭形的木质听筒。由于听筒的发明,使得雷内克能诊断出许多不同的胸腔疾病,因此他被后人尊称为胸腔医学之父。

（五）嗅诊

嗅诊（smelling）是检查者通过嗅觉判断发自受检者的异常气味与疾病之间关系的检查方法。这些异常气味多来自皮肤、黏膜、呼吸道、呕吐物、排泄物、脓液及血液等。嗅诊时,用手将受检者散发的气味扇向自己的鼻部,然后仔细判断气味的性质与特点。有时还需借助视诊等协助查明气味的来源。

常见的异常气味及其临床意义如下：

1. 痰液味 恶臭味见于支气管扩张症或肺脓肿;血腥味见于大量咯血患者。

2. 呕吐物 酸臭味提示食物在胃内停留时间过长,见于幽门梗阻;粪臭味见于长期剧烈呕吐或肠梗阻。

3. 粪便味 腐败味多见于消化不良;腥臭味见于痢疾。

4. 尿液味 浓烈氨味见于膀胱炎,由于尿液在膀胱内被细菌发酵所致。

5. 脓液味 恶臭提示有气性坏疽或厌氧菌感染的可能。

6. 汗液味 酸味汗液见于发热性疾病和长期服用阿司匹林等解热镇痛药者;特殊的狐臭味见于腋臭等。

（叶岚岚）

扫一扫,测一测

PPT课件

知识导览

第二节　一般检查

一、全身状态检查

全身状态检查是对患者一般状态的概括性观察,检查方法以视诊为主,必要时配合触诊等其他方法。全身状态检查包括性别、年龄、生命体征、发育与体型、营养状态、意识状态、面容与表情、体位与步态、皮肤黏膜和表浅淋巴结等。

(一)性别与年龄

1. 性别　正常成人男女性征明显,性别一般不难判断。检查中注意疾病的发生与性别有一定的关系,某些疾病可引起性征改变。

(1)疾病所致的性征改变:如肾上腺皮质肿瘤可使男性乳房女性化及出现第二性征的改变,也可使女性发生男性化。

(2)性染色体异常所致的性征改变:如性染色体数目和结构异常所致的两性畸形。

(3)性别与某些疾病的发生率有关:如甲状腺疾病和系统性红斑狼疮多发生于女性,血友病A仅见于男性,消化道肿瘤多见于男性等。

2. 年龄　年龄可通过问诊获知,但在某些特殊情况下则需要通过观察估计。判断年龄多以皮肤的弹性与光泽、肌肉的状态、毛发的颜色与分布、面与颈部皮肤的皱纹、牙齿的状态等为依据。年龄与疾病的发生及预后关系密切,如佝偻病、麻疹、白喉多见于幼儿与儿童,结核病、风湿热多见于少年与青年,高血压、动脉硬化多见于中、老年人;青年人患病后易康复,而老年人康复则相对较慢。

(二)生命体征

生命体征是检查生命活动存在与否及其质量的重要征象,为体格检查的必检项目之一,其内容包括体温、脉搏、呼吸、血压。

1. 体温(body temperature)　体温一般指人体内部的温度,临床上常测量口腔、腋窝或直肠的温度。体温测量对于观察和了解患者的病情变化非常重要,应予以重视。

(1)体温测量方法与正常范围:口测法、腋测法和肛测法是临床常用的体温测量方法。腋测法因简便、安全且不易发生交叉感染,患者易接受,临床应用最为广泛;口测法测量结果较准确,但对婴幼儿及神志不清者不能使用;肛测法测量结果最准确,但不容易为患者接受,多用于婴幼儿、意识不清及某些特殊情况者。体温正常范围见第三章第一节。

(2)体温异常及其临床意义

1)体温升高:指体温高于正常,即发热,常见于感染、创伤、脑血管意外、恶性肿瘤、抗原-抗体反应、内分泌代谢障碍等疾病。

2)体温降低:指体温低于正常,常见于休克、严重营养不良、甲状腺功能减退及在低温环境下暴露过久等。

2. 脉搏(pulse)

(1)检查方法:通常以触诊法检查桡动脉搏动情况,选择两侧桡动脉触诊,注意其频率、节律、强弱及呼吸对它的影响,也可选择颞动脉、颈动脉、肱动脉、股动脉等。以示指、中指和环指指腹平放于动脉搏动处,以适当压力触摸到脉搏为宜,计算出每分钟搏动的次数。

(2)正常范围及异常改变的临床意义

1)频率:即每分钟脉搏的次数。正常成人安静状态下脉率为60~100次/min;老年人偏慢,可低到55~60次/min;婴幼儿偏快,可达130次/min;女性较男性稍快,夜间睡眠时减慢。

①脉搏增快：指安静状态下成人脉率>100次/min，常见于情绪激动、剧烈运动等生理情况和甲状腺功能亢进、发热、心力衰竭、休克等病理情况。

②脉搏减慢：指安静状态下脉率<60次/min，见于体质强壮的青年人、运动员等生理情况和高颅压、梗阻性黄疸、甲状腺功能减退、病态窦房结综合征或房室传导阻滞等病理情况。

③脉搏短绌：指脉率少于心率，由于部分心脏搏血量显著降低，不能使周围动脉搏动或搏动过弱而不能触及脉搏，见于心房颤动或频发期前收缩。

2）节律：正常人脉律规整。部分健康的儿童、青少年可出现窦性心律不齐，表现为吸气时脉搏增快，呼气时脉搏减慢；心房颤动者脉律绝对不规则；期前收缩呈二联律、三联律者可触及二联脉、三联脉；二度房室传导阻滞者可出现脉搏脱漏，称脱漏脉。

3）强弱：正常人脉搏呈中等强度，且每次搏动强弱相等，但由于年龄、性别和体质等不同存在较大的个体差异。①心脏搏血量增加、脉压大和外周血管阻力减低时，脉搏增强且振幅大，称洪脉，见于高热、甲状腺功能亢进症、主动脉瓣关闭不全、严重贫血等；②心脏搏血量减少、脉压小和外周血管阻力增大时，脉搏减弱且振幅小，称细脉，见于心力衰竭、主动脉狭窄、休克等；③脉搏强弱不等见于心房颤动；④两侧桡动脉搏动强弱不等，见于上肢多发性大动脉炎；⑤一侧胫后动脉或足背动脉脉搏减弱或消失，多见于下肢血栓闭塞性脉管炎等，下肢脉搏弱于上肢脉搏甚至消失，见于下肢多发性大动脉炎。

4）紧张度与动脉壁状态：脉搏的紧张度可通过手指按压桡动脉所施加的压力大小和感知的血管壁弹性来判断。正常情况下，动脉管壁光滑、柔软，具有一定的弹性，如将2～3个手指置于桡动脉上，以近心端手指用力按压，使检查处血流阻断，则远心端手指触不到脉搏。如能触及或需用较大的力量按压才能使远心端手指触不到脉搏，表明脉搏的紧张度较大；如阻断血流后虽远心端手指触不到动脉搏动，但触到动脉壁变硬、弹性丧失、呈条索状，提示早期动脉硬化，动脉硬化严重时，动脉壁硬且有迂曲，呈结节状。

5）脉搏波：运用触诊或无创脉搏示波描记，可了解脉搏波形变化。正常脉搏波由升支、波峰和降支三部分组成，升支发生在左心室收缩早期，波峰又称潮波，出现在左心室收缩中、晚期，降支发生在心室舒张期。常见异常波形有：①水冲脉（water hammer pulse）：脉搏骤起骤降，犹如潮水涨落，急促有力。检查时，紧握患者手腕掌面，将其前臂高举过头，可明显感到犹如水冲的脉搏。此为收缩压增高、舒张压下降导致脉压增大所致，见于主动脉瓣关闭不全、甲状腺功能亢进症、动脉导管未闭及严重贫血等。②交替脉（alternating pulses）：节律规则而强弱交替出现的脉搏。由于左心室收缩力强弱交替所致，是左心衰竭的重要体征之一，见于高血压心脏病、急性心肌梗死等。③奇脉（paradoxical pulse）：吸气时脉搏显著减弱或消失的现象，又称"吸停脉"。见于心包积液或缩窄性心包炎，是心脏压塞的重要体征之一。④无脉：即脉搏消失。多见于严重休克及多发性大动脉炎，后者由于某一部位动脉闭塞而使相应部位脉搏消失。

3. 呼吸（respiration）

（1）检查方法：观察静息状态下患者胸部或腹部的起伏，一吸一呼为一次，观察1分钟记数。危重患者呼吸微弱时，可将棉花纤维置于患者鼻孔前，观察棉花纤维被吹动的次数，测1分钟记数。

（2）正常范围：正常成人静息状态下呼吸节律规整，深浅适度，频率12～20次/min，呼吸与脉搏之比为1:4。新生儿呼吸频率较快，约44次/min，随年龄增长而逐渐减慢。

（3）异常呼吸及其临床意义

1）呼吸频率变化

①呼吸加快：呼吸频率>20次/min，见于剧烈运动、发热、贫血、甲状腺功能亢进症、心功能

不全等。

②呼吸减慢：呼吸频率<12 次 /min，见于麻醉剂或镇静剂过量、颅内压增高等。

2）呼吸深度变化

①呼吸浅快：见于肺炎、胸膜炎、胸腔积液、气胸等。

②呼吸深快：见于剧烈运动、情绪激动等。

③呼吸深长：又称酸中毒大呼吸或库斯莫尔呼吸（Kussmaul respiration），见于尿毒症或糖尿病酮症酸中毒。

3）呼吸节律变化

①潮式呼吸：又称陈 - 施呼吸（Cheyne-Stokes respiration），表现为呼吸由浅慢逐渐变得深快，再由深快到浅慢，随之出现一段呼吸暂停后，又开始如上变化的周期呼吸（图 4-4）。

②间停呼吸：又称比奥呼吸（Biot breathing），表现为有规律地呼吸几次后，突然停止，间隔几秒钟后又开始呼吸，周而复始（图 4-5）。

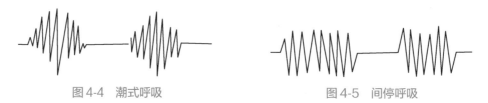

图 4-4 潮式呼吸　　　　　　　　　图 4-5 间停呼吸

以上两种呼吸节律异常多发生于中枢神经系统疾病，如脑炎、脑膜炎、高颅压及某些中毒等，由于呼吸中枢的兴奋性降低，使呼吸浅慢或暂停，发生缺氧和 / 或二氧化碳潴留，当缺氧严重、二氧化碳积聚到一定程度时，才能兴奋呼吸中枢，使呼吸恢复和加强；当积聚的二氧化碳呼出后，呼吸中枢又失去有效的刺激，呼吸再次减弱进而暂停。间停呼吸较潮式呼吸更为严重，多发生在临终前，预后多不良。有些老年人熟睡时可出现潮式呼吸，此为脑动脉硬化的表现。

4. 血压（blood pressure，BP）

（1）检查方法：目前临床上广泛采用间接测量法，即袖带加压法测量血压。常用的血压计有汞柱式、弹簧式和电子血压计。

受检者在安静环境下休息 5～10 分钟，取坐位或仰卧位，被测上肢裸露，外展 45°，与心脏同一水平。将袖带紧贴皮肤缠于上臂，下缘距肘窝上方约 2.5cm，气袖中部对准肱动脉。将听诊器体件放置在肱动脉搏动处，向袖带内充气，边充气边听诊，充气至肱动脉搏动消失时，再充气 20～30mmHg，缓慢放气。当听到第一次声响时，血压计上的读数即为收缩压。继续放气，声音突然变调或消失时的读数为舒张压。收缩压与舒张压之差为脉压。血压记录用"收缩压 / 舒张压"表示，单位为毫米汞柱（mmHg）。某些疾病尚需加测下肢血压。受检者取俯卧位，袖带缠于大腿部，下缘距腘窝上方 2～3cm，听诊器体件放于腘窝上，其余步骤与判定方法同上。

（2）血压标准：健康人的血压随年龄增长而升高，正常人血压为 140/90mmHg 以下，脉压约为 30～40mmHg，两上肢血压可相差 5～10mmHg，下肢血压比上肢血压高 20～40mmHg。18 岁以上成人血压水平分类见表 4-2。

表 4-2 成人血压水平的定义和分类

类别	收缩压（mmHg）	舒张压（mmHg）
正常血压	<120	<80
正常高值	120～139	80～89

续表

类别	收缩压（mmHg）	舒张压（mmHg）
1级高血压	140～159	90～99
2级高血压	160～179	100～109
3级高血压	≥180	≥110
单纯收缩期高血压	≥140	<90

注：若血压测量结果收缩压与舒张压分属不同级别时，则以较高的分级为准。单纯收缩期高血压也可按照收缩压水平分为1、2、3级。

（3）血压改变的临床意义

1）高血压：采用标准测量方法，若在安静、清醒和未使用降压药的情况下，至少3次非同日血压达到或超过收缩压140mmHg和/或舒张压90mmHg则为高血压，如仅收缩压≥140mmHg称为单纯收缩期高血压。正常人的血压常受各种环境因素的影响而变动，尤以收缩压明显。生理情况下，情绪激动、紧张、恐惧、吸烟、疼痛等均可使血压上升。临床上确诊的高血压多为原发性高血压（高血压病），少数为继发性高血压。

2）低血压：指血压低于90/60mmHg。见于休克、急性心肌梗死、心力衰竭、心脏压塞等。另外，可有体质性低血压和直立性低血压。

3）脉压的改变：脉压≥60mmHg为脉压增大，见于主动脉瓣关闭不全、甲状腺功能亢进症、严重贫血、动脉导管未闭等。脉压<30mmHg为脉压减小，见于主动脉瓣狭窄、心包积液、心力衰竭、低血压等。

（三）发育与体型

1. 发育（development）　结合年龄、智力和体格成长状态（身高、体重、第二性征）之间的关系来判断发育是否正常。发育正常者，年龄、智力和体格成长状态之间的关系是均衡一致的。成年以前，随年龄的增长，体格不断生长，至青春期生长速度特别快，属于正常发育状态。

（1）成人发育正常的指标：①头长为身高的1/8～1/7；②双上肢平展的长度约等于身高；③胸围约为身高的1/2；④坐高等于下肢的长度。

（2）影响机体发育的因素：机体的发育受种族、遗传、内分泌、营养代谢、生活条件、体育锻炼等内、外因素的影响。临床上的发育异常与内分泌的改变关系密切，常见的有：①发育成熟前，生长激素分泌增多可致体格异常高大，称巨人症（gigantism）；②生长激素分泌不足可致体格异常矮小（身高<1.3m）但智力正常，称生长激素缺乏性侏儒症（growth hormone deficiency dwarfism）；③小儿甲状腺激素分泌减少可致体格矮小和智力低下，称呆小病（cretinism）。

2. 体型（somatotype）　体型是身体各部发育的外观表现，包括骨骼、肌肉的生长与脂肪的分布状态等。临床上将成人体型分为以下三种：

（1）正力型（匀称型）：身体各部分结构匀称适中，腹上角90°左右，一般正常成人多为此型。

（2）无力型（瘦长型）：身高肌瘦，颈细长，肩窄下垂，胸廓扁平，腹上角<90°。

（3）超力型（矮胖型）：身短粗壮，颈粗短，肩宽平，胸围增大，腹上角>90°。

（四）营养状态

营养状态（nutritional status）与食物的摄入、消化、吸收和代谢等因素密切相关，并受到心理、社会、文化和经济等因素的影响，可作为鉴定健康和疾病的标准之一。营养状态异常通常采用肥胖和消瘦描述。

1. 营养状态分级 根据精神状态、皮肤、毛发、皮下脂肪和肌肉发育等综合判断，此外，在一定时间内监测体重的变化亦可反映营养状态。临床上一般把营养状态分为良好、中等、不良三个等级。

（1）良好：精神饱满，皮肤、黏膜红润、弹性好、有光泽，皮下脂肪丰满，肌肉结实，毛发、指甲润泽，肋间隙及锁骨上窝平坦。

（2）不良：精神萎靡，表情疲惫，皮肤、黏膜干燥、无光泽、弹性减低，皮下脂肪菲薄，肌肉松弛无力，毛发稀疏、干枯、易脱落，指甲粗糙无光泽，肋间隙及锁骨上窝凹陷。

（3）中等：介于两者之间。

2. 异常营养状态的临床意义

（1）营养不良：由于摄食不足和/或消耗增多引起。一般轻微或短期的疾病不易导致营养状态异常，故营养不良多见于长期或严重的疾病。当体重减轻低于标准体重的10%时称为消瘦。根据体重指数（BMI）判定，世界卫生组织标准BMI<18.5kg/m^{2}为消瘦，我国标准与此相同。极度消瘦者称为恶病质（cachexia）。营养不良的常见原因如下：

1）摄食障碍：多见于食管、胃肠道疾病，以及神经系统、肝、肾疾病等引起的严重恶心、呕吐等。

2）消化吸收障碍：见于胃、肠、胰腺、肝脏及胆道疾病引起消化液或消化酶的合成和分泌减少，影响消化和吸收。

3）消耗增多：见于慢性消耗性疾病，如长期活动性肺结核、恶性肿瘤、代谢性疾病、内分泌疾病等，出现糖、脂肪和蛋白质的消耗过多。

（2）营养过剩：体内脂肪积聚过多，主要表现为体重增加，超过标准体重的20%为肥胖。根据体重指数（BMI）判定，世界卫生组织标准BMI≥30kg/m^{2}为肥胖，我国标准BMI≥28kg/m^{2}为肥胖。按病因可将肥胖分为原发性和继发性两种：

1）原发性肥胖：亦称单纯性肥胖，为摄入热量过多所致，表现为全身脂肪分布均匀，身体各个部位无异常改变，常有一定的遗传倾向。

2）继发性肥胖：主要因某些内分泌疾病所致，如下丘脑、垂体疾病，以及库欣综合征、甲状腺功能减退症、性腺功能减退症等。

知识链接

体重指数（BMI）

体重指数（body mass index，BMI）＝体重（kg）/身高^2（m^2）。按世界卫生组织（WHO）标准，BMI的正常范围为18.5～24.9kg/m^2，<18.5kg/m^{2}为偏瘦，≥25.0kg/m^{2}为超重；25.0～29.9kg/m^{2}为偏胖，30.0～34.9kg/m^{2}为一级肥胖，35.0～39.9kg/m^{2}为二级肥胖，≥40.0kg/m^{2}为三级肥胖。我国成人BMI的正常范围为18.5～23.9kg/m^2，BMI<18.5kg/m^{2}为偏瘦，24.0～27.9kg/m^{2}为超重，≥28.0kg/m^{2}为肥胖。

需要注意的是BMI不能区分脂肪与肌肉的比例，应结合体脂含量的测定综合判断，因此，一个通过BMI判定为超重的人，实际上可能并非肥胖，若其肌肉所占比例较大，则脂肪比例很低，便不需要减重。

（五）意识状态

意识（consciousness）是大脑功能活动的综合表现。正常人意识清晰，反应敏捷精确，思维活动正常，定向力正常，语言流畅、准确，表达能力良好。凡影响大脑功能活动的疾病都会引起不同程度的意识改变,称为意识障碍。按照意识障碍的程度可分为嗜睡、意识模糊、昏睡、昏迷及谵妄,详见第三章第二十节。

(六)面容与表情

面容与表情是评价个体情绪状态的重要指标。健康人面容润泽,表情自如,神态安怡。某些疾病发展到一定程度时,会出现一些特征性的面容改变。

1. 急性病容 表情痛苦,面色潮红,躁动不安,有时可有鼻翼煽动、口唇疱疹。见于急性感染性疾病,如肺炎球菌性肺炎、疟疾、流行性脑脊髓膜炎等。

2. 慢性病容 面容憔悴,面色苍白或灰暗,目光暗淡。多见于慢性消耗性疾病,如恶性肿瘤、严重肺结核、肝硬化等。

3. 肝病面容 面色晦暗,额部、鼻背、双颊有褐色色素沉着。见于慢性肝脏疾病。

4. 肾病面容 面色苍白,眼睑、颜面浮肿,舌色淡,舌缘有齿痕。见于慢性肾脏疾病。

5. 二尖瓣面容 面色晦暗,双颊紫红,口唇发绀。见于风湿性心脏病二尖瓣狭窄。

6. 甲状腺功能亢进症面容 表情惊愕,眼裂增宽,眼球突出,瞬目减少,兴奋不安。见于甲状腺功能亢进症。

7. 黏液性水肿面容 面色苍白,颜面浮肿,睑厚面宽,表情淡漠,目光呆滞,眉毛、头发稀疏,反应迟钝,动作缓慢(图4-6)。见于甲状腺功能减退症。

8. 贫血面容 面色苍白,唇舌色淡,表情疲惫。见于各种原因引起的贫血。

9. 满月脸 面圆如满月,皮肤发红,常伴有痤疮和毛发增多。见于库欣综合征及长期应用糖皮质激素者。

10. 肢端肥大症面容 头颅增大,面部变长,下颌增大前凸,眉弓及两颧隆起,耳鼻增大,唇舌肥厚(图4-7)。见于肢端肥大症。

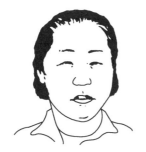
图4-6 黏液性水肿面容

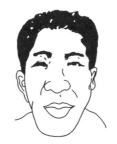
图4-7 肢端肥大症面容

11. 苦笑面容 牙关紧闭,面肌痉挛,呈苦笑状。见于破伤风。

(七)体位与步态

1. 体位(position) 指患者身体所处的姿势和位置。体位的改变对某些疾病的诊断具有一定的意义。常见的体位如下:

(1)主动体位(active position):身体活动自如,不受限制。见于正常人、轻症或疾病早期,也有部分患者病情虽严重而体位不受限制。

(2)被动体位(passive position):不能自行调整及变换身体位置。见于极度衰弱或意识丧失者。

(3)强迫体位(compulsive position):为减轻疾病痛苦而被迫采取某种特殊的体位。常见的强迫体位有以下几种:

1)强迫仰卧位:仰卧,双腿蜷曲,借以减轻腹肌的紧张。见于急性腹膜炎。

2)强迫俯卧位:俯卧以减轻脊背肌肉紧张。见于脊柱疾病。

3）强迫侧卧位：卧向患侧，以减轻疼痛并有利于健侧代偿呼吸。见于一侧胸膜炎和大量胸腔积液。

4）强迫坐位：坐于床沿，两手置于膝关节或扶持床边。此体位便于辅助呼吸肌参与呼吸运动，增加肺通气量，并可减少下肢回心血量，减轻心脏负荷。见于心、肺功能不全。

5）强迫蹲位：在活动过程中，由于呼吸困难或心悸而停止活动，并采取蹲踞位或膝胸位以缓解症状。见于法洛四联症等心脏病。

6）强迫停立位：步行时心前区疼痛突然发作，常被迫立刻站立，并以右手安抚心前区，待症状稍缓解后才能继续行走。见于心绞痛。

7）角弓反张位：颈及脊背肌肉强直，头向后仰，胸腹前凸，背过伸，躯干呈弓形。见于破伤风及小儿脑膜炎。

8）辗转体位：因腹痛辗转反侧，坐卧不安。见于胆石症、肾绞痛、胆道蛔虫病等。

2. 步态（gait） 指走动时所表现的姿态。健康人步态稳健。某些疾病可引起步态显著改变，有助于疾病的诊断。常见典型的异常步态有以下几种：

（1）蹒跚步态（waddling gait）：走路时身体左右摇摆似鸭行。见于佝偻病、大骨节病、进行性肌营养不良及先天性双侧髋关节脱位等。

（2）醉酒步态（drunken gait）：行走时躯干重心不稳，步态紊乱不准确似醉酒状。见于小脑疾病、酒精及巴比妥中毒。

（3）共济失调步态（ataxic gait）：行走时一脚高抬，骤然垂落，双目向下注视，两脚间距较宽，以防身体倾斜，闭目时不能保持平衡。见于脊髓疾病。

（4）慌张步态（festination）：起步后小步急速趋行，身体前倾，有难以止步之势（图4-8）。见于帕金森病。

（5）跨阈步态（steppage gait）：踝部肌腱、肌肉弛缓，患足下垂，行走时必须抬高下肢才能起步（图4-9）。见于腓总神经麻痹。

（6）剪刀步态（scissor gait）：由于双下肢肌张力增高，尤以伸肌和内收肌张力增高明显，移步时下肢内收过度，双腿交叉呈剪刀状（图4-10）。见于脑性瘫痪与截瘫患者。

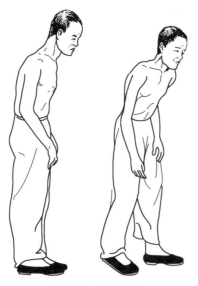 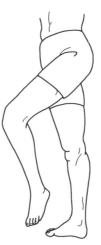 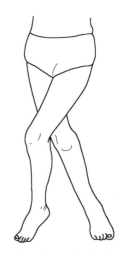

| 图4-8 慌张步态 | 图4-9 跨阈步态 | 图4-10 剪刀步态 |

（7）偏瘫步态（hemiplegic gait）：行走时患侧骨盆抬高，患肢提起，下肢伸直而足尖擦地向外画半圆前行。见于脑血管意外后遗症等。

二、皮肤检查

皮肤的检查主要通过视诊,必要时可配合触诊,检查的内容主要包括颜色、弹性、湿度、皮疹、出血、水肿等。

(一)颜色

皮肤颜色与种族、遗传有关,并因毛细血管的分布、血液充盈度、色素量的多少及皮下脂肪的厚薄不同而有差异。检查皮肤颜色最好在自然光线下进行。

1. 苍白 皮肤黏膜苍白常见于贫血、休克、寒冷、惊恐及主动脉瓣关闭不全等。四肢末端的局限性苍白多由于局部动脉痉挛或闭塞所致,见于雷诺病、血栓闭塞性脉管炎等。检查时主要观察甲床、结膜、口腔黏膜。

2. 发红 皮肤发红由于毛细血管扩张充血、血流加速或红细胞数量增多引起。生理情况见于运动、饮酒、日晒或情绪激动等;病理情况见于发热性疾病(如肺炎球菌性肺炎、肺结核等)、阿托品中毒、一氧化碳中毒等。

3. 发绀 皮肤黏膜呈青紫色,常出现于舌、口唇、耳垂、面颊及肢端。主要由单位容积血液中还原血红蛋白增多引起。见于心肺疾病、亚硝酸盐中毒等。

4. 黄染 皮肤黏膜发黄称黄染,多见于黄疸。早期或轻微黄疸,黄染仅见于巩膜、硬腭后部及软腭黏膜,较明显时才见于皮肤。还可因食用过多胡萝卜、南瓜、橘子等引起血中胡萝卜素含量增高而出现皮肤黄染,多见于手掌和足底、前额及鼻部皮肤,一般不出现巩膜和口腔黏膜黄染。

5. 色素沉着 表皮基底层的黑色素增多,使部分或全身皮肤色泽加深,称为色素沉着。生理情况下,身体外露部分、乳头、腋窝、生殖器、关节、肛门周围皮肤颜色较深,如果这些部位的肤色明显加深,或其他部位出现色素沉着,则为病理现象,常见于肾上腺皮质功能减退、肝硬化、肝癌晚期、肢端肥大症等。

6. 色素脱失 皮肤丧失原有的色素称为色素脱失。因酪氨酸酶缺乏,使体内酪氨酸不能转化为多巴而形成黑色素,导致皮肤局部或全身性色素脱失。常见于白癜风、白斑、白化病等。

(二)湿度

皮肤湿度与汗腺分泌功能、气温及空气的湿度变化有关。在气温高、湿度大的环境里出汗增多是一种生理调节功能。

1. 出汗增多 发热期伴出汗增多,见于风湿病、结核病等;甲状腺功能亢进症、佝偻病、淋巴瘤也有出汗增多。夜间睡眠中出汗称盗汗,多见于结核病。手脚皮肤发凉而大汗淋漓称为冷汗,见于休克和虚脱患者。

2. 无汗 见于维生素 A 缺乏症、严重脱水及黏液性水肿、硬皮病等。

(三)弹性

皮肤的弹性与年龄、营养状态、皮下脂肪及组织间隙液体量多少有关。儿童、青年人皮肤紧张富有弹性,中年以后皮肤逐渐松弛,弹性减弱,老年人皮肤组织萎缩、皮下脂肪减少,弹性较差。

检查皮肤弹性可用示指和拇指将手背或上臂内侧皮肤捏起,松手后皮肤皱褶迅速恢复原状为弹性正常。皮肤皱褶平复缓慢为弹性减弱,见于慢性消耗性疾病、营养不良或严重脱水的患者。

(四)水肿

皮下组织水肿可通过视诊和触诊确定,通常取胫骨前内侧。用手指按压被检查部位 3~5

秒,若按压部位的组织发生凹陷,称为凹陷性水肿。非凹陷性水肿(如黏液性水肿)指压后无组织凹陷,发生在颜面、胫骨前内侧及手足背,伴皮肤苍白、干燥、粗糙,见于甲状腺功能减退症。下肢不对称性皮肤增厚、粗糙、毛孔增大,有时出现皮肤皱褶,指压无凹陷,称为象皮肿,见于丝虫病。水肿的程度可分为轻、中、重三度。

1. 轻度 仅见于眼睑、眶下软组织、胫骨前、踝部皮下组织,指压后可见组织轻度凹陷,平复较快。

2. 中度 全身疏松组织均有明显可见的水肿,指压后可出现较深的组织凹陷,平复缓慢。

3. 重度 全身组织严重水肿,身体低垂部位皮肤紧张发亮,甚至有液体渗出。可伴有胸腔、腹腔等浆膜腔积液,外阴部亦可见明显水肿。

(五)皮疹

皮疹为原发性皮肤损害,多为全身性疾病的表现之一。常见于传染病、皮肤病、药物及其他物质所致的过敏反应等。检查时应注意观察皮疹出现与消失的时间、发展顺序、部位、形状、大小、颜色、压之是否褪色、有无瘙痒及脱屑等。

1. 斑疹(macula) 局部皮肤发红,一般不高出皮面。见于斑疹伤寒、丹毒、风湿性多形性红斑等。

2. 丘疹(papule) 为较小的实性皮肤隆起,表面可呈扁平、圆形或乳头状,伴有皮肤颜色改变。见于药疹、猩红热、湿疹等。

3. 斑丘疹(maculopapule) 丘疹周围有皮肤发红的底盘称为斑丘疹。见于风疹、麻疹、猩红热、药疹等。

4. 玫瑰疹(roseola) 为一种直径2～3mm的鲜红色圆形斑疹,因病灶周围血管扩张所致,手指按压可褪色,松开时又复出现。多出现于胸腹部,为伤寒、副伤寒的特征性皮疹。

5. 荨麻疹(urticaria) 又称风团,为局部皮肤暂时性的水肿隆起,大小不等,形态不一,苍白或淡红,发生快,消退亦快,常伴有剧痒,为皮肤I型变态反应所致。见于各种食物或药物过敏反应。

(六)皮下出血

皮下出血为血管性皮肤损害,其特点为局部皮肤呈青紫或黄褐色(陈旧性),压之不褪色。皮下出血可分为以下几种:直径<2mm称为瘀点;直径3～5mm为紫癜;直径>5mm为瘀斑;片状出血伴皮肤隆起为血肿。皮下出血见于造血系统疾病、重症感染、某些血管损害性疾病及毒物或药物中毒等。

(七)蜘蛛痣及肝掌

蜘蛛痣(spider angioma)是皮肤小动脉末端分支扩张所形成的血管痣,形似蜘蛛,大小不一,直径可由帽针头大到数厘米以上,主要出现于上腔静脉分布的区域,如面、颈、手背、上臂、前胸及肩部等。按压蜘蛛痣的中心时,其辐射状小血管网即消失,去除压力后又复出现。手掌大、小鱼际处发红,加压后褪色,称为肝掌(liver palm)。一般认为蜘蛛痣和肝掌的发生与肝脏对体内雌激素灭活作用减弱有关,常见于急、慢性肝炎或肝硬化,有时也见于妊娠期妇女及健康人。

(八)皮下结节

检查皮下结节时注意其部位、大小、硬度、压痛及移动度。常见的皮下结节有下列几种:

1. 类风湿结节 位于关节、骨隆突附近,圆形、质硬、无压痛,数目不多且大小不等(直径0.5～2.0cm),见于风湿热和类风湿关节炎等疾病。

2. 痛风结节 也称痛风石,是血尿酸浓度增高,尿酸盐结晶在皮下结缔组织沉积所致。一般以耳廓、跖趾、指/趾关节及掌指关节等部位多见。为大小不一（直径 0.2～2.0cm）的黄白色结节,是痛风的特征性病变。

3. 结节性红斑　多见于青壮年女性,好发于小腿伸侧,常为对称性、大小不一（直径 1～5cm）、数目不等的痛性结节。皮损由鲜红色变为紫红色,最后可为黄色。常持续数天或数周而逐渐消退,不留瘢痕。见于溶血性链球菌感染、自身免疫病等。

4. 欧氏小结（Osier 小结）　在指尖、足趾、大小鱼际肌腱部位的粉红色或蓝色有压痛的小结节,见于感染性心内膜炎。

（九）毛发

毛发的曲直、颜色与种族有关,其分布、多少和颜色可因性别与年龄而有所不同,亦受遗传、营养和精神状态的影响。一般男性体毛较多,女性体毛较少。中年以后因毛发根部的血运和细胞代谢减退,头发可逐渐减少或色素脱失,形成秃顶或白发。毛发的分布、多少及色泽的改变对临床诊断有辅助意义。

1. 病理性毛发脱落　见于:①头部皮肤病,如脂溢性皮炎、螨寄生等,脱发以顶部为著;②神经营养障碍,如斑秃,多为圆形脱发,范围大小不等,发生突然,可再生;③某些发热性疾病,如伤寒;④某些内分泌疾病,如甲状腺功能减退症、垂体功能减退症等;⑤理化因素性脱发,如过量的放射线影响、应用抗癌药物（如环磷酰胺）等。

2. 毛发异常增多　见于内分泌疾病,如库欣综合征、长期使用糖皮质激素及性激素。女性患者除一般体毛增多外,尚可生长胡须。

三、表浅淋巴结检查

（一）表浅淋巴结的分布

淋巴结分布于全身,一般检查仅能检查身体各部表浅的淋巴结。正常淋巴结体积较小,直径多在 0.2～0.5cm,质地柔软,表面光滑,无压痛,与毗邻组织无粘连,不易触及。

1. 头颈部　头颈部淋巴结的分布见图 4-11。

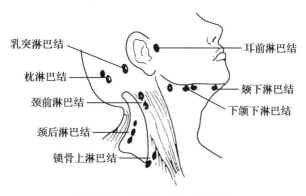

图 4-11　头颈部淋巴结的分布

（1）耳前淋巴结:位于耳屏前方。

（2）乳突淋巴结:又称耳后淋巴结,位于耳后乳突表面、胸锁乳突肌止点处。

（3）枕淋巴结:位于枕部皮下,斜方肌起点与胸锁乳突肌止点之间。

（4）下颌下淋巴结:位于下颌下腺附近,在下颌角与颏部的中间部位。

（5）颏下淋巴结:位于颏下三角内,下颌舌骨肌表面,两侧下颌骨前端中点后方。

（6）颈前淋巴结:位于胸锁乳突肌表面及下颌角处。

（7）颈后淋巴结：位于斜方肌前缘。

（8）锁骨上淋巴结：位于锁骨与胸锁乳突肌所形成的夹角处。

2. 上肢

（1）腋窝淋巴结：是上肢最大的淋巴结组群，可分为 5 组。①外侧淋巴结群：位于腋窝外侧壁；②胸肌淋巴结群：位于胸大肌下缘深部；③肩胛下淋巴结群：位于腋窝后皱襞深部；④中央淋巴结群：位于腋窝内侧壁近肋骨及前锯肌处；⑤腋尖淋巴结群：位于腋窝顶部。

（2）肘浅淋巴结：又称滑车上淋巴结，位于上臂内侧，肱骨内上髁上方 3～4cm 处，肱二头肌与肱三头肌之间的间沟内。

3. 下肢

（1）腹股沟淋巴结：位于腹股沟韧带下方股三角内，分为上、下两群。①上群：位于腹股沟韧带下方，与韧带平行排列，故又称为腹股沟韧带横组或水平组；②下群：位于大隐静脉上端，沿静脉走行排列，故又称为腹股沟淋巴结纵组或垂直组。

（2）腘淋巴结：位于小隐静脉和腘静脉的汇合处。

表浅淋巴结呈组群分布，一个组群淋巴结收集一定区域的淋巴液。当身体某部位发生炎症或癌肿时，微生物或癌细胞可沿淋巴管蔓延，到达该器官或该部的淋巴结，而引起淋巴结肿大、压痛、粘连等，对疾病诊断有重要意义。

（二）检查方法及顺序

1. 检查方法 表浅淋巴结的检查方法是视诊和触诊，触诊是主要的检查方法。以并拢的示、中、环三指紧贴检查部位，指腹平放于被检查部位的皮肤上，由浅入深进行触诊。

检查颈部淋巴结时，可站在患者前面或背后，嘱其稍低头，或偏向检查侧，以使皮肤或肌肉松弛，有利于触诊。检查锁骨上淋巴结时，嘱患者取坐位或卧位，头稍向前屈，左手触诊右侧，右手触诊左侧，由浅部逐渐触摸至锁骨后深部。检查腋窝淋巴结时，扶住患者前臂并稍外展，以右手触摸左侧，以左手触摸右侧，触诊时由浅及深直至腋窝顶部。检查肘浅淋巴结时，一手托住患者的前臂，另一手在滑车上由浅及深地进行触摸。

2. 检查顺序 淋巴结的检查要按一定顺序进行，以免遗漏。一般顺序为耳前、乳突区、枕骨下区、颌下、颏下、颈前三角、颈后三角、锁骨上窝、腋窝、滑车上、腹股沟、腘窝等。

（三）淋巴结肿大的临床意义

1. 局限性淋巴结肿大

（1）非特异性淋巴结炎：由引流区域的炎症引起，如急性化脓性扁桃体炎可引起颈前三角内的淋巴结肿大、口腔炎症引起下颌下淋巴结肿大、乳房炎症引起腋窝淋巴结肿大、生殖器和下肢炎症引起腹股沟淋巴结肿大。淋巴结肿大的急性期有压痛，表面光滑、质软、无粘连；慢性炎症时，淋巴结质地较硬，最终可缩小或消退。

（2）淋巴结结核：常发生在颈部，呈多发性，大小不等，质地较硬，可相互粘连，或与周围组织粘连，晚期破溃形成瘘管，愈合后可形成瘢痕。

（3）恶性肿瘤淋巴结转移：淋巴结质地坚硬，或有橡皮样感，表面可光滑或突起，一般无压痛，与周围组织粘连，不易推动。胸部肿瘤（如肺癌）可向右侧锁骨上或腋窝淋巴结群转移；胃癌、食管癌多向左侧锁骨上淋巴结群转移，称为菲尔绍淋巴结（Virchow lymph node），为胃癌、食管癌转移的标志。

2. 全身淋巴结肿大 淋巴结肿大遍及全身，大小不等，无粘连，见于淋巴瘤、急性或慢性白血病、传染性单核细胞增多症等。

（屈晓敏）

ER-4-2-3

扫一扫，测一测

PPT课件

知识导览

第三节　头 部 检 查

一、头　颅

（一）头颅的正常状态与检查方法

头颅检查以视诊、触诊为主。通过视诊观察头颅的大小、外形及运动情况。触诊可了解其外形、有无压痛和异常隆起。正常人头颅大小适中，各部分比例适当。头颅的大小以头围来衡量，测量时以软尺自眉间绕到颅后通过枕骨粗隆。头围随身体发育而变化，出生时约34cm，至18岁可达53cm或以上，以后基本无变化。婴幼儿要检查囟门情况。矢状缝和其他颅缝多在出生后6个月内骨化，骨化过早会影响颅脑的发育。

（二）常见头颅异常及其临床意义

1. 小颅　小儿囟门多在12~18个月内闭合，如过早闭合即可引起小颅畸形，常伴智力障碍。

2. 尖头畸形　亦称塔状颅，头顶部尖突高起，与颜面比例异常（图4-12），由于矢状缝与冠状缝过早闭合所致。见于阿佩尔综合征（尖头并指/趾畸形）。

3. 巨颅　头颅增大，颜面很小，头、颈部静脉充盈。由于颅内压增高压迫眼球，形成双目下视、巩膜外露的特殊表情，称落日现象。见于脑积水。

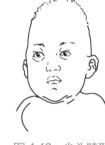

图4-12　尖头畸形

4. 方颅　前额左右突出，头顶平坦呈方形。见于小儿佝偻病或先天性梅毒。

二、眼

（一）眼睑

1. 睑内翻　睑内翻主要见于沙眼，由瘢痕收缩所致。

2. 眼睑闭合障碍　双侧眼睑闭合障碍主要见于甲状腺功能亢进症；单侧眼睑闭合障碍见于面神经麻痹。

3. 上睑下垂　双侧上睑下垂见于先天性上睑下垂、重症肌无力；单侧上睑下垂见于脑炎、脑外伤、蛛网膜下腔出血、白喉等。

4. 眼睑水肿　眼睑皮下组织疏松，轻度或初发水肿易于在眼睑表现出来。常见于急慢性肾小球肾炎、肾病综合征、血管神经性水肿等。

（二）结膜

结膜可分为三部分：睑结膜、球结膜和穹窿结膜。结膜的观察最好在自然光线下进行，必要时可在手电筒光照下进行。

1. 检查方法　观察上睑结膜时，需将眼睑翻转。上睑翻转法：用示指和拇指捏住上睑中外1/3交界处的边缘，嘱患者双目下视，轻轻向前下方牵拉，同时以示指向下压迫睑板上缘，与拇指配合将睑缘向上捻转即可。

2. 临床意义　结膜充血见于结膜炎、角膜炎；滤泡、颗粒见于沙眼；结膜苍白见于贫血；结膜发黄见于黄疸；结膜出现散在多少不等的出血点，见于感染性心内膜炎；黄白色小颗粒见于结膜结石；球结膜水肿见于颅内压增高、肺性脑病和重症水肿等。

（三）巩膜

巩膜不透明，又因血管极少，故呈瓷白色。在发生黄疸时，巩膜比其他黏膜更先出现黄染而容易被发现，这种黄染在巩膜是连续的，近角膜巩膜交界处较轻，越远离此黄染越明显。内眦部出现黄色斑块，为脂肪沉着所致，多见于中年人及老年人。血液中其他黄色色素成分（如胡萝卜素）增多时，黄染一般只出现于角膜周围。

（四）角膜

角膜表面有丰富的感觉神经末梢，因此角膜的感觉十分灵敏。检查时应注意其透明度，有无云翳、白斑、溃疡、软化、新生血管等。

1. 云翳与白斑　如发生在角膜的瞳孔部位，可引起不同程度的视力障碍。

2. 角膜周围血管增生（血管翳）　见于重症沙眼。

3. 角膜软化　见于婴幼儿营养不良、维生素 A 缺乏等。

4. 凯 - 弗环　角膜边缘出现黄色或棕褐色的色素环，环的外缘较清晰，内缘较模糊，是铜代谢障碍的结果，见于肝豆状核变性。

（五）虹膜

正常虹膜纹理近瞳孔部分呈放射状排列，周边呈环形排列，虹膜中央有圆形孔洞即瞳孔，通过虹膜内的瞳孔括约肌与瞳孔开大肌可调节瞳孔的大小。虹膜纹理模糊或消失见于虹膜的炎症、水肿或萎缩；虹膜形态异常或有裂孔见于虹膜后粘连、外伤、先天性虹膜缺损等。

（六）瞳孔

瞳孔为虹膜中央的孔洞。检查时应注意其形状、大小，两侧是否等大、等圆，对光及集合反射等。正常瞳孔为圆形，双侧等大，直径为 3～4mm。

1. 瞳孔形状改变　青光眼或眼内肿瘤时，瞳孔可呈椭圆形；虹膜粘连时，瞳孔的形状可不规则。

2. 瞳孔大小改变　生理情况下，婴幼儿和老年人瞳孔较小，青少年瞳孔较大，在光亮处瞳孔较小，精神兴奋或在暗处瞳孔可扩大。病理情况下，瞳孔缩小见于虹膜炎症、中毒（有机磷农药、毒蕈）、药物反应（毛果芸香碱、吗啡、氯丙嗪）等；瞳孔扩大见于外伤、颈交感神经刺激、青光眼绝对期、视神经萎缩、药物影响（阿托品、可卡因）等；瞳孔大小不等，常提示有颅内病变，如脑外伤、脑肿瘤、神经梅毒、脑疝等。

3. 对光反射　分为直接对光反射和间接对光反射。检查时，嘱患者注视正前方，以手隔开另一眼，用手电筒光照射一侧瞳孔，被照的瞳孔立即收缩，移除光照后迅速复原，称直接对光反射灵敏；未被照的瞳孔也同时缩小，移除光照后迅速复原，称间接对光反射灵敏。对光反射迟钝或消失见于昏迷患者。

4. 集合反射　嘱患者注视 1m 以外的目标（通常是护士的示指尖），将目标逐渐移近眼球（距眼球 5～10cm），正常人此时可见双眼内聚（辐辏反射），瞳孔缩小（调节反射），称为集合反射。集合反射消失，见于动眼神经损害、睫状肌和双眼内直肌麻痹。

（七）眼球

检查眼球时注意眼球的外形和运动。

1. 眼球突出　双侧眼球突出见于甲状腺功能亢进症。患者除突眼外，可有以下眼征（图 4-13）：①冯·格雷费征（von Graefe's sign）：又称眼睑迟落征，双眼向下看时，上眼睑不能随眼球下落或下落滞后于眼球；②施特尔瓦格征（Stellwag's sign）：瞬目减少和凝视；③默比乌斯征（Mobius' sign）：集合运动减弱，即目标由远处逐渐移近眼球时，两侧眼球不能适度内聚；④若弗鲁瓦征（Joffroy's sign）：上视时无额纹出现。

2. 眼球下陷　双侧眼球下陷见于严重脱水；单侧眼球下陷见于霍纳综合征（Horner syndrome）或眼球萎缩。

3. 眼球运动　将目标物（手指尖或棉签）置于患者眼前 30～40cm 处，嘱患者固定头部，眼球随目标方向移动，一般先查左眼后查右眼，按左→左上→左下及右→右上→右下 6 个方向的顺序进行。每一方向代表双眼一对配偶肌的功能。

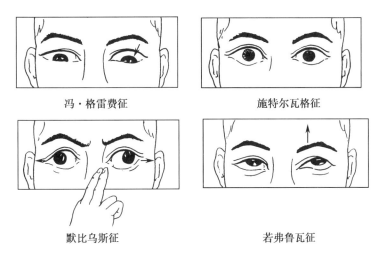

冯·格雷费征　　　　　　　　　施特尔瓦格征

默比乌斯征　　　　　　　　　若弗鲁瓦征

图 4-13　甲状腺功能亢进症的眼部特征

双侧眼球发生一系列有规律的快速往返运动，称为眼球震颤（nystagmus）。检查时嘱患者眼球随手指所示方向（水平或垂直）运动数次，观察是否出现震颤。自发的眼球震颤见于耳源性眩晕、小脑疾病、视力严重下降等。

（八）眼底

需借助眼底镜才能检查眼底。检查项目有视神经乳头、视网膜血管、黄斑区及视网膜各象限。正常视神经乳头为卵圆形或圆形，边缘清楚，色淡红，颞侧较鼻侧稍淡，中央凹陷。动脉颜色鲜艳，静脉颜色暗红，动静脉管径的正常比例为 2:3。

视神经乳头水肿见于各种原因所致的颅内压增高，如颅内肿瘤、脑脓肿、外伤性脑出血、脑膜炎及脑炎等；高血压动脉硬化、子痫、慢性肾小球肾炎、糖尿病、白血病等亦可引起视神经乳头及视网膜血管的特征性改变。

三、耳

（一）耳廓

注意耳廓的外形、大小、位置和对称性，有无发育畸形、外伤瘢痕、红肿、结节等。耳廓缺损，见于先天性发育畸形和外伤。耳廓红肿伴发热和疼痛，见于感染。耳廓（耳轮处）触及痛性小结，提示痛风石，为尿酸盐沉着所致，见于痛风。

（二）外耳道

注意外耳道皮肤是否正常，有无溢液。有黄色液体流出伴痒痛应考虑外耳道炎；有脓液流出，见于化脓性中耳炎；有血液或脑脊液流出则应考虑颅底骨折。

（三）乳突

乳突内腔与中耳相连。化脓性中耳炎引流不畅时可蔓延为乳突炎，表现为皮肤红肿、乳突有明显压痛等，严重时可继发耳源性脑脓肿或脑膜炎。

（四）听力

听力检查可先用粗略的方法了解患者的听力，必要时通过精确测试的方法确定耳聋的原因。

1. 检查方法　粗测法为在安静环境中，嘱患者闭目静坐，用手指堵塞一侧耳道，持手表（机械表）或以拇指与示指互相摩擦，自 1m 以外逐渐移近患者耳部，直到患者听到声音为止，测量距离，同样方法查另一耳。听力正常者一般在 1m 处可闻机械表声或捻指声。

2. 临床意义　听力减退见于耳道耵聍或异物阻塞、听神经损害、局部或全身血管硬化、中耳炎等。

四、鼻

（一）外形

鼻部检查注意皮肤颜色和鼻外形的改变。鼻外伤引起鼻出血者，应检查有无鼻骨或软骨骨折或移位。鼻梁部皮肤出现红色斑块，病损处高起并向两侧面颊部扩展呈蝴蝶形，见于系统性红斑狼疮。鼻尖和鼻翼处皮肤发红并伴有毛细血管扩张、组织肥厚，见于酒渣鼻。鼻翼煽动，吸气时鼻孔开大，呼气时鼻孔回缩，为呼吸困难的表现。鼻腔部分或完全阻塞，外鼻变形，鼻梁宽平，称蛙状鼻，见于鼻息肉。鼻骨破坏后鼻梁塌陷，称鞍鼻，见于鼻骨骨折或先天性梅毒。

（二）鼻中隔

正常成人鼻中隔很少完全正中，多数稍有偏曲。如有明显偏曲，并引起呼吸障碍，称为鼻中隔偏曲。严重的高位偏曲可压迫鼻甲，引起神经性头痛，也可因偏曲部骨质刺激黏膜而引起出血。鼻穿孔多由鼻腔慢性炎症、外伤等引起。

（三）鼻腔分泌物

鼻腔黏膜受到各种刺激时会产生过多的分泌物。清稀无色的分泌物为卡他性炎症，多为病毒感染引起；黏稠发黄或发绿的分泌物为鼻或鼻窦的化脓性炎症，多为细菌感染引起。

（四）鼻出血

鼻出血时注意辨别是单侧还是双侧。鼻出血多为单侧，常见于外伤、鼻腔感染、局部血管损伤、鼻咽癌、鼻中隔偏曲等。双侧出血则多由全身性疾病引起，如某些发热性传染病（流行性出血热、伤寒等）、血液系统疾病（血小板减少性紫癜、再生障碍性贫血、白血病、血友病）、高血压、肝脏疾病、维生素 C 或维生素 K 缺乏等。

（五）鼻窦

鼻窦为鼻腔周围含气的骨质空腔，共 4 对，皆有窦口与鼻腔相通，当引流不畅时易于发生炎症。鼻窦炎时出现鼻塞、流涕、头痛和鼻窦压痛。各鼻窦区压痛的检查方法如下：

1. 额窦　一手扶持患者枕部，另一手拇指或示指置于眼眶上缘内侧用力向后上按压，或以双手固定头部，双手拇指置于眼眶上缘内侧向后、向上按压，询问有无压痛。

2. 筛窦　双手固定患者两侧耳后，双侧拇指分别置于鼻根部与眼内眦之间向后方按压，询问有无压痛。

3. 上颌窦　双手四指固定于患者两侧耳后，拇指分别置于左右颧部向后按压，询问有无压痛。

4. 蝶窦　解剖位置较深，不能在体表进行检查。

五、口

检查内容包括口唇、口腔黏膜、牙齿、牙龈、舌、咽。

（一）口唇

口唇的毛细血管十分丰富，因此健康人口唇红润光泽。检查时注意口唇的颜色及有无疱疹、口角糜烂、口角歪斜。口唇苍白见于贫血或虚脱；口唇发绀见于心肺功能不全等；口唇呈樱桃红色见于一氧化碳中毒；口唇疱疹多为单纯疱疹病毒感染所致，常见于流行性感冒、肺炎、麻疹等；口角糜烂见于核黄素缺乏；口唇突然发生非炎性、无痛性肿胀，见于血管神经性水肿;口唇肥厚增大见于黏液性水肿及肢端肥大症等;口角歪斜见于面神经瘫痪或脑血管意外。

(二)口腔黏膜

口腔黏膜的检查应在充分的自然光线下进行,也可用手电筒照明。正常口腔黏膜光洁呈粉红色。

1.口腔黏膜色素沉着 出现蓝黑色色素沉着,多为肾上腺皮质功能减退症。

2.口腔黏膜损害 口腔黏膜出现大小不等的黏膜下出血点或瘀斑,见于出血性疾病、维生素C缺乏等。若在相当于第二磨牙的颊黏膜处出现帽针头大小的白色斑点,周围有红晕,称科氏斑(Koplik spot,又称麻疹黏膜斑),对麻疹有早期诊断价值。口腔黏膜溃疡可见于口腔炎症。鹅口疮(雪口病)见于衰弱患者、长期使用广谱抗生素和抗肿瘤药者。

(三)牙齿

检查牙齿时应注意有无龋齿、残根、缺牙和义齿等。发现牙齿疾病应按下列格式标明所在部位:

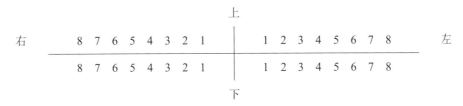

1. 中切牙;2. 侧切牙;3. 尖牙;4. 第一前磨牙;5. 第二前磨牙
6. 第一磨牙;7. 第二磨牙;8. 第三磨牙

如$\lfloor 7$为左上第二磨牙病变;$1\rfloor$为右下中切牙病变;$6\rfloor$与$\lfloor 4$为龋齿,则记录为:$\dfrac{6\rfloor}{\lfloor 4}$龋齿。

正常牙齿为瓷白色。牙齿的色泽与形状也具有临床诊断意义。牙齿呈黄褐色称氟牙症,又称斑釉牙,为长期饮用含氟量过高的水所致。中切牙切缘呈月牙形凹陷且牙间隙过宽,称为哈钦森牙(Hutchinson tooth),为先天性梅毒的重要体征之一。单纯牙间隙过宽见于肢端肥大症。

(四)牙龈

正常牙龈呈粉红色,质坚韧且与牙颈部紧密贴合,压迫无出血及溢脓。牙龈水肿见于慢性牙周炎。牙龈缘出血常为口腔内局部因素引起,如牙石等,也可由全身性疾病所致,如维生素C缺乏症、血液系统疾病、肝脏疾病等。牙龈挤压后有脓液溢出,见于慢性牙周炎、牙龈瘘管等。牙龈的游离缘出现蓝灰色点线称为铅线,是铅中毒的特征。在铋、汞、砷等中毒时,也可出现类似的黑褐色点线状色素沉着,应注意结合病史鉴别。

(五)舌

检查舌时应注意舌的颜色、位置、运动,以及舌苔的厚薄与颜色等。正常人舌质淡红,苔薄白,舌体柔软,活动自如,伸舌居中,无震颤。舌体肥大常见于肢端肥大症和黏液性水肿。舌乳头萎缩,舌体变小,舌面光滑呈粉红色或红色,称为镜面舌(光滑舌),常见于缺铁性贫血、恶性贫血及慢性萎缩性胃炎。舌乳头肿胀突出呈鲜红色,形如草莓,称为草莓舌,见于猩红热。舌面覆有黑色或黄褐色毛,称为毛舌,由丝状乳头缠绕真菌丝及其上皮细胞角化所形成,见于久病衰弱或长期使用广谱抗生素者。舌震颤,见于甲状腺功能亢进症。舌偏向一侧,见于舌下神经麻痹。

(六)咽部与扁桃体

咽部可分为鼻咽、口咽及喉咽三部分。咽部检查一般指口咽部检查。

1. 检查方法　嘱患者取坐位,头略后仰,张口并发"ā"音,将压舌板放在舌前 2/3 与后 1/3 交界处,观察软腭、腭垂、软腭弓、扁桃体、咽后壁情况。

2. 临床意义

（1）咽部:咽部黏膜充血、水肿,黏液分泌增多,提示急性咽炎;咽部黏膜充血、表面粗糙,出现簇状淋巴滤泡或颗粒,提示慢性咽炎。

（2）扁桃体:扁桃体肿大,表面光滑,无充血,隐窝内清洁,提示扁桃体生理性肥大;扁桃体肿大,急性充血,表面有白色或黄白色点状渗出物且易擦掉,伴寒战、高热,提示急性扁桃体炎;扁桃体肿大,慢性充血,隐窝内可有黄白色渗出物,无寒战、高热,提示慢性扁桃体炎;扁桃体肿大,表面有灰白色苔片状假膜,不易剥离,若强行剥离,则易引起出血,提示咽白喉。

3. 扁桃体肿大的分度　一般分为三度:不超过咽腭弓者为 I 度;超过咽腭弓者为 II 度;达到或超过咽后壁中线者为 III 度。

六、腮　　腺

腮腺位于耳屏、下颌角及颧弓所构成的三角区内。正常腺体薄而软,不易触及腺体轮廓。腮腺导管开口于上颌第二磨牙相对的颊黏膜上,检查时注意有无分泌物流出。腮腺肿大时,可见到以耳垂为中心的隆起,并可触及边缘不明显的包块。常见腮腺肿大的临床意义:

（一）急性流行性腮腺炎

腮腺肿大,始为单侧,继而累及对侧,表面皮肤亮而不红,有压痛,腮腺导管口可见红肿,挤压无脓性分泌物流出。

（二）急性化脓性腮腺炎

腮腺肿大多为单侧,表面皮肤红肿,有压痛,可有波动感,挤压时腮腺导管口可见脓性分泌物溢出,多见于抵抗力低下的重症患者及口腔卫生不良者。

（三）腮腺肿瘤

混合瘤质韧呈结节状,边界清楚,可有移动性;恶性肿瘤质硬,生长迅速,与周围组织粘连,可伴有面瘫。

（屈晓敏）

扫一扫,测一测

PPT 课件

知识导览

第四节　颈　部　检　查

颈部检查应在自然、平静的状态下进行,患者取坐位或仰卧位,充分暴露颈部及肩部。检查的手法应轻柔,如有颈椎疾病时更应注意。

一、颈部外形及运动

（一）颈部外形

正常人颈部直立,两侧对称,活动自如。男性甲状软骨比较突出,女性甲状软骨则平坦不显著,转头时可见胸锁乳突肌突起。为描述和标记颈部病变的部位,根据解剖结构,将两侧颈部各分为两个大三角区域,即颈前三角和颈后三角。颈前三角为胸锁乳突肌前缘、下颌骨下缘与前正中线之间的区域;颈后三角为胸锁乳突肌后缘、锁骨中 1/3 部与斜方肌前缘之间的区域（图 4-14）。

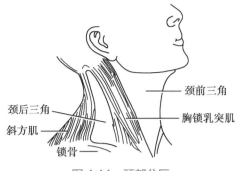

图 4-14　颈部分区

（二）颈部运动

正常人坐位时颈部伸屈、转动自如。常见的颈部运动异常有：①头不能抬起，见于严重消耗性疾病晚期、重症肌无力、脊髓前角细胞炎和进行性肌萎缩等；②头部向一侧偏斜，见于颈肌外伤、瘢痕收缩、先天性颈肌挛缩和斜颈；③颈部运动受限并伴疼痛，见于软组织炎症、颈肌扭伤、肥大性脊椎炎、颈椎结核或肿瘤等；④颈部强直，见于各种脑膜炎、蛛网膜下腔出血等，为脑膜受刺激的表现。

二、颈 部 肿 块

颈部的炎症、肿瘤、畸形等均可表现为颈部肿块，检查时应根据其部位、数目、大小、质地、活动度、与邻近器官的关系和有无压痛等特点来判断。

引起颈部包块的常见原因有肿瘤、囊状瘤、囊肿及各种原因引起的淋巴结肿大等。炎性肿块质地不硬、有压痛；恶性肿瘤一般质硬、固定，表面多不光滑，无压痛。若颈部肿块弹性大，有波动感、平滑，又无全身症状，则应考虑囊肿的可能。肿大的甲状腺和甲状腺来源的包块在做吞咽动作时可随吞咽向上移动，以此可与颈前其他包块鉴别。

三、颈 部 血 管

（一）颈动脉

正常人颈动脉的搏动只在剧烈活动后可见，且很微弱。

1. 颈动脉搏动　安静状态下出现明显的颈动脉搏动，多见于主动脉瓣关闭不全、高血压、甲状腺功能亢进症及严重贫血。一般动脉搏动比较强劲，为膨胀性，触诊时搏动感明显，可与颈静脉搏动鉴别。

2. 颈动脉杂音　若在颈部大血管区闻及血管性杂音，应考虑颈动脉或椎动脉狭窄。若在锁骨上窝闻及杂音，则可能为锁骨下动脉狭窄，见于颈肋压迫。

（二）颈静脉

正常人平卧时颈静脉稍见充盈，但充盈的水平仅限于锁骨上缘至下颌角距离的下 2/3 以内；在坐位或半坐位（身体呈 45°）时，颈静脉多不显露，也看不到颈静脉的搏动。

1. 颈静脉怒张　在坐位或半坐位时颈静脉明显充盈或静脉充盈度超过正常水平，称为颈静脉怒张，提示颈静脉压升高，可见于右心衰竭、缩窄性心包炎、心包积液、上腔静脉阻塞综合征，以及胸腔、腹腔压力增加等情况。

2. 颈静脉搏动　颈静脉搏动可见于三尖瓣关闭不全等。颈静脉搏动应与颈动脉搏动鉴别，一般静脉搏动柔和,范围弥散,触诊时无搏动感;动脉搏动比较有力,为膨胀性,触诊时搏动感明显。

3. 颈静脉杂音 若在右锁骨上窝闻及低调、柔和、连续性杂音,属生理性,用手指压迫颈静脉后即可消失。

四、甲 状 腺

甲状腺位于甲状软骨下方和两侧,表面光滑,柔软不易触及。甲状腺检查方法有:

(一)视诊

正常人甲状腺外观不突出,女性在青春发育期可略增大。检查时患者头稍后仰,嘱其做吞咽动作,观察甲状腺的大小和对称性。

(二)触诊

1. 前面触诊 站于患者前方,一手拇指施压于一侧甲状软骨,将气管推向对侧,另一手示、中指在对侧胸锁乳突肌后缘向前推挤甲状腺侧叶,拇指在胸锁乳突肌前缘触诊,嘱患者做吞咽动作,重复检查,可触及被推挤的甲状腺(图4-15)。

2. 后面触诊 站于患者后方,一手示、中指施压于一侧甲状软骨,将气管推向对侧,另一手拇指在对侧胸锁乳突肌后缘向前推挤甲状腺,示、中指在其前缘触诊甲状腺,嘱患者做吞咽动作,重复检查(图4-16)。

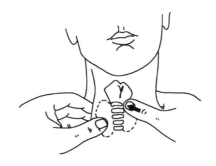 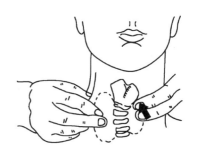

图4-15 从前面触诊甲状腺　　　　图4-16 从后面触诊甲状腺

检查时应注意甲状腺的大小、硬度,表面是否光滑,有无结节、压痛、震颤等。

3. 甲状腺肿大分度 临床上甲状腺肿大分为三度:不能看出肿大但能触及者为Ⅰ度;既能看到肿大又能触及,但在胸锁乳突肌以内者为Ⅱ度;超过胸锁乳突肌外缘者为Ⅲ度。甲状腺肿大常见于甲状腺功能亢进、甲状腺癌、单纯性甲状腺肿、慢性淋巴细胞性甲状腺炎、甲状旁腺腺瘤等。

(三)听诊

在甲状腺功能亢进时,如有甲状腺肿大,将钟型听诊器放在肿大的甲状腺上可闻及低调的连续性血管杂音。

五、气 管

正常人气管位于颈前正中部。检查时患者取坐位或仰卧位,使颈部处于自然直立状态,检查者将示指与环指分别置于左、右两侧胸锁关节上,中指置于气管之上,观察中指与示、环指的距离是否相等,如距离相等则气管居中,如距离不等则气管向一侧偏移。

当一侧胸腔积液、积气、纵隔肿瘤及单侧甲状腺肿大时，可将气管推向健侧；当一侧肺不张、肺纤维化、胸膜粘连时，气管被拉向患侧。

（屈晓敏）

第五节 胸 部 检 查

胸部指颈部以下和腹部以上的区域。胸部检查的目的是判断胸腔器官的生理和病理状态。胸部检查的内容包括胸廓外形、胸壁、乳房、胸壁血管、纵隔、支气管、肺、胸膜、心脏和淋巴结等。胸部检查应在安静、温暖和光线充足的环境中进行。受检者视病情或检查需要采取坐位或卧位，尽可能暴露整个胸廓，按视诊、触诊、叩诊和听诊的顺序，一般先检查前胸部及侧胸部，再检查背部，注意两侧对比。

一、胸部的体表标志

胸廓内含有心、肺等重要器官。胸廓内各器官的位置可通过体表检查并参照体表标志予以确定。常用的胸部体表标志包括骨骼标志、线性标志、自然陷窝及分区。熟识胸廓上的体表标志对准确标记正常胸廓内部器官的轮廓和位置，以及异常体征的部位和范围十分重要。

（一）骨骼标志

1. 胸骨（sternum） 扁平状，位于前胸壁的正中。由胸骨柄、胸骨体及剑突三部分组成。

2. 胸骨角（sternal angle） 又称路易斯角（Louis angle），由胸骨柄与胸骨体的连接处向前凸起而成，其两侧分别与左右第 2 肋软骨连接，为前胸壁计数肋骨和肋间隙的重要标志。此外，胸骨角也是左右主支气管分叉、心房上缘和上下纵隔交界的重要标志，相当于第 4 胸椎或第 5 胸椎的水平。

3. 腹上角（epigastric angle） 又称胸骨下角（infrasternal angle），为前胸下缘左右肋弓在胸骨下端汇合形成的夹角，相当于横膈的穹窿部。正常约 70°～110°，体型瘦长者角度较锐，矮胖者较钝，深吸气时可稍增宽。

4. 剑突（xiphoid process） 胸骨体下端突出的部位，呈三角形，其底部与胸骨体相连接。

5. 脊柱棘突（spinous process） 后正中线的标志，以第 7 颈椎棘突最为突出，其下为胸椎的起点，即第 1 胸椎，常以此作为计数胸椎的标志。

6. 肩胛骨（scapula） 于后胸壁脊柱两侧第 2～8 肋间，肩胛冈及肩峰端较易触及，肩胛骨的下端称为肩胛下角。直立、两上肢自然下垂时，肩胛下角可作为第 7 肋或第 8 肋水平的标志，或相当于第 8 胸椎水平，为后胸壁计数肋骨的重要标志。

（二）线性标志

自前胸部、侧胸部到后胸部，共有 9 条人工画线。

1. 前正中线（anterior midline） 通过胸骨正中的垂直线。

2. 锁骨中线（midclavicular line） 通过锁骨的肩峰端与胸骨端两者中点的垂直线，即通过锁骨中点向下的垂直线。

3. 腋前线（anterior axillary line） 通过左、右腋窝前皱襞沿前侧胸壁向下的垂直线。

4. 腋中线（midaxillary line） 自腋窝顶端、位于腋前线和腋后线之间中点向下的垂直线。

5. 腋后线（posterior axillary line） 通过左、右腋窝后皱襞沿后侧胸壁向下的垂直线。

6. 肩胛线（scapular line） 双臂自然下垂时通过左、右肩胛下角与后正中线平行的垂直线。

7. 后正中线（posterior median line） 又称脊柱中线（midspinal line），为通过椎骨棘突或沿脊柱正中下行的垂直线。

（三）自然陷窝及分区

胸部有4个自然陷窝和3个解剖区域。

1. 胸骨上窝（suprasternal fossa） 胸骨柄上方的凹陷部，气管位于其后正中。

2. 锁骨上窝（supraclavicular fossa） 左、右锁骨上方的凹陷部，相当于两肺尖的上部。

3. 锁骨下窝（infraclavicular fossa） 左、右锁骨下方的凹陷部，下界为第3肋下缘，相当于两肺尖的下部。

4. 腋窝（axillary fossa） 左、右上肢内侧与胸壁相连的凹陷部。

5. 肩胛上区（suprascapular region） 左、右肩胛冈上方的区域，其外上界为斜方肌的上缘，相当于上叶肺尖的下部。

6. 肩胛下区（infrascapular region） 两肩胛下角连线与第12胸椎水平线之间的区域，后正中线将此区分为左、右两部分。

7. 肩胛间区（interscapular region） 两肩胛骨内缘之间的区域，后正中线将此区分为左、右两部分。

二、胸廓、胸壁与乳房检查

（一）胸廓

正常成年人胸廓两侧大致对称，其大小和外形在个体间有一定差异。成人胸廓前后径较左右径短，呈椭圆形，前后径与左右径之比为1∶1.5，小儿和老年人胸廓前后径略小于左右径或几乎相等，呈圆柱形。以下是几种常见的胸廓外形改变（图4-17）。

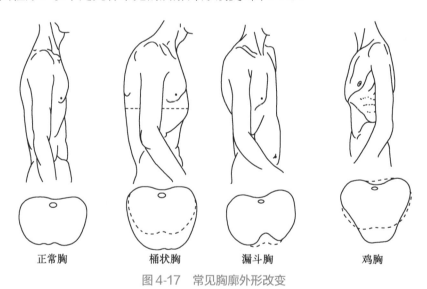

正常胸　　　桶状胸　　　漏斗胸　　　鸡胸

图4-17　常见胸廓外形改变

1. 扁平胸（flat chest） 胸廓的前后径短于左右径的一半，常见于瘦长体型或慢性消耗性疾病（如肺结核、肿瘤晚期等）。

2. 桶状胸（barrel chest） 胸廓前后径增加，与左右径几乎相等，甚至超过左右径，呈圆桶状。肋骨的斜度变小，其与脊柱的夹角常大于45°，肋间隙增宽且饱满，腹上角增大。常见于严重慢性阻塞性肺疾病、老年人、矮胖体型者。

3. 佝偻病胸（rachitic chest） 多见于儿童，为佝偻病所致的胸廓改变。其中包括：

（1）鸡胸（pigeon chest）：胸廓的前后径略长于左右径，且上下距离较短，胸骨下端常前凸，胸廓前侧壁肋骨凹陷，形如鸡的胸廓。

（2）肋膈沟（costophrenic groove）：又称哈里森沟（Harrison groove），胸廓下缘自胸骨剑突沿膈肌附着处形成明显的内陷沟状带。

（3）肋骨串珠（rachitic rosary）：胸骨两侧肋软骨与肋骨交界处明显隆起，触之似圆珠状，相邻肋骨皆有隆起，观之如串珠。

（4）漏斗胸（funnel chest）：胸前壁正中凹陷，形如漏斗。

4. 胸廓一侧或局部变形 胸廓一侧膨隆多见于大量胸腔积液、气胸或一侧严重代偿性肺气肿等；胸廓一侧平坦或下陷见于肺不张、肺纤维化、广泛性胸膜增厚和粘连等。胸廓局部隆起见于心脏明显扩大、大量心包积液、主动脉瘤及胸内或胸壁肿瘤，也可见于肋软骨炎和肋骨骨折等。

5. 脊柱畸形 脊柱前凸、后凸或侧凸可导致胸廓两侧不对称，肋间隙增宽或变窄（图4-18）。严重脊柱畸形所致的胸廓外形改变可引起呼吸、循环障碍，常见于先天畸形、脊柱外伤和结核等。

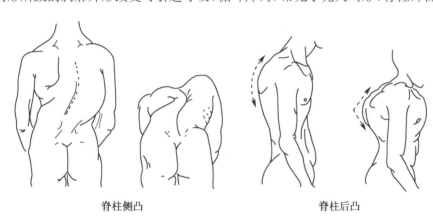

脊柱侧凸　　　　　　　　　脊柱后凸

图4-18　常见脊柱畸形

（二）胸壁

胸壁检查除注意营养状态、皮肤、淋巴结和骨骼肌发育的情况外，还应重点检查下列各项：

1. 静脉 正常胸壁皮肤弹性较好，无明显可见的静脉。当上、下腔静脉阻塞致侧支循环建立时可出现胸壁静脉充盈或曲张。

2. 皮下气肿 正常胸壁无皮下气肿。气管、肺或胸膜受损后，气体逸出存积于胸壁皮下组织，称为皮下气肿。视诊可见胸壁肿胀，触诊有捻发感或握雪感，听诊可闻及捻发音。常见于自发性气胸、纵隔气肿、胸部外伤、肋骨骨折等，偶见于局部产气杆菌感染。

3. 胸壁压痛 正常人胸壁无压痛。胸壁局部压痛见于肋间神经炎、肋软骨炎、软组织炎症、皮肌炎、肋骨骨折等。胸骨压痛和叩击痛，见于白血病患者。

🌐 **知识链接**

上腔静脉阻塞与下腔静脉阻塞的区别

上腔静脉或下腔静脉血流受阻建立侧支循环时，胸壁静脉充盈或曲张体征类似，可通过检查血流方向明确受阻部位。

1. 上腔静脉阻塞时，静脉血流方向自上而下。

2. 下腔静脉阻塞时，静脉血流方向自下而上。

（三）乳房

正常儿童及男性乳房一般不明显，乳头位置大约位于锁骨中线第 4 肋间隙。正常女性乳房在青春期逐渐增大，呈半球形，乳头也逐渐长大呈圆柱形。受检者取坐位或仰卧位，充分暴露双侧胸部，乳房检查应遵循先健侧后患侧、先视诊后触诊的原则进行，除检查乳房外，还应检查引流乳房部位的淋巴结。

1. 视诊

（1）对称性：正常女性坐位时两侧乳房基本对称，也有轻度不对称者，主要因两侧乳房发育程度不完全相同所致。一侧乳房明显增大见于先天畸形、囊肿形成、炎症或肿瘤等；一侧乳房明显缩小多因发育不全所致。

（2）皮肤改变：乳房皮肤发红提示局部炎症或乳腺癌累及浅表淋巴管引起癌性淋巴管炎，前者常伴局部肿、热、痛，后者局部皮肤呈深红色，不伴疼痛，发展快，面积多超过一个象限，可予鉴别。此外，还应注意乳房皮肤有无溃疡、色素沉着和瘢痕等。

乳房水肿使毛囊和毛囊开口变得明显可见，见于乳腺癌和炎症。癌肿引起的水肿为癌细胞浸润阻塞皮肤淋巴管所致，称为淋巴水肿，因毛囊及毛孔明显下陷，故局部皮肤外观呈"橘皮"样。炎性水肿由于炎症刺激使毛细血管通透性增加，血浆渗出至血管外，并进入细胞间隙，故常伴有皮肤发红。乳房皮肤水肿应注意其确切部位和范围。

乳房皮肤回缩由于外伤或炎症，使局部脂肪坏死，成纤维细胞增生，造成受累区域乳房表层和深层之间悬韧带纤维缩短所致。必须注意，如无确切的外伤史，皮肤回缩常提示恶性肿瘤的存在，特别是尚未触及局部肿块、无皮肤固定和溃疡等晚期乳腺癌表现的患者，轻度的皮肤回缩常为早期乳腺癌的征象。

（3）乳头：注意乳头的大小、位置，两侧是否对称，有无回缩与分泌物。正常乳头呈圆柱形，两侧大小相等、对称，无回缩和分泌物。乳头回缩，如自幼发生为发育异常，如近期发生可能为乳腺癌或炎性病变。乳头有浆液性、黄色、绿色或血性分泌物时，提示乳腺导管病变。黄色分泌物见于慢性囊性乳腺炎，血性分泌物见于导管内乳头状瘤、乳腺癌及乳管炎等。

（4）腋窝和锁骨上窝：为乳房淋巴引流最重要的区域，应仔细观察该部位有无红肿、溃疡、瘢痕和肿块。

2. 触诊　乳房的上界是第 2 肋或第 3 肋，下界是第 6 肋或第 7 肋，内界起自胸骨缘，外界止于腋前线。触诊乳房时，受检者取坐位，先两臂下垂，然后双臂高举超过头部或双手叉腰再行检查。仰卧位检查时，可垫以小枕头抬高肩部使乳房能较对称地位于胸壁上，以便进行详细的检查。以乳头为中心做一垂直线和水平线，将乳房分为 4 个象限，便于记录病变部位。

触诊先由健侧乳房开始，检查者的手指和手掌应平置在乳房上，用指腹轻施压力，以旋转或来回滑动的方式进行触诊。检查左侧乳房时由外上象限开始，顺时针方向进行由浅入深触诊，直至 4 个象限检查完毕为止，最后触诊乳头。以同样的方式逆时针方向检查右侧乳房。触诊乳房时必须注意下列征象：

（1）硬度和弹性：乳房炎症或新生物浸润时，局部硬度增加，弹性消失。此外，也应注意乳头的硬度和弹性，当乳晕下有癌肿存在时，该区域皮肤的弹性常消失。

（2）压痛：乳房局部压痛可见于炎性病变、乳腺增生。月经期乳房亦较敏感，而恶性病变则甚少出现压痛。

（3）包块：触及乳房包块时应注意其部位、大小、形状、数目、硬度、有无压痛及活动度等。

乳房触诊后，还应仔细触诊腋窝、锁骨上窝及颈部的淋巴结有无肿大或其他异常，因为上述部位的淋巴结常为乳房炎症或恶性肿瘤扩展和转移的所在。

三、肺与胸膜检查

肺脏检查是胸部检查的重点之一。检查环境要温暖,患者一般取仰卧位或坐位,充分暴露被检部位。肺脏检查一般包括视诊、触诊、叩诊、听诊四个部分,检查顺序为前胸→侧胸→背部。

(一)视诊

1. 呼吸运动 呼吸运动(respiratory movement)是在中枢神经和神经反射的调节下,通过膈肌和肋间肌的收缩与松弛来完成的。正常情况下,吸气为主动运动,吸气时肋间肌收缩,胸廓前部肋骨向外上方移动,同时膈肌收缩使横膈下降,腹壁向外隆起,胸廓向外扩张;呼气为被动运动,呼气时肋间肌放松,肋骨因自身重力与弹性回位向内下方移动,同时膈肌松弛,腹部回缩。

(1)呼吸类型:正常男性和儿童的呼吸以膈肌运动为主,胸廓下部及上腹部的运动幅度较大,而形成腹式呼吸;女性的呼吸则以肋间肌的运动为主,故形成胸式呼吸。两种呼吸类型不同程度地同时存在于正常人的呼吸运动中。

(2)临床意义

呼吸类型改变常见情况有:①胸式呼吸减弱而腹式呼吸增强,可见于肋间神经痛、肋骨骨折、肺炎、肺不张、胸膜炎、气胸等;②腹式呼吸减弱而胸式呼吸增强,见于大量腹水、腹腔巨大肿瘤等。

呼吸运动减弱或消失常见于肺实变、肺气肿、肺肿瘤、肺空洞、胸腔积液、气胸、胸膜增厚或粘连等;呼吸运动增强常见于代偿性肺气肿、酸中毒大呼吸。

当吸入气流受阻时,呼吸肌收缩,胸腔内负压增加,出现胸骨上窝、锁骨上窝及肋间隙内陷,称为"三凹征",多见于气管异物、气管肿瘤等。当下呼吸道狭窄或部分阻塞时,出现呼吸费力、呼气时间延长,常见于支气管哮喘和慢性阻塞性肺气肿。

2. 呼吸频率、深度及节律 详见本章第二节。

(二)触诊

1. 胸廓扩张度 胸廓扩张度为呼吸时的胸廓活动度,通常在胸廓前下部进行检查,主要测量受检者在平静呼吸及深呼吸时两侧胸廓活动度是否对称。

(1)检查方法:检查前胸廓扩张度时,检查者双手置于受检者胸廓前下部的对称部位,左右拇指分别沿两侧肋缘指向剑突,并与前正中线的距离相等,手掌和伸展的手指置于前侧胸壁。检查后胸廓扩张度时,检查者双手平置于受检者背部,约于第10肋水平,拇指与中线平行,并将两侧皮肤向中线轻推。嘱受检者做深呼吸运动,观察和比较两手的运动幅度是否一致。

(2)临床意义:正常人平静呼吸或深呼吸时,双侧胸廓扩张度相同。一侧胸廓的扩张度降低常见于大量胸腔积液、气胸、胸膜增厚、肺不张等,此时可见对侧胸廓扩张度代偿性增强。双侧胸廓扩张度降低可见于双侧胸膜增厚、肺气肿等。双侧胸廓扩张度增强见于发热、代谢性酸中毒及腹部病变等。

2. 语音震颤 又称触觉语颤,指受检者发出声音时,声波沿气管、支气管及肺泡传到胸壁引起共鸣震动,可用手触及(图4-19)。

(1)检查方法:检查者两手掌或手掌的尺侧缘轻置于受检者胸壁对称部位,嘱受检者用同等的强度重复发"yī"的长音,手掌有振

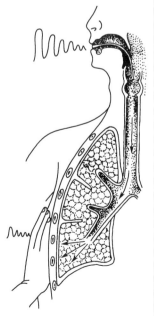

图 4-19　语音震颤

动感。双手交叉重复一次，自上而下，先前胸后背部，边触诊边比较两侧相应部位语音震颤的异同，注意有无单侧、双侧或局部语音震颤的增强、减弱或消失。

（2）影响因素：正常人双侧语音震颤基本一致。语音震颤的强度受发音强弱、音调高低、胸壁厚薄及支气管至胸壁距离等因素的影响，因此，正常人的语音震颤与年龄、性别、体型及部位有关：①成人较儿童强；②男性较女性强；③瘦者较胖者强；④前胸上部较下部强；⑤后背下部较上部强，肩胛间区较强；⑥右胸上部较左胸上部强。

（3）临床意义

语音震颤增强主要见于：①肺实变，因肺泡内有炎性浸润，肺组织密度增高，使声波传导良好，如肺炎球菌性肺炎实变期、肺梗死、压迫性肺不张等；②接近胸壁的肺内，且与支气管相通，声波在空腔中产生共鸣，若空腔周围有炎性浸润或与胸壁粘连，更有利于声波传导，如肺结核空洞、肺脓肿等。

语音震颤减弱或消失主要见于：①支气管阻塞，声波传导受阻，如阻塞性肺不张；②肺气肿，肺泡内含气量增多；③胸腔积液或积气；④严重胸膜肥厚；⑤胸壁皮下气肿和水肿等。

3. 胸膜摩擦感　检查者两手平置于受检者的胸壁上，嘱受检者做深呼吸运动，此时若两手有两层皮革相互摩擦的感觉，即为胸膜摩擦感，于胸廓的前侧下部或腋中线第5、6肋间最易触及。正常胸膜脏层和壁层之间滑润，呼吸运动时不产生摩擦感。胸膜炎症、胸膜原发或继发肿瘤、胸膜高度干燥、肺部病变累及胸膜时，因纤维蛋白沉积于胸膜，使其表面粗糙，呼吸时脏、壁两层胸膜互相摩擦，方可触及胸膜摩擦感。当出现胸腔积液时，脏层胸膜与壁层胸膜分离，胸膜摩擦感消失。在积液吸收过程中，胸膜摩擦感可再次出现。

（三）叩诊

1. 叩诊方法及注意事项　胸部叩诊的方法有间接叩诊法和直接叩诊法两种，以间接叩诊法为主。受检者取仰卧位或坐位，依次检查前胸、侧胸和背部，自上而下，并注意对称部位的比较。检查前胸时，胸部稍前挺；检查背部时，头稍低，胸稍向前倾，两手抱肩或抱肘；检查侧胸时，上肢举起抱枕部。叩诊前胸部时，板指平贴在肋间与肋骨平行；叩诊肩胛间区时，板指与脊柱平行，至肩胛下角以下，板指仍需平贴于肋间并与肋骨平行。叩击力量要均等，轻重需适宜。

2. 正常胸部叩诊音　正常的胸部叩诊音为清音，其音响强弱和音调高低与肺脏含气量、胸壁厚薄及邻近器官对其的影响有关。肺上叶因体积较小、含气量较少，以及上胸部肌肉较厚，故叩诊音较肺下叶稍浊；右肺上叶体积小，且惯用右手者右侧胸大肌比左侧厚，故叩诊音较左肺上叶稍浊；背部的骨骼、肌肉层次较多，所以背部的叩诊音较前胸部稍浊；左侧腋前线下方因有胃泡，故叩诊呈鼓音；右侧腋下部因受肝脏的影响叩诊音稍浊（图4-20）。

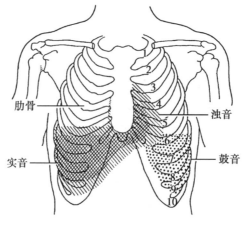

图4-20　正常前胸部叩诊音

3. 肺部异常叩诊音 正常肺脏的清音区范围内出现实音、浊音、过清音或鼓音，称为胸部异常叩诊音，提示肺、胸膜、膈或胸壁存在病理改变。病理性叩诊音的性质和范围取决于病变的大小、性质及病变部位的深浅。一般病变部位深度距体表 5cm 以上，或病变范围直径小于 3cm，或少量胸腔积液，常不能分辨出叩诊音的改变。

（1）浊音或实音：见于：①肺部大面积含气量减少，如肺炎、肺不张、肺梗死及重度肺水肿等；②肺内不含气的病灶，如肺内肿瘤、未破溃的肺脓肿等；③胸腔积液、胸膜肥厚等；④胸壁的水肿、肿瘤等。

（2）鼓音：接近胸壁的肺内大空腔，其直径>3~4cm 时，病变区叩诊呈鼓音，如肺脓肿、空洞性肺结核、肺肿瘤或囊肿破溃形成的空洞；气胸时患侧叩诊呈鼓音。

（3）过清音：见于肺张力减弱而含气量增多的病变，如慢性阻塞性肺疾病。

4. 肺界的叩诊及肺下界移动度

（1）肺上界：即肺尖的宽度。自斜方肌前缘中央部开始逐渐向外侧叩诊，标记由清音转变为浊音的点，该点即为肺上界的外侧终点；随后再由斜方肌前缘中央部向内侧叩诊，当清音变为浊音时，即为肺上界的内侧终点，外侧终点与内侧终点之间的距离为肺尖的宽度，又称克勒尼希峡（Kronig isthmus），正常为 4~6cm。肺上界变窄或叩诊浊音常见于肺结核所致的肺尖浸润、纤维化及萎缩；肺上界变宽且叩诊呈轻微的过清音见于慢性阻塞性肺疾病。

（2）肺前界：正常的肺前界相当于心脏的绝对浊音界。右肺前界相当于胸骨线的位置，左肺前界相当于胸骨旁线第 4~6 肋间隙的位置。两肺前界间的浊音区扩大主要见于心脏扩大、心肌肥厚、主动脉瘤、心包积液及肺门淋巴结明显增大等；两肺前界间的浊音区缩小见于慢性阻塞性肺疾病。

（3）肺下界：嘱受检者平静呼吸，分别从锁骨中线第 2 肋间隙、腋窝顶部、肩胛线上第 8 肋间隙的清音区开始向下叩诊，当叩诊音由清音转为浊音处即为肺下界。平静呼吸时，两侧肺下界分别位于锁骨中线、腋中线和肩胛线上第 6 肋间隙、第 8 肋间隙和第 10 肋间隙。病理情况下，肺下界上移见于肺不张、腹压升高，如膈肌麻痹、麻痹性肠梗阻、腹水、腹腔巨大肿瘤等；肺下界下移常见于腹腔内脏下垂、慢性阻塞性肺疾病等。

（4）肺下界移动度：相当于深呼吸时膈肌的移动范围。受检者平静呼吸，在肩胛线上叩出肺下界的位置，做好标记；然后分别于受检者深吸气与深呼气后屏住呼吸，再次叩出肺下界并做好标记；标记的最高点与最低点之间的距离即为肺下界的移动范围，正常为 6~8cm。肺下界移动度减小见于肺纤维化、肺不张、肺水肿等。膈神经麻痹者肺下界移动度消失；大量胸腔积液、积气及广泛的胸膜粘连时，不能叩出肺下界及其移动范围。

（四）听诊

思政元素

温暖的瞬间——一个被焐热的听诊器

2021 年，国内外知名结核病防治专家马玙获得"最美科技工作者"荣誉称号。尽管已经 90 岁高龄，但她依然坚持每周四出诊。在对患者进行听诊前，马玙都会焐一焐听诊器。她说："因为我也得过病，人家给我看病，一个冰凉的听诊器接头冰得我一哆嗦，我受过这个，我就焐一下。而且还跟他说有点凉，患者就有思想准备了。"她对患者的细心和体贴体现在这样点点滴滴"以患者为中心"的诊疗过程中。

听诊是肺脏检查的重要方法。受检者取卧位或坐位，微张口均匀呼吸。听诊一般从肺尖开始,自上而下,按前胸部→侧胸部→背部的顺序进行。前胸部沿锁骨中线和腋前线,侧胸部沿腋中线和腋后线,背部沿肩胛间区和肩胛线,自上而下、左右交替、逐一肋间隙听诊。每个听诊部位至少听诊1~2个呼吸周期,注意左右、上下对称部位对比。必要时,可配合深呼吸或咳嗽。

1. 正常呼吸音　正常呼吸音主要有3种:

(1)支气管呼吸音:指气体进出声门、气管和主支气管时形成湍流而产生的声音,类似抬舌后经口腔呼气时发出的"hā"音。其特点为呼气时相较长,音调较高,音响较强。正常人在喉部、胸骨上窝、背部第6~7颈椎及第1~2胸椎附近可闻及支气管呼吸音。

(2)肺泡呼吸音:指吸气时气流经气管、支气管进入肺泡,冲击肺泡壁,肺泡由松弛变为紧张,呼气时则由紧张变为松弛,因肺泡的弹性变化和气流振动所形成的声音,类似上齿咬下唇吸气时发出的"fū"声,性质柔和。其特点为吸气时相较长,音响较强,音调较高。正常人在支气管呼吸音和支气管肺泡呼吸音分布区域以外的大部分肺野内均可闻及,以乳房下部及肩胛下部肺泡呼吸音最强,其次为腋窝下部,肺尖及肺下缘较弱。

(3)支气管肺泡呼吸音:又称混合呼吸音,兼有支气管呼吸音和肺泡呼吸音的特点,其吸气音与肺泡呼吸音的吸气音相似,但音响较强、音调较高;呼气音与支气管呼吸音的呼气音相似,但强度较弱、音调较低,吸气相与呼气相的持续时间基本相等。正常人于胸骨两侧第1、2肋间,肩胛间区第3、4胸椎水平,以及肺尖前后部可闻及支气管肺泡呼吸音。

三种正常呼吸音的比较见表4-3。

表4-3　三种正常呼吸音的比较

	肺泡呼吸音	支气管呼吸音	支气管肺泡呼吸音
性质	声音柔和,吸气时类似发出"fū"音	声音粗糙,呼气时类似发出"hā"音	介于两者之间
特点	声音较响,音调较高,吸气时相>呼气时相	声音响,音调高,呼气时相>吸气时相	吸气声音响,音调较高;呼气声音弱,音调较低。呼气时相=吸气时相
正常分布部位	除支气管呼吸音和支气管肺泡呼吸音以外的正常肺组织	喉部、胸骨上窝、背部第6~7颈椎及第1~2胸椎附近	胸骨角附近,肩胛间区第3、4胸椎附近

2. 异常呼吸音　常见的异常呼吸音有以下几种:

(1)异常肺泡呼吸音:为病理情况下肺泡呼吸音的强度、性质或时间的变化。

1)肺泡呼吸音减弱或消失:主要与进入肺泡内的空气流量减少、气体流速减慢及呼吸音传导障碍有关。常见病因有:①胸廓或肺的扩张受限,如胸痛、肋骨骨折、肺不张、肺炎及肺纤维化等;②通气动力不足,如全身衰竭致呼吸无力、呼吸肌疾病(如重症肌无力、膈肌麻痹)、呼吸中枢受抑制等;③支气管狭窄或阻塞致通气阻力增加,如慢性支气管炎、支气管哮喘、阻塞性肺不张;④肺泡呼吸音传导障碍,如气胸、胸腔积液及胸膜肥厚粘连等;⑤腹部疾病,如大量腹水、腹腔内巨大肿物等。

2)肺泡呼吸音增强:与通气功能增强、进入肺泡的气体流量增多或流速加快有关。双侧肺泡呼吸音增强见于剧烈运动、发热、贫血、代谢亢进、酸中毒等。单侧肺泡呼吸音增强见于肺结核、肺肿瘤、胸腔积液或积气等一侧肺脏或胸膜病变,导致健侧代偿性通气功能增强。

3)呼气音延长:因下呼吸道狭窄、肺组织弹性减退等导致呼气阻力增加或呼气驱动力减弱所致。常见于支气管哮喘、慢性阻塞性肺疾病等。

（2）异常支气管呼吸音：在正常肺泡呼吸音部位闻及支气管呼吸音，即为异常支气管呼吸音，又称为管样呼吸音。常发生于以下病变：

1）肺实变：支气管呼吸音容易通过较致密的肺实变组织传导至体表而被闻及。支气管呼吸音的部位、范围及强弱与病变部位、大小和深浅有关。实变的位置越表浅、范围越大，声音越强，反之则较弱。常见于肺炎球菌性肺炎实变期。

2）肺内大空腔：当肺内较大的空腔与支气管相通，且伴有周围肺组织实变时，由于吸入的气体在空腔中发生共鸣，通过空腔周围实变肺组织良好的传导，可闻及清晰的支气管呼吸音。常见于肺脓肿、空洞性肺结核。

3）压迫性肺不张：胸腔积液压迫肺组织，可发生压迫性肺不张。肺组织变致密，有利于支气管呼吸音的传导，故于积液区上方可闻及支气管呼吸音，但强度较弱。

（3）异常支气管肺泡呼吸音：在正常肺泡呼吸音的部位闻及支气管肺泡呼吸音即为异常支气管肺泡呼吸音，由肺实变区域与正常肺组织掺杂或肺实变区域被正常肺组织遮盖所致。其产生机制是：①实变部位较深，被正常肺组织遮盖；②实变范围较小，且与正常肺组织相互掺杂存在。见于支气管肺炎、肺炎球菌性肺炎早期、肺结核等。

3. 啰音 是呼吸音以外的附加音，正常情况下并不存在。按性质不同分为干啰音和湿啰音两种类型，区别见表4-4。

表4-4 干啰音与湿啰音的区别

	干啰音	湿啰音
形成机制	气流通过狭窄的气道发生湍流所致	气流通过呼吸道内的稀薄分泌物时形成
特点	持续时间较长，性质易变且部位不固定	断续而短暂，性质不变且部位较恒定
出现时相	以呼气时明显	以吸气或吸气末期明显
分类	哨笛音、鼾音、哮鸣音	大、中、小水泡音，捻发音
临床意义	支气管哮喘、心源性哮喘、慢性支气管炎、肺癌等	支气管肺炎、肺淤血、急性肺水肿

（1）干啰音

1）形成机制：由于气管、支气管及细支气管狭窄或部分阻塞，气流通过时产生湍流或黏稠分泌物振动所产生的音响。病理基础：①气管、支气管炎症引起呼吸道黏膜充血、肿胀、黏稠分泌物增多；②支气管平滑肌痉挛；③管腔内有包块、异物或分泌物部分阻塞，管壁外淋巴结或包块压迫（图4-21）。

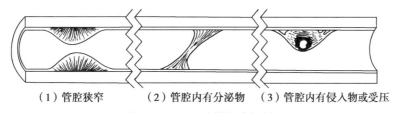

（1）管腔狭窄 （2）管腔内有分泌物 （3）管腔内有侵入物或受压
图4-21 干啰音的发生机制

2）听诊特点：①干啰音为一种持续时间较长、音调较高的呼吸附加音；②吸气与呼气均可闻及，但在呼气时明显；③强度、性质、部位和数量均易改变；④发生在主支气管以上的干啰音有时不用听诊器亦可闻及。

3）分类：干啰音按音响的性质可分为低调和高调两种类型。①低调的干啰音如同熟睡中发出的鼾声或呻吟声，称为鼾音，多发生在气管或主支气管，主要因气道内存在较黏稠的分泌物所致；②高调的干啰音类似鸟叫、飞箭或哨笛声，称为哨笛音或哮鸣音，多发生在较小的支气管或细支气管。

4）临床意义：干啰音可局限分布或广泛分布。局限分布的干啰音由局部支气管狭窄所致，常见于支气管肺癌、支气管异物及支气管内膜结核等；广泛分布于双侧肺部的干啰音常见于支气管哮喘、心源性哮喘、慢性喘息性支气管炎等。

（2）湿啰音

1）形成机制：①吸气时气体通过呼吸道内的稀薄分泌物（如渗出液、痰液、血液及脓液等）时，形成的水泡破裂所产生的声音，故又称水泡音；②小支气管及细支气管管壁因分泌物黏着而陷闭，当吸气时突然张开重新充气所产生的爆裂音。

2）听诊特点：①断续而短暂，一次连续多个出现；②吸气、呼气早期均可闻及，但以吸气时或吸气终末明显；③大、中、小三种水泡音或其中两种可同时存在；④性质不易变，部位较恒定，咳嗽后可减轻或消失。

3）分类

1）按啰音的音响强度可分为响亮性和非响亮性两种。①由于周围具有良好的传导介质（如实变），或因空洞共鸣作用，出现响亮性湿啰音，见于肺炎、肺脓肿或空洞性肺结核，如空洞内壁光滑，响亮性湿啰音还可带有金属调；②非响亮性湿啰音声音较低，由于病变周围有较多的正常肺泡组织，故传导过程中声波逐渐减弱，听诊时感觉遥远。

2）按呼吸道管径大小及管腔内液体量可将湿啰音分为大、中、小水泡音及捻发音。①大水泡音：又称粗湿啰音，发生于气管、主支气管或空洞部位，多出现在吸气早期；②中水泡音：又称中湿啰音，发生于中等口径的支气管，多出现在吸气中期；③小水泡音：又称细湿啰音，发生于小支气管和细支气管，多出现在吸气晚期；④捻发音：为一种极细而均匀一致的听诊音，似在耳边用手捻搓一束头发所发出的声音，故称捻发音，多出现在吸气末（图4-22）。

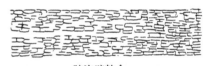

肺泡壁粘合

4）临床意义：①局限性湿啰音：提示该部位有局限性病变，如肺炎、肺结核、支气管扩张等；②两侧肺底部湿啰音：多见于左心功能不全引起的肺淤血、支气管肺炎等；③两肺满布湿啰音：多见于急性肺水肿、严重支气管炎；④捻发音：多见于肺淤血、肺炎早期和肺泡炎等，正常老年人或长期卧床者于肺底也可闻及捻发音，在数次深呼吸或咳嗽后可消失，一般无临床意义。

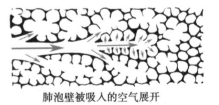

肺泡壁被吸入的空气展开

图4-22　捻发音的发生机制

4. 语音共振　又称听觉语音，其发生机制与语音震颤相似。检查时嘱受检者用一般的声音强度重复发出"yī"的长音，同时用听诊器听取语音。一般在气管和大支气管附近最强，听诊时应上下左右对比。正常人闻及的语音共振音节含糊难辨。语音共振减弱见于支气管阻塞、胸腔积液、胸膜增厚、胸壁水肿、肥胖及慢性阻塞性肺疾病等。

5. 胸膜摩擦音　当胸膜发生炎症时，由于纤维素渗出导致胸膜粗糙，脏层和壁层胸膜随着呼吸运动相互摩擦产生的声音称为胸膜摩擦音。常见于纤维蛋白性胸膜炎、胸膜肿瘤、肺梗死及尿毒症等。当纵隔胸膜发炎时，在呼吸及心脏搏动时均可闻及胸膜摩擦音。由于前下侧胸壁呼吸运动幅度较大，所以胸膜摩擦音在该部位最易闻及，在吸气与呼气时均可闻及，以吸气末或呼气初明显，屏气时消失，深呼吸或听诊器加压时声音可增强，并可随体位改变消失或复现。当胸腔积液较多时,摩擦音可消失,但随着积液逐渐被吸收,胸膜摩擦音可再度出现。

附:肺与胸膜常见疾病的体征

见表4-5。

表4-5 肺与胸膜常见疾病的体征

	视诊		触诊		叩诊	听诊	
	胸廓	呼吸运动	气管位置	语音震颤	音响	呼吸音	啰音
肺实变	对称	患侧减弱	居中	患侧增强	浊音或实音	支气管呼吸音	湿啰音
肺气肿	桶状	两侧减弱	居中	两侧减弱	过清音	减弱	伴有啰音
肺不张	患侧凹陷	患侧减弱	移向患侧	消失或减弱	浊音	消失或减弱	无
胸腔积液	患侧饱满	患侧减弱	移向健侧	减弱或消失	实音	减弱或消失	无
气胸	患侧饱满	患侧减弱	移向健侧	减弱或消失	鼓音	减弱或消失	无

课堂互动

患者,女,66岁。因"咳嗽、咳痰5天"入院,初步诊断为支气管扩张合并感染,现咳嗽剧烈、痰多不易咳出。请讨论:

1. 该患者可能出现哪些阳性体征?
2. 请开展角色扮演,对"患者"进行肺部体格检查。

四、心脏检查

心脏检查对于初步判断有无心脏疾病,了解其病因、性质、部位、程度等都有很大帮助,复查体征的变化更有重要意义。检查环境要安静,对于听诊尤为重要,患者一般采取仰卧位或坐位。检查心脏时应全神贯注,按视诊、触诊、叩诊、听诊顺序进行。

(一)视诊

受检者充分暴露胸部,检查者站于受检者的右侧,视线与受检者胸廓同高。视诊的主要内容包括心前区外形、心尖搏动及有无心前区其他部位搏动。

1. 心前区外形 正常人心前区与右侧相应部位对称,无异常隆起或凹陷。常见病理改变包括:

(1)心前区局部隆起:见于儿童期右心室显著增大的各种器质性心脏病,如先天性心脏病、风湿性心脏病、心肌炎后心肌病。

(2)心前区饱满:见于大量心包积液。

(3)鸡胸、漏斗胸伴心前区隆起:提示合并先天性心脏病。

(4)凹陷胸:指胸骨向后移位,见于马方综合征及部分二尖瓣脱垂患者。

2. 心尖搏动 心室收缩时,心尖向前撞击心前区胸壁,使相应部位肋间软组织向外搏动,称为心尖搏动。

（1）正常心尖搏动：坐位时，正常成人心尖搏动位于第 5 肋间左锁骨中线内侧 0.5～1.0cm 处，搏动范围直径为 2.0～2.5cm，距前正中线 7.0～9.0cm。体胖或女性乳房悬垂者不明显。

（2）心尖搏动的改变

1）位置变化：心尖搏动位置可因体型、体位、年龄、妊娠等生理因素而改变。病理情况下心尖搏动位置改变见于：①心脏疾病：左心室增大时，心尖搏动向左下移位；右心室增大时，心尖搏动向左移位；全心增大时，心尖搏动向左下移位，伴心界向两侧扩大；②胸部疾病：一侧胸腔积液或气胸，纵隔被推向健侧，心尖搏动移向健侧；一侧肺不张或胸膜粘连，纵隔被拉向患侧，心尖搏动移向患侧；③腹部疾病：大量腹水或腹腔巨大肿瘤使膈肌抬高，心尖搏动向左上移位。

2）强弱及范围变化：正常成人心尖搏动的强弱及范围与胸壁厚度、肋间隙宽窄及心脏活动强度等有关。体胖或肋间隙较窄者，心尖搏动较弱，范围较小；体瘦或肋间隙较宽者，心尖搏动较强，范围较大；剧烈运动或情绪激动时，心脏活动增加，心尖搏动增强。心尖搏动强弱及范围变化的常见病理情况有：①心尖搏动增强、范围增大：见于左心室肥大、甲状腺功能亢进、发热和严重贫血，尤以左心室肥大明显，可呈抬举性心尖搏动；②心尖搏动减弱：见于扩张型心肌病、心肌梗死、心包积液、左侧胸腔大量积液、气胸或肺气肿等。

3）负性心尖搏动：心脏收缩时，心尖部胸壁搏动内陷，称负性心尖搏动。见于粘连性心包炎或心包与周围组织广泛粘连。另外，由于重度右心室肥大导致的心脏顺钟向转位使左心室向后移位也可引起负性心尖搏动。

3. 心前区其他搏动

（1）胸骨左缘第 2 肋间搏动：见于肺动脉高压，也可见于少数正常的青年人在体力活动或情绪激动时。

（2）胸骨右缘第 2 肋间及胸骨上窝搏动：多见于升主动脉瘤及主动脉弓瘤。

（3）胸骨左缘第 3、4 肋间搏动：多见于右心室肥大。

（4）剑突下搏动：见于肺气肿、右心室肥大或腹主动脉瘤等。

（二）触诊

通常先以右手全手掌置于受检者心前区进行心脏触诊，必要时，可用手掌尺侧或并拢的示指与中指指腹触诊以准确定位。

1. 心尖搏动　心脏触诊可确定心尖搏动及心前区其他搏动的位置、强弱和范围。左心室肥大时，触诊的手指可被强有力的心尖搏动抬起，称为抬举样心尖搏动，是左心室肥大的可靠体征。

2. 震颤　是触诊时手掌或手指指腹感觉到的一种细微震动感，与在猫喉部触到的呼吸震颤相似，又称"猫喘"，由于血液流经狭窄的口径或循异常方向流动形成湍流（漩涡），使瓣膜、血管壁或心腔壁震动传导至胸壁所致。震颤的强度与瓣膜狭窄的程度、血流速度及心脏两腔室间压力差的大小有关。发现震颤时，应注意其出现的部位、处于心动周期中的时相（收缩期、舒张期或连续性）。震颤是器质性心血管疾病的特征性体征之一，多见于心脏瓣膜狭窄或某些先天性心脏病。

3. 心包摩擦感　是一种与胸膜摩擦感相似的心前区摩擦振动感，以胸骨左缘第 3、4 肋间处最易触及，多呈收缩期与舒张期双相，以收缩期、前倾坐位或深呼气末明显。常见于急性心包炎，由于炎症时纤维蛋白渗出致心包表面粗糙，心脏收缩时壁层与脏层心包膜相互摩擦产生振动传导至胸壁所致。当心包渗液增多时，壁层与脏层心包分离，则摩擦感消失。

（三）叩诊

心脏叩诊可确定心界的大小、形状及其在胸腔内的位置。叩诊心界包括心脏相对浊音界和心脏绝对浊音界,不被肺脏掩盖的心界部分叩诊呈实音,其边界为绝对浊音界;心脏两侧被肺脏遮盖的心界部分叩诊呈浊音,其边界为相对浊音界,反映心脏的实际大小。

1. 叩诊方法及叩诊顺序

(1)叩诊方法:受检者取仰卧位或坐位。仰卧位时,检查者的叩诊板指与肋间平行,坐位时板指与肋间垂直。根据患者的体型调整叩诊力度,不可过强或过弱,用力要均匀。

(2)叩诊顺序:先叩左界,后叩右界,自下而上,由外向内。叩诊心左界时,从心尖搏动最强点外2～3m处(一般为第5肋间左锁骨中线稍外)开始,沿肋间由外向内叩诊,当叩诊音由清音变为浊音时,提示已达心脏边界,用笔做一标记,如此逐一肋间向上叩诊,直至第2肋间。叩诊心右界时,先沿右锁骨中线自上而下叩出肝上界,然后在其上一肋间(通常为第4肋间)开始,由外向内叩出浊音界,做一标记,再逐一肋间向上叩至第2肋间。用直尺测量前正中线至各标记点的垂直距离,再测量左锁骨中线至前正中线的距离,以记录心脏相对浊音界的位置。

2. 正常心脏叩诊音 心脏为不含气器官,其不被肺遮盖的部分,叩诊呈绝对浊音(实音);其左右缘被肺遮盖的部分,叩诊呈相对浊音。叩诊心界指叩诊心脏相对浊音界,反映心脏的实际大小。

正常心脏左界在第2肋间几乎与胸骨左缘一致,第3肋间以下向左下逐渐形成一外凸弧形,直至第5肋间(图4-23)。心脏右界几乎与胸骨右缘平齐,仅在第4肋间处稍向外偏离1～2cm。正常心界与前正中线的距离见表4-6。

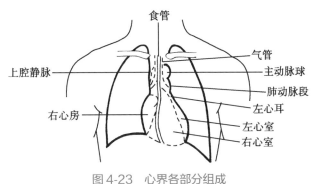

图4-23 心界各部分组成

表4-6 正常心脏相对浊音界

右	肋间	左
2～3cm	2	2～3cm
2～3cm	3	3.5～4.5cm
3～4cm	4	5～6cm
	5	7～9cm

注:正常成人左锁骨中线至前正中线的距离为8～10cm。

3. 心脏浊音界改变及临床意义

心脏浊音界的大小、形态和位置可因心脏本身病变或心外因素而发生改变。

(1)心脏病变

1)左心室增大:心左界向左下扩大,心腰部加深近似直角,心浊音界呈靴形,又称为主动脉型心或靴形心。常见于主动脉瓣关闭不全,也可见于高血压心脏病。

2）右心室增大：轻度增大时，心脏绝对浊音界扩大，相对浊音界无明显变化；显著增大时，相对浊音界向左右两侧扩大，由于心脏沿长轴顺时针转位，因而以向左扩大明显。常见于肺源性心脏病。

3）左、右心室增大：心浊音界向两侧扩大，心左界向左下扩大，呈普大型心。常见于扩张型心肌病、重症心肌炎和全心衰竭等。

4）左心房增大与肺动脉段扩大：左心房显著增大时，胸骨左缘第3肋间心浊音界扩大，心腰消失。当左心房与肺动脉段均增大时，胸骨左缘第2、3肋间心浊音界向外扩大，使心腰部饱满或膨出，心浊音界呈梨形，又称为二尖瓣型心或梨形心。常见于二尖瓣狭窄。

5）心包积液：心包积液达一定量时，心浊音界向两侧扩大，并且随体位而改变。坐位时心浊音区呈三角烧瓶形，仰卧位时心底部浊音区明显增宽呈球形，此为心包积液的特征性体征（图4-24）。

（2）心外因素

1）一侧胸腔大量积液或积气：患侧心界叩不出，健侧心浊音界外移。

2）胸壁较厚或肺气肿：心浊音界变小，重度肺气肿时可能叩不出心浊音界。

3）大量腹水或巨大肿瘤：可使膈抬高，心脏呈横位，叩诊时心界向左扩大。

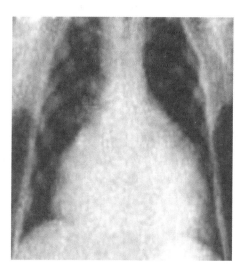

图4-24　心包积液

（四）听诊

听诊是心脏检查最重要的方法，也是较难掌握的内容之一。听诊时，环境应安静，受检者取仰卧位或坐位，必要时可改变体位，或做深吸气、深呼气，或适当运动后听诊，有助于听清和辨别心音或杂音。

1. 心脏瓣膜听诊区　心脏各瓣膜开放与关闭时产生的声音沿血流方向传导至胸壁不同部位，在体表听诊最清楚的部位即为该瓣膜听诊区，通常有5个心脏瓣膜听诊区。心脏各瓣膜听诊区与瓣膜口在胸壁上的投影并不完全一致。

（1）二尖瓣区：位于心尖搏动最强点。心脏大小正常时，多位于第5肋间左锁骨中线稍内侧。当心脏增大时，听诊部位随心尖位置向左或左下移位。

（2）肺动脉瓣区：位于胸骨左缘第2肋间。

（3）主动脉瓣区：位于胸骨右缘第2肋间。

（4）主动脉瓣第二听诊区：位于胸骨左缘第3、4肋间。

（5）三尖瓣区：位于胸骨体下端左缘，即胸骨左缘第4、5肋间。

2. 听诊顺序　心脏听诊通常自二尖瓣区开始，循逆时针方向按二尖瓣区→肺动脉瓣区→主动脉瓣区→主动脉瓣第二听诊区→三尖瓣区的顺序进行。

3. 听诊内容　心脏听诊的内容包括心率、心律、心音、额外心音、心脏杂音和心包摩擦音。

（1）心率：为心脏每分钟搏动的次数。一般在心尖部听取第一心音，计数1分钟。正常成人心率为60～100次/min，3岁以下儿童多在100次/min以上，老年人稍慢。常见的心率异常有：

1）心动过速：安静状态下，成人心率>100次/min，婴幼儿心率>150次/min，称为心动过速。生理情况常见于运动、情绪激动时；病理情况见于发热、贫血、甲状腺功能亢进、心力衰竭和休克等。

2）心动过缓：心率<60 次 /min，称为心动过缓。生理情况可见于运动员或长期从事体力劳动的健康人；病理情况见于颅内压增高、胆汁淤积性黄疸、甲状腺功能减退、房室传导阻滞或普萘洛尔、美托洛尔等药物作用。

（2）心律：为心脏搏动的节律。正常成人心律基本规则，部分青年和儿童的心律在吸气时增快，呼气时减慢，这种随呼吸而出现的心律不齐称为窦性心律不齐，一般无临床意义。听诊能发现的最常见的心律失常是期前收缩和心房颤动。

1）期前收缩：指在规则心律的基础上突然提前出现的一次心跳。听诊特点为：①规则的节律中出现提前的心音，其后有一个较长的间歇（代偿间歇）；②期前收缩第一心音增强，第二心音减弱；③长间歇后出现的第一个心搏的第一心音减弱，第二心音增强。期前收缩规律出现，可形成联律，如每一次正常心搏后出现一次期前收缩称为二联律，每两次正常心搏后出现一次期前收缩称为三联律，二联律和三联律多为病理性。精神刺激、过度疲劳、过量饮酒或浓茶，以及某些药物等可诱发期前收缩，各种器质性心脏病或直接刺激心脏也可引起期前收缩，频发室性期前收缩更具有临床意义。

2）心房颤动：由于心房内异位节律点发出异位冲动产生多个折返所致。听诊特点为：①心律绝对不规则；②第一心音强弱不等；③脉率<心率，这种脉搏脱漏的现象称为脉搏短绌。心房颤动常见于二尖瓣狭窄、冠心病或甲状腺功能亢进症等。

（3）心音：按其在心动周期中出现的先后顺序，依次命名为第一心音（S_1）、第二心音（S_2）、第三心音（S_3）和第四心音（S_4）。通常只能闻及第一心音和第二心音，在部分儿童和青少年中可闻及第三心音，第四心音多属病理性，一般不易闻及。

1）正常心音

①第一心音（S_1）是因二尖瓣和三尖瓣关闭，瓣叶突然紧张引起振动而产生。第一心音标志着心室收缩的开始。听诊特点：在心尖部最响，音调低钝而强度较响，持续时间较长（约 0.1s），与心尖搏动同时出现。

②第二心音（S_2）是因主动脉瓣和肺动脉瓣关闭引起瓣膜振动而产生。第二心音标志着心室舒张的开始。听诊特点：在心底部最响，音调较高而清脆，持续时间较短（约 0.08s），在心尖搏动后出现。

正确区分第一心音和第二心音是心脏听诊的首要环节，只有明辨第一心音和第二心音才能确定额外心音或杂音等所处的心动周期时相。第一心音与第二心音的区别见表4-7。

表 4-7　第一心音与第二心音的区别

	第一心音	第二心音
产生机制	二尖瓣和三尖瓣突然关闭的振动所致	主动脉瓣和肺动脉瓣突然关闭的振动所致
出现时相	标志着心室收缩的开始	标志着心室舒张的开始
音调	较低	较高
强度	较响	较第一心音弱
性质	较钝	较清脆
所占时间	较长，持续约 0.1s	较短，约 0.08s
与心尖搏动的关系	同时出现	之后出现
听诊部位	心尖部最清楚	心底部最清楚

2）异常心音：常见心音异常改变如下：

①心音强度改变（增强和减弱）：影响心音强度的主要原因有心室充盈程度、瓣膜位置、瓣膜的完整性和活动性、心肌收缩力等。

第一心音改变：第一心音增强常见于二尖瓣狭窄、高热、甲状腺功能亢进症或心动过速；第一心音减弱常见于二尖瓣关闭不全、心肌炎、心肌病、心肌梗死或左心衰竭等。

第二心音改变：第二心音的变化与大血管（主动脉或肺动脉）内的压力及半月瓣的完整性、弹性有关。主动脉瓣第二心音（A_2）增强，提示主动脉内压力增高，常见于高血压、主动脉粥样硬化；肺动脉瓣第二心音（P_2）增强，提示肺动脉内压力增高，常见于二尖瓣狭窄时肺淤血、肺气肿、左心衰竭；主动脉瓣第二心音（A_2）减弱，提示主动脉内压力降低或有主动脉瓣疾病，常见于主动脉瓣狭窄、主动脉瓣粘连或钙化；肺动脉瓣第二心音（P_2）减弱，提示肺动脉内压力降低或其瓣膜受损，常见于肺动脉瓣狭窄、肺动脉瓣关闭不全等。

第一、二心音同时增强常见于运动、情绪激动、贫血、甲状腺功能亢进症；同时减弱常见于心肌炎、心肌病、心肌梗死所致的心肌严重受损、左侧胸腔大量积液、肺气肿和休克等循环衰竭时。

②心音性质改变：心肌严重受损时，S_1 失去原有低钝的特征而与 S_2 相似，伴有心率增快时，收缩期与舒张期时间几乎相等，心音有如钟摆的"嘀嗒"声，称为钟摆律或胎心样心音。钟摆律为大面积急性心肌梗死、严重心肌炎所致心肌严重受损的重要体征之一。

（4）额外心音：指在正常 S_1 和 S_2 之外出现的附加心音，多为病理性。可出现于收缩期，也可出现于舒张期，以舒张早期额外心音最多见，临床意义也较大。因额外心音发生在 S_2 之后，与原有的 S_1 和 S_2 组成三音律，在心率>100 次 /min 时，犹如马奔跑的蹄声，故又称为舒张早期奔马律，由于心室舒张期负荷过重，心肌张力减低，顺应性减退，当舒张早期心房血液快速注入心室时，引起已过度充盈的心室壁产生振动所致。按来源不同，可将舒张早期奔马律分为左室奔马律和右室奔马律，以左室居多。舒张早期奔马律的听诊特点：音调较低，强度较弱，左室奔马律听诊最清楚的部位在心尖部，呼气末明显，吸气时减弱。舒张早期奔马律是心肌严重受损的重要体征之一，常见于心力衰竭、急性心肌梗死、重症心肌炎和扩张型心肌病等。此外，由于心血管病治疗技术的发展，人工器材植入心脏也可产生相应的额外心音，常见人工瓣膜音、人工起搏音等。

（5）心脏杂音：指除心音与额外心音以外，在心脏收缩或舒张过程中出现的异常声音，其特点为持续时间较长，强度、频率不同，可与心音完全分开或连续，甚至完全掩盖心音。

1）产生机制：由于血流加速、血管管径异常或心腔内漂浮物，致血流由层流变为湍流或漩涡，不规则的血流撞击心壁、瓣膜、腱索或大血管壁，使之产生振动，从而在相应部位发出声音（图 4-25）。引起心脏杂音的常见原因有：①血流加速，常见于健康人运动后、严重贫血、甲状腺功能亢进症等；②瓣膜狭窄或关闭不全，如二尖瓣狭窄、主动脉瓣关闭不全等；③异常血流通道，常见于室间隔缺损、动脉导管未闭、动静脉瘘等；④心腔内漂浮物或异常结构，如心内膜炎；⑤血管腔扩大，如动脉瘤。

2）听诊要点：心脏杂音的听诊难度较大，必须按下列要点仔细、专心、全面地听诊，以便正确地识别杂音，判定其临床意义。

①最响部位与传导方向：杂音最响部位与病变部位密切相关，一般杂音在某瓣膜区最响，提示病变部位就位于该区相应瓣膜。如杂音最响位于心尖部，则病变主要在二尖瓣。杂音常沿着产生杂音的血流方向传导，也可经周围组织向外扩散，但后者传导的范围较小。杂音越响，传导越广。由于杂音的来源不同，听诊的最强部位和传导方向均有所不同，杂音的传导方向有助于判断杂音的来源及其病理性质。临床常见的心脏杂音听诊部位及杂音传导见表 4-8。

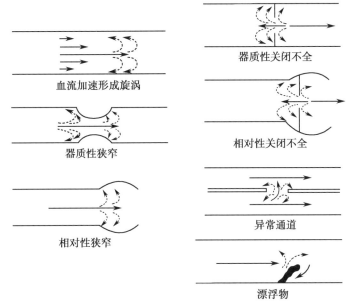

图 4-25 心脏杂音产生机制示意图

表 4-8 常见心脏杂音的听诊部位及传导

病变	最响部位	时期	传导方向
二尖瓣狭窄	局限于心尖部	舒张期	—
二尖瓣关闭不全	心尖部	收缩期	左腋下、左肩胛下区
主动脉瓣狭窄	主动脉瓣区	收缩期	颈部、胸骨上窝
主动脉瓣关闭不全	主动脉瓣第二听诊区	舒张期	胸骨下端、心尖部
室间隔缺损	局限于胸骨左缘第3、4肋间	收缩期	—

②时期：按心动周期可分为收缩期杂音、舒张期杂音和连续性杂音。出现在 S_1 与 S_2 之间的杂音称收缩期杂音，出现在 S_2 与下一心动周期 S_1 之间的杂音称舒张期杂音，连续出现在收缩期和舒张期的杂音称连续性杂音。通常舒张期杂音和连续性杂音均为器质性杂音，收缩期杂音有器质性和功能性两种，应加以区分。

③性质：指杂音的音色和音调，由于杂音的频率不同，其产生的音色和音调也不同。杂音的音色常以吹风样、隆隆样、叹气样、机器样、乐音样等描述。按音调高低将杂音分为柔和与粗糙两种。功能性杂音较柔和，器质性杂音较粗糙。临床上可依据杂音性质推断病变，如心尖部舒张期低调隆隆样杂音，提示二尖瓣狭窄；心尖部粗糙的收缩期吹风样杂音，提示二尖瓣关闭不全；主动脉瓣区舒张期叹气样杂音，提示主动脉瓣关闭不全；机器样杂音见于动脉导管未闭；乐音样杂音见于感染性心内膜炎、梅毒性心脏病等。

④强度：指杂音的响度。一般来说，狭窄越重、血流速度越快、狭窄口两侧压力阶差越大，杂音越强；反之，杂音则越弱。但严重狭窄致通过血流极少时，杂音反而减弱或消失。收缩期杂音强度多采用 Levine 6 级分级法表示，记录杂音强度时，以杂音的级别为分子，6 级为分母。如杂音强度为 3 级，则记录为 3/6 级杂音。一般认为 1/6 级和 2/6 级收缩期杂音多为功能性杂音，无病理意义；3/6 级和 3/6 级以上杂音多为器质性杂音，具有病理意义。由于舒张期杂音绝大多数为器质性杂音，所以一般不分级，但如要分级，其标准仍采用 Levine 6 级分级法，也有学者主张分为轻、中、重三级。杂音强度分级及震颤见表 4-9。

表 4-9 杂音强度分级及震颤

级别	响度	听诊特点	震颤
1	最轻	很弱,且所占时间较短,安静环境下仔细听诊才能闻及	无
2	轻度	弱,但较易听到,不太响亮	无
3	中度	较响亮,容易听到	无或可能有
4	响亮	杂音响亮	有
5	很响	更响亮,且向四周甚至背部传导,但听诊器离开胸壁则听不到	明显
6	最响	极响震耳,即使听诊器离开胸壁一定距离也能听到	强烈

⑤体位、呼吸和运动对杂音的影响

体位:采取特殊体位或改变体位,可使某些杂音增强或减弱,有助于病变部位和性质的判定和鉴别。如左侧卧位可使二尖瓣杂音更明显;前倾坐位可使主动脉瓣关闭不全的舒张期杂音更明显;仰卧位可使二尖瓣、三尖瓣关闭不全和肺动脉瓣关闭不全的舒张期杂音更明显。

呼吸:呼吸可改变左、右心室的排血量及心脏的位置,从而影响杂音的强度。深吸气时,胸腔负压增加,回心血量增多,右心室排血量增加,可使三尖瓣、肺动脉瓣等与右心相关的杂音增强;深呼气时,胸腔负压下降,肺循环阻力增加,流入左心的血量增加,可使二尖瓣、主动脉瓣等与左心相关的杂音增强;吸气后紧闭声门,用力做呼气动作(瓦尔萨尔瓦动作,Valsalva maneuver),胸腹腔内压增高,回心血量减少,可使经瓣膜产生的杂音减弱,但梗阻性肥厚型心肌病的杂音增强。

运动:嘱心功能良好的患者做运动,致心率加快,循环血量增加及血流加速,可使原有的器质性杂音增强,以此发现较弱的杂音。

3)临床意义:杂音对判断心血管疾病有重要的意义,但不能仅凭有无杂音判断有无心脏病。杂音有器质性与功能性之分,产生杂音的部位有器质性病变者为器质性杂音,产生杂音的部位无器质性病变者为功能性杂音,包括生理性杂音、全身疾病所致血流动力学改变引起的杂音,以及有心脏病理意义的相对性狭窄或关闭不全引起的杂音(相对性杂音)。生理性杂音只限于收缩期,杂音柔和、吹风样,无震颤,无心脏增大。相对性杂音虽没有器质性病变,但与器质性杂音合称为病理性杂音。

4)收缩期杂音

①二尖瓣区:器质性杂音多见,常见于风湿性心脏病二尖瓣关闭不全等,听诊特点为全收缩期吹风样杂音,可掩盖第一心音,高调较粗糙,强度多在 3/6 级以上,向左腋下或左肩胛下区传导,呼气或左侧卧位时明显。功能性杂音常见于发热、贫血、甲状腺功能亢进症、妊娠、剧烈运动等,听诊特点为吹风样杂音,柔和,短而弱,强度一般在 2/6 级以下,多为收缩中期,局限不向他处传导,休息或去除原因后可能消失。相对性杂音由于左心室扩大,二尖瓣相对关闭不全所致,常见于扩张型心肌病、高血压心脏病等,听诊特点为吹风样,性质柔和。

②主动脉瓣区:器质性杂音主要见于主动脉瓣狭窄,听诊特点为喷射性杂音,不遮盖第一心音,响亮而粗糙,常伴有震颤,杂音向颈部传导,常伴 A_2 减弱。相对性杂音主要见于主动脉粥样硬化、主动脉扩张、高血压等,听诊特点是较柔和的吹风样杂音,常伴 A_2 增强。

③肺动脉瓣区:以功能性杂音多见,常见于健康儿童和青少年,听诊特点为柔和而较弱、音调低的吹风样杂音,不传导,常在 2/6 级以下,卧位时明显。

④三尖瓣区:功能性杂音多见,因右心室扩大,三尖瓣相对关闭不全所致,听诊特点为吹风样,较柔和,吸气时增强。

⑤其他部位:室间隔缺损时,在胸骨左缘第 3、4 肋间可闻及粗糙而响亮的收缩期杂音,强度常在 3/6 级以上,常伴震颤。

5）舒张期杂音

①二尖瓣区：器质性杂音主要见于风湿性心脏病二尖瓣狭窄，听诊特点为舒张中晚期隆隆样杂音，呈递增型，音调较低，局限于心尖部，左侧卧位较明显，常伴有舒张期震颤及第一心音亢进等。功能性杂音主要见于主动脉瓣关闭不全引起的二尖瓣相对狭窄，此音又称奥斯汀·弗林特杂音（Austin Flint murmur），听诊特点为性质柔和，无震颤和第一心音亢进。

②主动脉瓣区：主要见于风湿性心脏病主动脉瓣关闭不全，听诊特点为舒张早期叹气样杂音，于胸骨左缘第 3 肋间（主动脉瓣第二听诊区）最明显，坐位及呼气末屏气时更清楚，并沿胸骨左缘下传，可达心尖部。

③肺动脉瓣区：器质性病变少见，常因二尖瓣狭窄、肺源性心脏病、房间隔缺损等导致肺动脉高压、肺动脉扩张而引起肺动脉瓣相对关闭不全，此音又称格雷厄姆·斯蒂尔杂音（Graham Steell murmur），听诊特点为吹风样或叹气样，于胸骨左缘第 2 肋间最响，平卧或吸气时增强。

④三尖瓣区：局限于胸骨左缘第 4、5 肋间，低调隆隆样，深吸气末杂音增强，见于三尖瓣狭窄，极为少见。

6）连续性杂音：最常见于先天性心脏病动脉导管未闭，听诊特点为于第一心音后不久开始，持续整个收缩期和舒张期，于胸骨左缘第 2 肋间稍外侧处最响，性质响亮、粗糙，似机器转动的噪声，又称机器样杂音。

（6）心包摩擦音：正常心包膜表面光滑，壁层与脏层之间有少量液体起润滑作用，不会因摩擦而发出声音。当心包因炎症或其他原因发生纤维蛋白沉着而使心包膜变得粗糙，在心脏搏动时，壁层与脏层心包互相摩擦产生振动而出现的声音称心包摩擦音。听诊特点为音质粗糙、高音调、搔抓样、比较表浅，类似纸张摩擦的声音，与心搏一致，与呼吸无关，屏气时摩擦音仍存在。可在整个心前区闻及，但以胸骨左缘第 3、4 肋间最清楚，坐位前倾及呼气末更明显。当心包积液达到一定量时，心包摩擦音消失。心包摩擦音常见于各种感染性心包炎，也可见于尿毒症、急性心肌梗死等。

技能要点

心 脏 听 诊

1. 将听诊器体件置于心尖搏动最强的部位。

2. 听诊心率（1分钟）、心律、心音（第一心音、第二心音）、有无杂音。

3. 依次在肺动脉瓣区（胸骨左缘第 2 肋间）、主动脉瓣区（胸骨右缘第 2 肋间）、主动脉瓣第二听诊区（胸骨左缘第 3 肋间）、三尖瓣区（胸骨左缘第 4、5 肋间）听诊。

4. 如闻及杂音，应认真辨别其最响的部位、时期、性质、传导、强度及与体位、呼吸、运动的关系。

知识链接

心功能分级

目前临床普遍采用美国纽约心脏病学会的分级方案，根据患者体力活动后的自觉症状将心脏功能分为 4 级：

Ⅰ级（代偿期）：体力活动不受限制，日常活动不引起乏力、呼吸困难、心悸。

Ⅱ级：体力活动轻度受限，休息时无症状，日常活动即可引起乏力、呼吸困难、心悸或心绞痛。

Ⅲ级：体力活动明显受限，休息时无症状，轻微日常活动即可引起上述症状。

Ⅳ级：体力活动完全受限，休息时仍有心力衰竭的症状。

附：常见循环系统疾病的体征

见表4-10。

表4-10 常见循环系统疾病体征

	视诊	触诊	叩诊	听诊
二尖瓣狭窄	重度者呈"二尖瓣面容"	心尖部可触及舒张期震颤	早期心浊音界无扩大，晚期心腰膨出，呈梨形	心尖部隆隆样舒张期杂音，可伴第一心音亢进和开瓣音，肺动脉瓣区第二心音亢进
二尖瓣关闭不全	心尖搏动向左下移位，较局限	心尖搏动呈抬举样	心浊音界向左下扩大，后期可向两侧扩大	心尖部有粗糙的吹风样收缩期杂音，强度在3/6级以上，肺动脉瓣区第二心音亢进
主动脉瓣关闭不全	心尖搏动向左下移位，范围较大	心尖搏动呈抬举样	心浊音界向左下扩大，心腰凹陷，呈靴形	主动脉瓣第二听诊区叹气样舒张期杂音
主动脉瓣狭窄	心尖搏动强，向左下移位	主动脉瓣区触及收缩期震颤	心浊音界向左下扩大	胸骨右缘第2肋间粗糙、响亮、喷射样收缩期杂音
心包积液	心尖搏动减弱或消失	心尖搏动弱而不易触及，如能触及则在心浊音界之内侧	心浊音界向两侧扩大，并随体位改变而变化	炎症渗出早期闻及心包摩擦音，渗出液增多时心音遥远

（陈 军）

扫一扫，测一测

PPT课件

知识导览

第六节 腹 部 检 查

　　腹部包括腹壁、腹腔和腹腔内器官。腹部范围上起横膈，下至骨盆，前面和侧面由腹壁组成，后面为脊柱和腰肌。

　　腹部检查方法有视诊、触诊、叩诊、听诊4种，以触诊最为重要。因触诊可引起胃肠蠕动增加，使肠鸣音发生变化，故腹部检查的顺序为视诊→听诊→叩诊→触诊，但为了统一格式，记录时仍按视诊、触诊、叩诊、听诊的顺序。

一、腹部体表标志及分区

（一）腹部体表标志

　　常用的腹部体表标志如下：

　　1. 肋弓下缘　由第8～10肋软骨连接形成的肋缘和第11、第12浮肋构成。肋弓下缘为腹部的体表上界，常用于腹部分区，肝、脾测量和胆囊定位。

　　2. 剑突　是胸骨下端的软骨。剑突为腹部的体表上界，常作为肝脏测量的标志。

　　3. 腹上角　又称胸骨下角，是左右肋弓在胸骨下端汇合处所形成的夹角，常用于判断体型和肝脏的测量。

　　4. 脐　位于腹部中心，平第3～4腰椎，是腹部四区分法的标志。

5. 髂前上棘　为髂嵴前端上部的骨性突起，是腹部九区分法的标志和骨髓穿刺的部位。

6. 腹直肌外缘　是锁骨中线在腹部的延续，常作为手术入路切口、用于定位胆囊点。

7. 腹中线　为前正中线在腹部的延续，是腹部四区分法的垂直线。

8. 腹股沟韧带　为腹部的体表下界，是寻找股动脉、股静脉的标志。

9. 耻骨联合　是两耻骨间的纤维软骨连接，与耻骨共同组成腹部体表下界。

10. 肋脊角　第12肋与脊柱构成的夹角，为检查肾脏压痛、叩击痛的位置。

（二）腹部分区

目前常用的腹部分区有四区分法和九区分法。

1. 四区分法　通过脐画一水平线和一垂直线，将腹部分成左上、右上、左下、右下 4 个区域。四区分法最为常用且简单易行，不足之处是比较粗略，难以准确定位，需以九区分法进行补充。

2. 九区分法　由两条水平线和两条垂直线将腹部分为井字形的 9 个区域，两条水平线为两侧肋弓下缘连线和两侧髂前上棘连线，两条垂直线为分别通过左、右髂前上棘至腹中线连线中点的垂直线。四线相交将腹部划分为左、右上腹部（季肋部），左、右侧腹部（腰部），左、右下腹部（髂部）及上腹部、中腹部（脐部）和下腹部（耻骨上部）。各区器官分布情况如下：

（1）右上腹部（右季肋部）：肝右叶、胆囊、结肠右曲（肝曲）、右肾、右肾上腺。

（2）上腹部：肝左叶、胃、十二指肠、胰头、胰体、横结肠、腹主动脉、大网膜。

（3）左上腹部（左季肋部）：脾、胃、结肠左曲（脾曲）、胰尾、左肾、左肾上腺。

（4）右侧腹部（右腰部）：升结肠、空肠、右肾。

（5）中腹部（脐部）：十二指肠、空肠、回肠、下垂的胃或横结肠、肠系膜及淋巴结、大网膜、输尿管、腹主动脉。

（6）左侧腹部（左腰部）：降结肠、空肠、回肠、左肾。

（7）右下腹部（右髂部）：盲肠、阑尾、回肠下端、淋巴结、女性右侧输卵管和卵巢、男性右侧精索。

（8）下腹部（耻骨上部）：回肠、乙状结肠、输尿管、充盈的膀胱、女性增大的子宫。

（9）左下腹部（左髂部）：乙状结肠、淋巴结、女性左侧输卵管和卵巢、男性左侧精索。

二、视　诊

腹部视诊时，光线宜充足而柔和，从前侧方射入视野，有利于观察腹部的器官轮廓、肿块、胃肠型和蠕动波等。检查前嘱患者排空膀胱，取低枕仰卧位，两手自然置于身体两侧，充分暴露全腹。检查者站立于患者右侧，按一定顺序自上而下地观察腹部。有时为了察看细小隆起或蠕动波，检查者应将视线降低至腹平面，从侧面呈切线方向进行观察。

腹部视诊的主要内容有腹部外形、呼吸运动、腹壁静脉、胃肠型和蠕动波、皮肤改变等。

（一）腹部外形

注意观察腹部外形是否对称，有无全腹或局部的膨隆或凹陷，有腹水或腹部肿块时，还应测量腹围。

健康成年人平卧时，前腹壁大致处于肋缘与耻骨联合同一平面或略为低凹，称腹部平坦，坐起时脐以下部分稍前凸。肥胖者或小儿（尤其餐后）平卧时前腹壁稍高于肋缘与耻骨联合的平面，称为腹部饱满。老年人及消瘦者，因腹壁皮下脂肪较少，腹部下陷，平卧时前腹壁稍低于肋缘与耻骨联合的平面，称为腹部低平。以上都属于正常腹部外形。

1. 腹部膨隆　平卧时前腹壁明显高于肋缘与耻骨联合的平面，外观呈凸起状，称腹部膨隆。

可因生理状况（如肥胖、妊娠）或病理状况（如腹水、腹内积气、巨大肿瘤等）引起,可表现为全腹膨隆和局部膨隆。

（1）全腹膨隆:腹部弥漫性膨隆,可呈球形或椭圆形,常见于下列情况:

1）腹水:腹腔内有大量积液称腹水。平卧时腹壁松弛,液体下沉于腹腔两侧,使侧腹部明显膨出,致腹部外形扁而宽,称为蛙腹;侧卧或坐位时,下腹部膨出明显。常见于肝硬化门静脉高压症,亦可见于心力衰竭、缩窄性心包炎、腹膜转移癌（肝癌、卵巢癌多见）、肾病综合征、结核性腹膜炎等。腹膜有炎症或肿瘤浸润时,腹部常呈尖凸形,称为尖腹。

2）腹内积气:腹内积气多在胃肠道内,大量积气可引起全腹膨隆,使腹部呈球形,见于各种原因引起的肠梗阻或肠麻痹。积气在腹腔内,称为气腹,见于消化道穿孔或治疗性人工气腹。

3）腹内巨大肿物:如足月妊娠、巨大卵巢囊肿、畸胎瘤等,亦可引起全腹膨隆。

全腹膨隆时,常需定期测量腹围以观察腹腔内容物（如腹水）的程度和变化。测量方法:嘱患者清晨空腹排尿后平卧,用软尺经脐绕腹一周,测得的周长即为腹围（脐周腹围）,通常以厘米为单位。

（2）局部膨隆:腹部局限性膨隆的常见原因有器官肿大、腹内肿瘤或炎性肿块、胃肠局部胀气、腹壁上肿物和疝等。

右上腹膨隆常见于肝肿大（脓肿、肿瘤、淤血等）、胆囊肿大等。上腹部膨隆常见于肝左叶肿大、胃癌、胃扩张、胰腺囊肿或肿瘤等。左上腹膨隆常见于脾肿大。腰部膨隆见于多囊肾、巨大肾上腺肿瘤、肾盂大量积水或积脓。脐部膨隆常因脐疝、腹部炎性肿块引起。右下腹膨隆常见于回盲部结核或肿瘤、阑尾周围脓肿及克罗恩病等。下腹部膨隆常见于子宫增大（妊娠、子宫肌瘤等）、膀胱充盈,后者可在排尿后消失。左下腹膨隆见于降结肠或乙状结肠肿瘤,也可因干结粪块所致。

局部肿块在腹壁上还是在腹腔内,应予以鉴别。嘱患者仰卧位做屈颈抬肩动作,使腹壁肌肉紧张,如肿块更加明显,说明肿块位于腹壁上;反之,如肿块变得不明显或消失,说明肿块位于腹腔内,被收缩变硬的腹肌所掩盖。

2. 腹部凹陷　仰卧时前腹壁明显低于肋缘与耻骨联合的平面,称腹部凹陷,可分为全腹凹陷和局部凹陷。

（1）全腹凹陷:仰卧时前腹壁明显凹陷,见于脱水和消瘦者。严重时前腹壁凹陷几乎贴近脊柱,肋弓、髂嵴和耻骨联合显露,腹外形呈舟状,称舟状腹,见于恶病质,如结核病、恶性肿瘤等慢性消耗性疾病。

（2）局部凹陷:较少见,多由于手术后腹壁瘢痕收缩所致。在立位或腹压增加时,凹陷可更明显。

（二）呼吸运动

正常人呼吸时可见腹壁上下起伏,吸气时上抬,呼气时下陷,即为腹式呼吸运动。小儿及男性以腹式呼吸为主,成年女性则以胸式呼吸为主,腹壁起伏不明显。

1. 腹式呼吸运动增强　不多见,常为癔症性呼吸或胸腔疾病（如大量积液等）。

2. 腹式呼吸运动减弱　常因腹水、腹膜炎症、急性腹痛、腹腔内巨大肿物或妊娠等所致。腹式呼吸运动消失常见于消化道穿孔所致急性腹膜炎或膈肌麻痹等。

（三）腹壁静脉

正常人腹壁静脉一般不显露,在皮肤白皙或较瘦者才隐约可见,皮肤较薄而松弛的老年人可见静脉显露于皮肤,但不迂曲,常为较直条纹,属正常。其他引起腹压增加的情况,如妊娠、腹水、腹腔巨大肿物等,也可见静脉显露。

腹壁静脉曲张时，腹壁静脉可显而易见或迂曲变粗，常见于门静脉高压致循环障碍或上、下腔静脉回流受阻而有侧支循环形成时。

正常腹壁静脉的血流方向，在脐水平线以上自下向上经胸壁静脉和腋静脉进入上腔静脉，脐水平线以下自上向下经大隐静脉流入下腔静脉。根据腹壁静脉曲张的分布及血流方向可以判断腹壁静脉曲张的来源：①门静脉高压时，腹壁曲张的静脉常以脐为中心向四周呈放射状，脐水平以上自下向上，脐水平以下自上向下（图4-26A）；②上腔静脉阻塞时，脐水平以上及以下的腹壁浅静脉曲张，血流方向均为自上向下（图4-26B）；③下腔静脉阻塞时，脐水平以上及以下的腹壁浅静脉曲张，血流方向均为自下向上（图4-26C）。

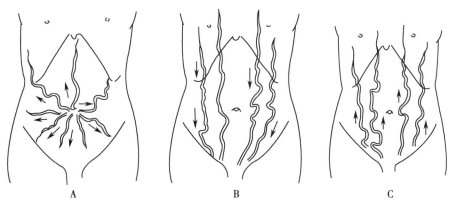

图4-26 腹壁静脉曲张血流方向示意图
A.门静脉高压；B.上腔静脉阻塞；C.下腔静脉阻塞

指压法判断血流方向：右手示指和中指并拢，压在一段没有分支的曲张静脉上，一只手指紧压静脉向外滑动，挤出该段静脉内的血液，至一定距离后（7.5～10cm）放松该手指，另一手指仍紧压不动，观察静脉是否充盈，如迅速充盈，则血流方向是从放松的一端流向紧压的一端。再以同样方法放松另一手指，观察静脉充盈速度，即可判断血流方向。

（四）胃肠型和蠕动波

正常人腹部一般看不到胃和肠的轮廓及蠕动波，但在腹壁菲薄或松弛的老年人、极度消瘦者或经产妇可能见到。

胃肠道发生梗阻时，梗阻近端的胃或肠段因饱满而隆起，可显出各自的轮廓，称为胃型或肠型，当伴有该部位的蠕动增强时，可以看到蠕动波。观察蠕动波时，从侧面观察更易察见，也可用手轻拍腹壁诱发后观察。幽门梗阻时，胃蠕动波自左肋缘下开始，缓慢地向右推进，到达右腹直肌旁（幽门区）消失，为正蠕动波。有时也可见到自右向左的逆蠕动波。小肠梗阻所致的肠蠕动波多见于脐部。结肠远端梗阻时，其宽大的肠型多位于腹部周边。如发生肠麻痹，则蠕动波消失。

（五）皮肤改变

1. 皮疹 充血性或出血性皮疹常见于发疹性高热疾病或某些传染病（如麻疹、猩红热、斑疹伤寒）及药物过敏等。紫癜或荨麻疹可能是过敏性疾病全身表现的一部分。一侧腹部或腰部疱疹并沿脊神经走行分布，提示带状疱疹。

2. 色素 正常情况下，腹部皮肤颜色较暴露部位稍浅。妇女妊娠时，在脐与耻骨之间的前正中线上有色素沉着，常持续至分娩后才逐渐消退。病理情况下：①腹部皮肤皱褶处（如腹股沟及系腰带部位）色素沉着，可见于肾上腺皮质功能减退；②腰部、季肋部和下腹部皮肤呈蓝色（格雷·特纳征，Grey Turner sign），为血液自腹膜后间隙渗到侧腹壁的皮下所致，可见于重症急性胰腺炎；③脐周围或下腹壁皮肤发蓝（卡伦征，Cullen sign），为腹腔内大出血的征象，见于重症急性胰腺炎或宫外孕破裂等；④腹部和腰部不规则的斑片状色素沉着，见于多发性神经纤维瘤。

3. 腹纹 多分布于下腹部和左、右下腹部。白纹系腹壁真皮结缔组织因张力增高断裂所致，为银白色条纹，可见于经产妇或肥胖者。妊娠纹出现于下腹部和髂部，出现于下腹部者以耻骨为中心略呈放射状，条纹处皮肤较薄，在妊娠期呈淡蓝色或粉红色，产后转为银白色而长期存在。紫纹为皮质醇增多症的常见征象，除下腹部和臀部外，还可见于股外侧和肩背部。

4. 疝 为腹腔内容物经腹壁或骨盆壁的间隙或薄弱部分向体表凸出而形成。腹部疝可分为腹内疝和腹外疝两大类，以后者较多见。脐疝多见于婴幼儿，成人则可见于经产妇或有大量腹水的患者；白线疝见于先天性腹直肌两侧闭合不良者；切口疝见于手术瘢痕愈合不良者；股疝位于腹股沟韧带中部，多见于女性；腹股沟疝则偏于内侧。男性腹股沟斜疝可下降至阴囊，在直立位或咳嗽用力时明显，卧位时可缩小或消失。

5. 脐部 正常脐部清洁干燥。脐部分泌物呈浆液性或脓性，有臭味，多为炎症所致。分泌物呈水样，有尿臊味，见于脐尿管未闭。脐部溃烂，可能为化脓性或结核性炎症；如脐部溃疡坚硬、固定而凸出，多见于癌肿。

6. 其他

（1）瘢痕：腹部瘢痕多为外伤、手术或皮肤感染的遗迹。

（2）腹部体毛：腹部体毛增多或女性阴毛呈男性型分布见于皮质醇增多症和肾上腺性征综合征。腹部体毛稀少见于黏液性水肿、腺垂体功能减退症和性腺功能减退症。

（3）上腹部搏动：多由腹主动脉搏动传导而来，可见于较瘦的正常人。腹主动脉瘤和肝血管瘤时，上腹部搏动明显。二尖瓣狭窄或三尖瓣关闭不全引起的右心室增大，也可见明显的上腹部搏动。鉴别搏动来源的方法有两种：①深吸气后，搏动增强为右心室搏动，搏动减弱则为腹主动脉搏动；②手指平放，从剑突下向上压入前胸壁后方，右心室搏动冲击手指末端，而腹主动脉搏动则冲击手指掌面。

三、听　诊

腹部听诊时，将听诊器膜型体件置于腹壁上，全面听诊腹部各区，尤其注意听诊上腹部、中腹部、腹部两侧及肝、脾各区。听诊内容主要有肠鸣音、振水音、血管杂音等。妊娠18～20周以上的妇女可在脐下方闻及胎心音（130～160 次/min）。

（一）肠鸣音

肠蠕动时，肠管内气体和液体随之流动，产生一种断断续续的咕噜声（或气过水声），称肠鸣音。正常情况下，肠鸣音约每分钟4～5次。通常以右下腹部作为肠鸣音听诊点。

1. 肠鸣音活跃 肠蠕动增强时，肠鸣音可达每分钟10次以上，但音调不特别高亢，称为肠鸣音活跃，见于急性胃肠炎、服泻药后或消化道大出血。

2. 肠鸣音亢进 肠鸣音次数多且响亮、高亢，甚至呈叮当声或金属音，称为肠鸣音亢进，见于机械性肠梗阻。

3. 肠鸣音减弱 肠鸣音明显减少，甚至数分钟才闻及1次，称为肠鸣音减弱，见于老年性便秘、腹膜炎、电解质紊乱（低血钾）及胃肠动力低下等。

4. 肠鸣音消失 如持续听诊2分钟以上未闻及肠鸣音，用手指轻叩或搔弹腹部仍未闻及肠鸣音，称为肠鸣音消失，见于急性腹膜炎或麻痹性肠梗阻。

（二）振水音

胃内多量气体与液体相撞击而发出的声音称为振水音。受检者取仰卧位，检查者将听诊器膜型体件置于上腹部，或以一耳凑近上腹部，同时以稍屈曲的手指连续迅速地冲击上腹部，即可闻及气液撞击的声音。正常人在餐后或摄入多量液体后可出现振水音。如清晨空腹或餐后6～8小时以上仍能闻及振水音，提示胃扩张或幽门梗阻等。

（三）血管杂音

正常人腹部无血管杂音。腹部血管杂音对诊断某些疾病有一定价值。血管杂音包括动脉性杂音和静脉性杂音。

1. 动脉性杂音 常在腹中部或腹部两侧闻及。腹中部出现收缩期血管杂音（喷射性杂音），常提示腹主动脉瘤或腹主动脉狭窄。左、右上腹部出现收缩期血管杂音，常提示肾动脉狭窄，可见于年轻的高血压患者。下腹两侧出现收缩期血管杂音，应考虑髂动脉狭窄。

2. 静脉性杂音 为连续的潺潺声，无收缩期与舒张期性质，常出现于脐周或上腹部，尤以腹壁静脉曲张处严重，提示门静脉高压（常为肝硬化引起）时侧支循环形成。

四、叩 诊

腹部叩诊可了解某些器官的大小和叩击痛、胃肠道充气情况，以及腹腔内有无积气、积液和肿块等。直接叩诊法和间接叩诊法均可用于腹部，但一般多采用间接叩诊法，因其较为准确、可靠。在检查叩击痛时，也可用直接叩诊法。

（一）腹部叩诊音

正常情况下，腹部叩诊大部分区域为鼓音，只有肝、脾所在部位，充盈的膀胱和子宫占据的部位，以及两侧腹部近腰肌处叩诊为浊音。叩诊从左下腹开始逆时针方向至右下腹，再至脐部，借此可获得腹部叩诊音的总体印象。

当肝、脾或其他器官极度肿大，腹腔内肿瘤或大量腹水时，病变部位可出现浊音或实音，鼓音范围缩小。当胃肠高度胀气或消化道穿孔致气腹时，则鼓音范围明显增大或出现于不应有鼓音的部位（如肝浊音界内）。

（二）肝脏叩诊

肝脏是不含气体的实质性器官，叩诊呈实音，无叩击痛。确定肝脏上界时，一般沿右锁骨中线、右腋中线和右肩胛线自上而下叩诊，由清音转为浊音处即为肝上界，相当于被肺遮盖的肝顶部，故又称为肝相对浊音界。继续向下叩1～2个肋间，则浊音变为实音，此处的肝脏不再被肺所遮盖而直接贴近胸壁，称为肝绝对浊音界（亦为肺下界）。确定肝下界时，最好由腹部鼓音区沿右锁骨中线或前正中线向上叩诊，由鼓音转为浊音处即是。一般叩得的肝下界比触得的肝下缘高1～2cm，但若肝缘明显增厚，则两项结果较为接近。确定肝的上下界时要注意体型，在右锁骨中线上，匀称体型者的正常肝上界在第5肋间，下界位于右季肋下缘，肝上界与肝下界的距离为肝上下径，约为9～11cm；在右腋中线上，肝上界在第7肋间，下界相当于第10肋水平；在右肩胛线上，肝上界在第10肋间。瘦长体型者肝上下界均可低1个肋间，矮胖体型者则可高1个肋间。

1. 肝浊音界改变 肝浊音界扩大见于肝癌、病毒性肝炎、肝脓肿、肝淤血和多囊肝等。膈下脓肿时，由于肝下移和横膈升高，肝浊音区也扩大，但肝脏本身并未增大。肝浊音界缩小见于急性重型病毒性肝炎、肝硬化和胃肠胀气等。肝浊音界消失代之以鼓音，主要见于急性消化道穿孔、人工气腹等。肝浊音界向上移位见于右肺纤维化、右下肺不张、气腹等。肝浊音界向下移位见于肺气肿、右侧张力性气胸等。

2. 肝区叩击痛 病毒性肝炎、肝脓肿、肝癌的患者可出现肝区叩击痛。

（三）膀胱叩诊

膀胱叩诊主要用于判断膀胱的充盈程度。叩诊在耻骨联合上方进行，通常从上向下由鼓音转为浊音。膀胱空虚时,隐于耻骨联合下方,因耻骨联合上方有肠管,叩诊呈鼓音,叩不出膀胱的轮廓。当膀胱内有尿液充盈时,耻骨联合上方叩诊呈圆形浊音区。排尿或导尿后,浊音区转为鼓音,可与女性妊娠子宫或卵巢囊肿等形成的浊音区相鉴别。

(四)肾区叩击痛

受检者取坐位或侧卧位,检查者左手掌平放在其肋脊角处(肾区),右手握拳用由轻到中等的力量叩击左手背。正常时肋脊角处无叩击痛,当肾小球肾炎、肾盂肾炎、肾结石、肾结核及肾周围炎时,肾区有不同程度的叩击痛。

(五)移动性浊音

腹腔内有较多的液体存留时,因重力作用,液体多潴积于腹腔的低处,故在此处叩诊呈浊音。检查时先嘱受检者仰卧,腹中部因肠管内有气体而浮在液面上,故叩诊呈鼓音,两侧腹部因液体积聚叩诊呈浊音。自腹中部脐水平面开始向受检者的左侧叩诊,发现浊音时,叩诊板指固定不动,嘱受检者右侧卧位,再度叩诊,如呈鼓音,表明浊音移动。以同样的方法向右侧叩诊,叩得浊音后嘱受检者左侧卧位,以核实浊音是否移动。这种因体位改变而出现浊音区变动的现象,称移动性浊音(shifting dullness)。腹部移动性浊音阳性提示腹腔内游离液体在1 000ml以上。

五、触 诊

触诊是腹部检查的主要方法,对腹部体征的识别和及早发现健康问题具有重要意义。触诊时,受检者应排尿后取低枕仰卧位,两手自然置于身体两侧,两腿屈曲并稍分开,以使腹肌尽量放松,做张口缓慢腹式呼吸。检查者站立于患者右侧,面向患者,前臂尽量与腹部表面在同一水平。检查时手要温暖,动作轻柔,一般自左下腹开始逆时针方向至右下腹,再到脐部,依次检查腹部各区。原则是先触诊健康部位,逐渐移向病变区域,边触诊边观察受检者的反应与表情。亦可边触诊边与受检者交谈,可转移其注意力而减少腹肌紧张。

浅部触诊用于了解腹壁的紧张度、表浅的压痛、肿块、搏动和腹壁上的肿物(如皮下脂肪瘤、结节)等。深部触诊用于了解腹腔内器官情况,检查压痛、反跳痛和腹内肿物等,包括深压触诊、滑动触诊、双手触诊、冲击触诊等。

(一)腹壁紧张度

正常人腹壁有一定张力,但触之柔软,较易压陷,称为腹壁柔软。有些人(尤其儿童)因不习惯被触摸或怕痒而发笑致腹肌自主性痉挛,称为肌卫增强,不属异常。

1. 腹壁紧张度增加

(1)全腹壁紧张度增加:可分为几种情况:①腹腔内容物增加,如肠胀气或气腹、大量腹水,触诊腹壁张力可增加,但无肌痉挛和压痛;②急性消化道穿孔或器官破裂所致急性弥漫性腹膜炎,腹膜受刺激而引起腹肌痉挛,全腹壁明显紧张,甚至强直硬如木板,称板状腹(tabulate venter);③结核性炎症或癌性腹膜炎时,由于腹膜炎症发展较慢,且有腹膜增厚和肠管、肠系膜粘连,触诊时腹壁柔韧而具有抵抗力,不易压陷,称为揉面感或柔韧感。

(2)局部腹壁紧张度增加:多因腹内器官炎症波及腹膜而引起,如上腹或左上腹肌紧张常见于急性胰腺炎,右上腹肌紧张常见于急性胆囊炎,右下腹肌紧张常见于急性阑尾炎。

2. 腹壁紧张度减低 多因腹肌张力降低或消失所致。腹壁松软无力,失去弹性,全腹紧张度减低,见于慢性消耗性疾病、大量放腹水后,亦见于经产妇或年老体弱、严重脱水的患者等。脊髓损伤所致腹肌瘫痪和重症肌无力可使腹壁张力消失。局部腹壁紧张度降低较少见,多由于局部的腹肌瘫痪或缺陷所致。

（二）压痛和反跳痛

正常腹部触摸时不引起疼痛，重按时仅有压迫感。

1. 压痛 若由浅入深触压腹部发生疼痛，称为腹部压痛。压痛多来自腹壁或腹腔内的病变。腹壁病变比较表浅，可借抓捏腹壁或仰卧位做屈颈抬肩动作使腹壁肌肉紧张时压痛更明显区别于腹腔内病变引起的压痛。腹腔内的病变，如器官的炎症、淤血、破裂、肿瘤、扭转及腹膜的刺激（炎症、出血等）均可引起压痛。压痛可分为局限性压痛和广泛性压痛。局限性压痛见于局限性腹膜炎或局部器官病变；广泛性压痛见于弥漫性腹膜炎。若压痛局限于一点，称为压痛点。明确而固定的压痛点是发现某些疾病的重要依据。腹部常见疾病的压痛点位置见图4-27。如位于右锁骨中线与肋缘交界处的胆囊点压痛提示胆囊病变，位于脐与右髂前上棘连线中、外1/3交界处的麦克伯尼点（McBurney point，简称麦氏点）压痛提示阑尾病变等。

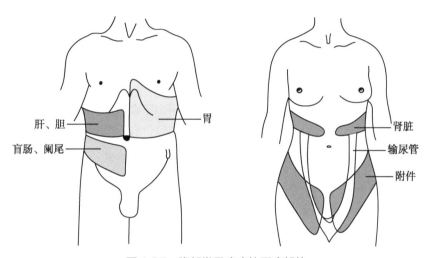

肝、胆
胃
盲肠、阑尾
肾脏
输尿管
附件

图4-27 腹部常见疾病的压痛部位

2. 反跳痛 当触诊腹部出现压痛后，用并拢的2～3个手指（示、中、环指）压于原处稍停片刻，使压痛感觉趋于稳定，然后将手迅速抬起，如此时受检者感觉腹痛骤然加重，称为反跳痛，常伴有痛苦表情或呻吟。反跳痛是腹膜壁层受到炎症等刺激的表现，是腹内器官病变累及邻近腹膜的标志。腹膜炎患者常有腹肌紧张、压痛与反跳痛，称为腹膜刺激征（peritoneal irritation sign），亦称腹膜炎三联征（peritonitis triad）。当腹内器官炎症尚未累及腹膜壁层时，可仅有压痛而无反跳痛。

（三）腹部肿块

腹腔内肿大或异位的器官、炎性肿块、囊肿、良恶性肿瘤、肿大的淋巴结、胃内结石、肠内粪块等，均可形成包块。

1. 触诊要点 触及腹部肿块时需注意其部位、大小、形态、质地、有无压痛、移动度、搏动性等。

（1）部位：可根据腹部分区推测包块可能来源于哪个器官。上腹中部触及肿块，常为胃或胰腺的肿瘤、囊肿或胃内结石（可以移动）；右肋下肿块常与肝和胆有关；两侧腹部的肿块常为结肠和肾的肿瘤；带蒂的包块或肠系膜、大网膜的包块位置多变。

（2）大小：凡触及肿块，均应测量其上下径（纵长）、左右径（横宽）和前后径（深厚）。为了形象化，也可以用公认的实物做比喻，如拳头、鸡蛋、核桃等。如肿块大小变化不定，甚至自行消失，则可能是痉挛、充气的肠袢所引起。

（3）形态：触及肿块时应注意其形状、轮廓、边缘和表面情况。圆形且表面光滑的肿块多为良性，以囊肿或淋巴结居多。形态不规则、表面凹凸不平且坚硬的肿块，应考虑恶性肿瘤、炎性肿物或结核性肿块。触及索条状或管状肿物，短时间内形态多变者，多为肠套叠或蛔虫团。如在右上腹触及边缘光滑的卵圆形肿物，应疑为胆囊积液。左上腹有明显切迹的肿块多为肿大的脾脏。

（4）质地：肿块若为囊性，则质地柔软，见于囊肿、脓肿，如卵巢囊肿、多囊肾等。肿块若为实质性，其质地可能柔韧、中等硬或坚硬，见于肿瘤、炎性或结核浸润块，如胃癌、肝癌、回盲部结核等。

（5）压痛：炎性肿块有明显压痛，如急性胆囊炎、阑尾脓肿等。脏器的肿瘤压痛可轻重不等。

（6）移动度：如果肿块随呼吸运动而上下移动，多为肝、脾、胃、肾、胆或其肿物。如果肿块能用手推动，可能来自胃、肠或肠系膜。带蒂的肿物或游走的器官移动度大。局部炎性肿块或脓肿及腹腔后壁的肿瘤，一般不能移动。

（7）搏动：消瘦者可以在腹部见到或触及动脉的搏动。如在腹中线附近触及明显的膨胀性搏动，应考虑腹主动脉或其分支的动脉瘤。

2. 良性肿块与恶性肿块的鉴别

（1）良性肿块：表面光滑，呈圆形或卵圆形，一般界限清楚，边缘规则，质地柔软，活动度大，与周围组织无粘连。炎性肿块触诊时有明显压痛，空腔器官梗阻引起的肿块触诊时呈腊肠样、条索状、管状等特殊形态。

（2）恶性肿块：形状常不规则，表面凹凸不平，质地坚硬，活动受限，常与周围组织粘连。

3. 腹腔肿块与腹壁肿块的鉴别　腹部触及肿块时，还应确定是腹壁肿块还是腹腔内肿块。受检者仰卧，两下肢伸直，嘱其做仰卧起坐或两腿悬空举起动作，使腹肌收缩，如肿块突出更为明显，提示肿块位于腹壁，如肿块消失或不明显，提示肿块位于腹腔内。

（四）波动感

腹腔内有大量游离液体时，用手指叩击腹部可感到液波震颤（fluid thrill），或称波动感。受检者平卧，检查者一手掌面贴于其一侧腹壁，另一手四指并拢屈曲，用指端叩击对侧腹壁（或以指端冲击式触诊），如有大量液体存在，则贴于腹壁的手掌有被液体波动冲击的感觉，即波动感。为防止腹壁本身的震动传至对侧，可让另一人将手掌尺侧缘压于脐部腹中线上，即可阻止之。以此法检查腹水不如移动性浊音敏感，积液量需达 3 000～4 000ml 以上才能查出。

（五）肝脏触诊

肝脏触诊主要用于了解肝脏下缘的位置和肝脏的质地、表面、边缘及压痛等。受检者取仰卧位，两膝关节屈曲，使腹壁放松，并做较深的腹式呼吸以使肝脏随膈肌运动而上下移动，检查者站在受检者右侧用单手或双手触诊。

1. 单手触诊法　较为常用。检查者右手四指并拢，掌指关节伸直，与肋缘大致平行地放在右上腹部（或脐右侧）估计肝下缘的下方，受检者呼气时手指压向腹壁深部，吸气时手指缓慢抬起朝肋缘向上迎触下移的肝缘，如此反复进行，手指逐渐向肋缘移动，直到触及肝缘或肋缘为止。需在右锁骨中线及前正中线上分别触诊肝缘，并测量其与肋缘或剑突根部的距离，以厘米表示。

2. 双手触诊法　检查者右手的位置同单手触诊法，左手置于受检者右背部第 12 肋与髂嵴之间脊柱旁肌肉的外侧，左手向上推，使肝下缘紧贴前腹壁，并限制右下胸扩张，以增加膈下移的幅度，这样吸气时下移的肝脏更易被触及。

技能要点

肝脏触诊的注意事项

1. 触觉最敏感的部位是示指前端的桡侧，并非指尖端，故应以示指前外侧指腹接触肝脏。

2. 检查腹肌发达者时，右手宜置于腹直肌外缘稍外处，向上触诊，否则肝缘易被掩盖或将腹直肌腱划误认为肝缘。

3. 触诊肝脏需密切配合呼吸动作，于吸气时手指上抬，速度要落后于腹壁的抬起；呼气时手指应在腹壁下陷前下压，这样就可能有两次机会触到肝缘。

4. 当右手示指上移到肝缘仍未触及肝脏时，如右腹部较饱满，应考虑巨大肝脏，手指可能自始即在肝脏上面，故不能触及肝缘，应下移初始触诊的部位，自髂前上棘或更低的平面开始。

5. 如遇腹水患者，深部触诊法不能触及肝脏时，可应用浮沉触诊法。用右手并拢的示、中、环三个手指取 70°～90° 角，在肝缘附近冲击式连续按压数次，待排开腹水器官浮起时触及肝脏，此法在脾脏和腹部肿块触诊时也可应用。

触及肝脏时，应仔细体会并描述下列内容：

（1）大小：正常成人的肝脏一般在肋缘下不能触及，腹壁松软的瘦长体型者，于深吸气时可于肋弓下触及肝下缘，在 1cm 以内。在剑突下可触及肝下缘，多在 3cm 以内。如超出上述标准，可考虑：

1）肝脏下移：此时叩得的肝上界也相应降低，肝上下径正常，质地柔软，表面光滑，无压痛，常见于肺气肿、右侧大量胸腔积液导致膈肌下降。

2）肝肿大：如肝上界正常或升高，则提示肝肿大。①弥漫性肝肿大见于病毒性肝炎、肝淤血、脂肪肝、早期肝硬化、血吸虫病等；②局限性肝肿大见于肝脓肿、肝肿瘤及肝囊肿等。

3）肝脏缩小：见于暴发性肝衰竭、亚急性重型肝炎、肝硬化晚期，提示病情极为严重。

（2）质地：一般将肝脏质地分为质软、质韧（中等硬度）和质硬三级。正常肝脏质地柔软，如触撅起之口唇；脂肪肝及急性病毒性肝炎时肝质地稍韧；肝淤血及慢性病毒性肝炎质韧如触鼻尖；肝硬化质硬，肝癌质地最坚硬，如触前额。

（3）边缘和表面状态：正常肝脏边缘整齐且厚薄一致，表面光滑。肝边缘圆钝常见于脂肪肝或肝淤血。肝边缘锐利，表面触及细小结节，多见于肝硬化。肝边缘不规则，表面不光滑，呈不均匀的结节状，见于肝癌、多囊肝等。

（4）压痛：正常肝脏无压痛。当肝包膜有炎症反应或因肝肿大受到牵拉，则有压痛。轻度弥漫性压痛见于病毒性肝炎、肝淤血等，局限性剧烈压痛见于较表浅的肝脓肿。

（5）搏动：正常肝脏及因炎症、肿瘤等原因引起的肝脏肿大并不伴有搏动。如果触及肝脏搏动，应注意鉴别为单向性还是扩张性。单向性搏动常为传导性搏动，因肝脏传导了其下面的腹主动脉的搏动所致，此时将两手掌置于肝脏表面有被推向上的感觉。扩张性搏动为肝脏本身的搏动，见于三尖瓣关闭不全，由于右心室的收缩搏动通过右心房、下腔静脉而传导至肝脏所致，此时将两手掌置于肝脏左右叶或两手分别放于肝脏前后两面，即可有两手被推向两侧的感觉。

（6）肝区摩擦感：检查者右手的掌面轻贴于肝区，嘱受检者做腹式呼吸动作。正常时掌下无摩擦感。肝周围炎时，肝表面和邻近的腹膜可因有纤维素性渗出物而变得粗糙，两者的相互摩擦可用手触及，为肝区摩擦感。

（7）肝 - 颈静脉回流征（hepatojugular reflux sign）：当右心衰竭引起肝淤血肿大时，用手压迫肿大的肝脏,可使颈静脉怒张更明显,称肝 - 颈静脉回流征阳性。被检查者取坐位或半坐位,仔细观察颈静脉有无怒张,右手手掌平放于右肋下肝区部位,并逐渐适当加压,持续 10 秒,如此时颈静脉逐渐充盈怒张或原怒张更加明显,则为阳性。

（六）胆囊触诊

1. 胆囊肿大 正常时胆囊隐存于肝脏之后,不能触及。胆囊肿大时方超过肝缘及肋缘,可在右肋缘下腹直肌外缘处触及。肿大的胆囊一般呈梨形或卵圆形,表面光滑,张力较高,常有触痛,随呼吸上下移动。肿大的胆囊呈囊性感,且压痛明显,常见于急性胆囊炎。胆囊肿大呈囊性感,无压痛,见于壶腹周围癌。胆囊肿大,有实性感,见于胆囊结石或胆囊癌。

2. 胆囊触痛 左于掌平放了受检者右胸下部,以拇指指腹勾压于右肋下胆囊点（腹直肌外缘与右肋缘交界处）,嘱受检者缓慢深吸气,在吸气的过程中,发炎的胆囊下移时碰到用力按压的拇指,即可引起疼痛,称为胆囊触痛。如因剧烈疼痛而致吸气突然中止,称墨菲征（Murphy sign）阳性。

（七）脾脏触诊

1. 检查方法 正常情况下脾脏不能触及。内脏下垂或左侧胸腔积液、积气时膈下降,可使脾脏向下移位。除此以外,若能触及脾脏,则提示脾脏肿大至正常 2 倍以上。脾脏明显肿大而位置较表浅时,用右手单手触诊稍用力即可触及。如果肿大的脾脏位置较深,需用双手触诊法检查。受检者取仰卧位,两腿稍屈曲,检查者左手绕过受检者的腹前方,手掌置于其左胸下部第 9～11 肋处,将脾脏从后向前托起。右手掌平放于脐部,与左肋弓大致成垂直方向,自下而上随受检者的腹式呼吸运动触诊,直至触及脾缘或左肋缘为止。当脾脏轻度肿大而仰卧位不易触及时,可嘱受检者取右侧卧位,双下肢屈曲,此时用双手触诊法则容易触及。按压时用力不要太重,否则可能将脾脏挤开。

2. 脾肿大分度 临床上,常将脾肿大分为轻、中、高三度。脾缘不超过肋下 2cm 为轻度肿大,常见于急慢性病毒性肝炎、伤寒、急性疟疾等,一般质地柔软。脾缘超过肋下 2cm 但在脐水平线以上为中度肿大,常见于肝硬化、慢性淋巴细胞白血病、系统性红斑狼疮等,质地一般较硬。脾缘超过脐水平线或前正中线则为高度肿大,即巨脾,可见于慢性髓细胞性白血病、淋巴瘤和恶性组织细胞病等。

3. 脾脏肿大的测量法 ①第Ⅰ线测量（甲乙线）:左锁骨中线与肋缘交点至脾下缘的距离,以厘米表示（下同）;②第Ⅱ线测量（甲丙线）:左锁骨中线与肋缘交点至脾脏最远点的距离;③第Ⅲ线测量（丁戊线）:脾右缘与前正中线的垂直距离,如脾脏高度肿大向右越过前正中线,则测量脾右缘至前正中线的最大距离,以"+"表示;如脾脏未超过前正中线,则测量脾右缘与前正中线的最短距离,以"-"表示。脾脏轻度肿大时只做第Ⅰ线测量。脾脏高度肿大时,应加测第Ⅱ线和第Ⅲ线,并作图表示。

（八）肾脏触诊

检查肾脏一般用双手触诊法,可采取仰卧位或立位。卧位触诊右肾时,嘱受检者两腿屈曲并做较深的腹式呼吸。检查者站立于受检者右侧,以左手掌托起其右腰部,右手掌平放在右上腹部,手指方向大致平行于右肋缘进行深部触诊,于受检者吸气时双手夹触肾脏。如触及光滑钝圆的器官,可能为肾下极;如能在双手间握住更大部分,则略能感知其蚕豆状外形,此时患者常有酸痛或类似恶心的不适感。触诊左肾时,检查者左手越过受检者腹前方从后面托起左腰部,右手掌横置于受检者左上腹部,依前法进行深部触诊。如卧位未触及肾脏,可嘱受检者站立床旁,于侧面用两手前后联合触诊肾脏。

正常人肾脏一般不易触及,有时可触及右肾下极。身材瘦长者、肾下垂、游走肾或肾脏代偿性增大时,肾脏较易触及。在深吸气时能触及 1/2 以上的肾脏即为肾下垂。如肾下垂明显并能在腹腔各个方向移动时称为游走肾。肾脏肿大见于肾盂积水或积脓、肾肿瘤、多囊肾等。

当肾脏和尿路炎症、输尿管结石或其他疾病时,可在相应部位出现压痛点。①季肋点(前肾点):第10肋前端,右侧位置稍低,相当于肾盂位置;②上输尿管点:在脐水平线腹直肌外缘;③中输尿管点:在髂前上棘水平腹直肌外缘,相当于输尿管第二狭窄处;④肋脊点:背部第12肋与脊柱交角(肋脊角)的顶点;⑤肋腰点:第12肋与腰肌外缘交角(肋腰角)的顶点。

(九)膀胱触诊

正常膀胱空虚时隐存于盆腔内,不易触及。仅当膀胱积尿充盈胀大时,才越出耻骨上缘而可在下腹中部触及。膀胱触诊一般采用单手滑行触诊法。受检者仰卧屈膝,检查者以右手自脐开始向耻骨方向触摸,触及肿块后需详查其性质,以便鉴别其为膀胱、子宫还是其他肿物。膀胱胀大多由积尿所致,呈扁圆形或圆形,触之囊性感,不能推移,按压时憋胀有尿意,排尿或导尿后缩小或消失,借此可与妊娠子宫、卵巢囊肿等鉴别。

(十)腹部正常可触及的器官

正常人,尤其体型消瘦者,腹腔内某些器官可以被触及,应注意与病理肿块鉴别。

1. 腹直肌肌腹及腱划　腹肌发达者,可于腹壁中上部触及腹直肌肌腹,隆起略呈圆形或方块,较硬,其间有横行凹沟,为腱划,易误判为腹壁肿物或肝缘。其在前正中线两侧对称出现,位置较表浅,于屈颈抬肩腹肌紧张时更明显,可与肝脏及腹腔内肿物区别。

2. 腰椎椎体及骶骨岬　体型消瘦及腹壁薄弱者,在脐附近前正中线可触及骨样硬度并固定的肿块,自腹后壁向前凸出,此即第4、5腰椎椎体或骶骨岬。

3. 乙状结肠粪块　乙状结肠在左下腹可触及,内存粪便时明显,呈光滑条索状,无压痛,可被推动。当有干结粪块滞留于内时,可触及类圆形肿块或较粗条索,可有轻压痛,易误判为肿瘤。

4. 盲肠　除腹壁过厚者,大多数人在右下腹麦氏点稍内上部位可触及盲肠,呈圆柱状,其下部为梨状扩大的盲端,稍能移动,表面光滑,无压痛。

5. 横结肠　正常体型较瘦者,在上腹部可触及一中间下垂的横行条索,如腊肠样粗细,光滑柔软,滑行触诊时可推动,即为横结肠。

(欧应华)

扫一扫,测一测

第七节　脊柱与四肢检查

一、脊 柱 检 查

PPT 课件

脊柱由7个颈椎、12个胸椎、5个腰椎、5个骶椎和4个尾椎组成。脊柱是支撑体重,维持躯体各种姿态的重要支柱,同时起着保护脊髓的作用。脊柱的病变主要有形态异常、活动受限及疼痛等。脊柱检查以视诊为主,结合触诊和叩诊。

知识导览

(一)脊柱弯曲度

1. 检查方法　受检者取立位或坐位,上肢自然下垂,充分暴露背部,检查者从后面观察脊柱有无侧弯。轻度侧弯时需借助触诊确定,检查者以手指沿脊椎棘突以适当的压力自上而下划压皮肤,观察划压后出现的皮肤红色充血痕是否位于后正中线。

2. 脊柱生理性弯曲　正常人直立时,脊柱从侧面观察有4个生理弯曲,即颈段稍向前凸,胸段稍向后凸,腰椎明显向前凸,骶椎则明显向后凸,形似"S"。

3. 脊柱畸形　正常人脊柱无侧弯及前后凸畸形,常见的脊柱畸形有脊柱后凸、脊柱前凸和脊柱侧弯。

（1）脊柱后凸（kyphosis）：脊柱过度后弯称为脊柱后凸，也称驼背，多发生于胸段。儿童脊柱后凸多见于佝偻病；青少年多见于胸椎或腰椎结核，病变多发生于下胸段及腰段，由于椎体破坏、压缩，棘突向后明显凸出，形成特征性的成角畸形；成年人胸段脊柱呈弧形（或弓形）后凸，见于强直性脊柱炎；老年人常因脊椎退行性变造成胸椎明显后凸，形成驼背。此外，外伤致脊椎骨折、脊椎骨软骨炎、儿童发育期姿势不良等也可造成脊柱后凸。

（2）脊柱前凸（lordosis）：脊柱过度向前凸出，称为脊柱前凸，多发生在腰椎，见于晚期妊娠、大量腹水、腹腔巨大肿瘤、髋关节结核及先天性髋关节后脱位等病变。

（3）脊柱侧凸（scoliosis）：脊柱离开后正中线向左或右偏曲称为脊柱侧凸。根据侧凸的性状分为姿势性和器质性两种。脊柱姿势性侧凸无脊柱结构的异常，早期改变体位可使侧凸消失，常见于儿童发育期坐立姿势不良、椎间盘突出、脊髓灰质炎后遗症等。脊柱器质性侧凸的特点是改变体位不能使侧凸纠正，见于先天性脊柱发育不全、慢性胸膜肥厚、肌肉麻痹、胸膜粘连等。

（二）脊柱活动度

1. 检查方法　检查脊柱活动度时，嘱受检者最大限度地做前屈、后伸、侧弯和旋转等动作，观察脊柱的活动范围及有无变形。检查颈段时，受检者头部正直，检查者用手固定受检者双肩；检查腰段时，受检者取立位，髋、膝关节伸直，检查者用手固定受检者骨盆。已有脊柱外伤怀疑椎体骨折或关节脱位时，应避免脊柱活动，以防止损伤脊髓。

2. 正常活动范围　正常脊柱有一定活动度，其中颈椎和腰椎的活动范围最大，胸椎的活动范围很小，骶椎和尾椎几乎不活动。正常人在直立、骨盆固定的条件下，颈段可前屈、后伸 35°～45°，左右侧弯 45°，旋转 60°～80°；腰段在臀部固定的条件下可前屈 75°～90°，后伸 30°，左右侧弯 20°～35°，旋转 30°。

3. 活动受限的临床意义　脊柱活动受限常见于颈部肌纤维织炎及韧带受损、颈椎病、脊柱增生性关节炎、脊柱骨折或脱位、椎间盘突出、结核或肿瘤所致骨质破坏等。

（三）脊柱压痛与叩击痛

1. 脊柱压痛

（1）检查方法：受检者取坐位，身体稍前倾。检查者以右手拇指从枕骨粗隆开始自上而下逐个按压椎体棘突和椎旁肌肉。

（2）临床意义：正常人无压痛。如脊椎有压痛，多见于脊柱结核、椎间盘突出及脊椎外伤或骨折等；如椎旁肌肉有压痛，多见于腰背肌纤维炎或劳损。

2. 叩击痛

（1）检查方法：常用的脊柱叩击方法有两种。①直接叩击法：受检者取坐位，检查者用中指或叩诊锤直接叩击各棘突，多用于检查胸椎和腰椎。颈椎疾病，特别是颈椎骨关节损伤时，一般不用此法。②间接叩击法：受检者取坐位，检查者左手掌置于受检者头顶部，右手半握拳，以小鱼际叩击左手背，询问受检者脊柱各部位有无疼痛。

（2）临床意义：正常人脊柱无叩击痛。叩击痛阳性多见于脊柱结核、骨折、肿瘤或椎间盘突出等。叩击痛的部位常为病变所在部位。

二、四 肢 检 查

四肢检查通常运用视诊与触诊，两者相互配合，特殊情况下辅以叩诊和听诊。四肢检查主要观察肢体形态是否正常、有无运动功能障碍及肢体的血管情况。

（一）肢体的形态异常

1. 指关节变形

（1）梭形关节：近指间关节增生，呈梭形畸形，多为双侧对称性改变。早期出现局部红肿和疼痛,晚期可出现关节僵直,活动受限,重者手指及腕部向尺侧偏移(图4-28),见于类风湿关节炎。

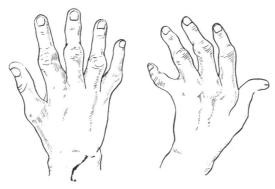

图 4-28 梭形关节

(2)爪形手:手指关节呈鸟爪样畸形,见于尺神经损伤、进行性肌萎缩、脊髓空洞症和麻风等。

2. 杵状指/趾　手指(或足趾)末端增生、肥厚、增宽、增厚,指甲从根部到末端拱形隆起呈杵状膨大。常见于支气管扩张、慢性肺脓肿、支气管肺癌、发绀型先天性心脏病、亚急性感染性心内膜炎、肝硬化等疾病。其发病机制可能与肢体末端慢性缺氧、代谢障碍及中毒性损害导致末端肢体毛细血管增生扩张有关。

3. 匙状甲　又称反甲,特点为指甲中央凹陷,边缘翘起,指甲变薄,表面粗糙有条纹。常见于缺铁性贫血、高原疾病等。

4. 方肩　正常双肩对称,呈弧形,如肩关节弧形轮廓消失,肩峰突出,称方肩,见于肩关节脱位或三角肌萎缩。

5. 膝关节变形

(1)关节炎:患侧膝关节红、肿、热、痛及活动(功能)障碍,两侧膝关节形态不对称,多见于风湿性关节炎活动期等。

(2)关节腔积液:关节腔有液体积聚,称关节腔积液。嘱受检者屈曲膝关节成直角,则髌骨两侧的凹陷消失。当积液量>50ml时,膝关节周围组织肿胀明显,浮髌试验阳性。受检者平卧,双下肢放松、伸直,检查者将左手虎口卡于肿胀的膝关节上方,右手虎口卡于肿胀的膝关节下方,使关节腔内液体集中于髌骨底面,然后用右手示指垂直将髌骨向后方按压,连续数次,压下时髌骨与关节面有碰触感,松开时有髌骨浮起感,称为浮髌试验阳性。关节腔积液的常见病因有风湿性关节炎、结核性关节炎等。

6. 足部常见异常(图 4-29)

(1)扁平足:足弓结构不良或受损,引起足纵弓塌陷,直立时足底中部内侧也能着地,称为扁平足,多为先天异常。

(2)马蹄内翻足:踝关节跖屈,前半足着地,足不能背屈,常取旋后及内收位,多与内翻足并存,称马蹄内翻足。见于跟腱挛缩或腓总神经麻痹。

(3)足内、外翻畸形:正常人当膝关节固定时,足掌可内翻、外翻达 35°。足掌部活动受限,呈固定性内翻、内收位或外翻、外展位,称足内、外翻畸形,见于先天畸形和脊髓灰质炎后遗症。

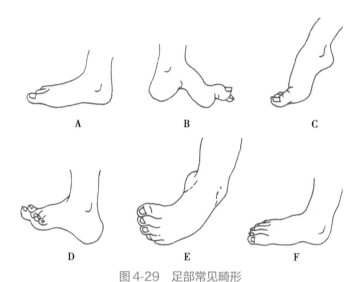

图 4-29 足部常见畸形
A. 扁平足;B. 弓形足;C. 马蹄足;D. 跟足畸形;E. 足内翻;F. 足外翻

7. 膝内翻与膝外翻 正常人两脚并拢直立时,两膝和两踝可同时靠拢。内踝靠拢时,双膝不能靠拢呈 O 形者,称膝内翻(图 4-30)。双膝靠拢时,两内踝分离呈 X 形者,称膝外翻(图 4-31)。膝内、外翻见于佝偻病。

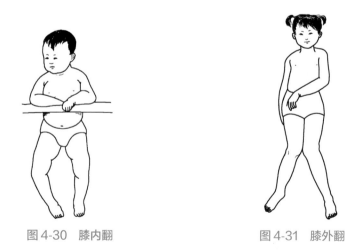

图 4-30 膝内翻   图 4-31 膝外翻

8. 肢端肥大 腺垂体生长激素分泌过多引起骨末端及其韧带等软组织增生、肥大,导致肢体末端异常粗大,见于肢端肥大症及巨人症。

9. 肌肉萎缩　四肢部分或全部肌肉体积缩小、松弛无力，见于周围神经损害、进行性肌营养不良、脊髓灰质炎后遗症及长期肢体废用等。

（二）肢体的运动功能异常

1. 肢体瘫痪　肢体随意运动功能障碍，称为肢体瘫痪。

（1）单瘫（monoplegia）：单一肢体瘫痪，多见于脊髓灰质炎。

（2）偏瘫（hemiplegia）：一侧肢体（上、下肢）瘫痪，常伴有同侧脑神经损害，多见于脑卒中、脑肿瘤等颅脑病变。

（3）截瘫（paraplegia）：双下肢瘫痪，多见于脊髓外伤、脊髓炎、脊柱结核等所致的脊髓横贯性损伤。

（4）交叉性瘫痪（crossed paralysis）：一侧肢体瘫痪及对侧脑神经瘫痪，多见于脑干病变。

2. 手指震颤　手指不自主地节律性抖动。

（1）静止性震颤（static tremor）：静止时出现，运动时减轻，睡眠时消失，常伴肌张力增高，见于帕金森病。

（2）意向性震颤（intention tremor）：又称运动性震颤（intentional tremor），静止、休息时无震颤，肢体活动时出现，越接近目标物越明显，见于小脑疾病。

3. 扑翼样震颤（asterixis）　两上肢向前平伸，使手和腕部悬空伸直维持一定姿势，可出现两手快落慢抬的震颤动作，状如鸟飞扑翼，见于肝性脑病。

4. 风湿性舞蹈症　又称风湿性舞蹈病，是风湿热在神经系统的常见表现，多见于儿童和青少年，临床特征是舞蹈样动作、肌张力降低、肌力减退和精神症状。舞蹈样动作表现为面部肌肉及肢体的快速、无目的、不对称、不规则的不自主运动，如做鬼脸、伸舌、转颈、耸肩、手指间断性伸屈、摆手、伸臂等，常难以维持一定的姿势，睡眠时可减轻或消失。

5. 手足搐搦（tetany）　发作时手足肌肉呈紧张性痉挛，手表现为腕部及掌指关节屈曲，手指伸展，拇指内收靠近掌心并与小指相对，呈"助产士手"（图4-32）；足表现为踝关节与跖趾关节跖屈，足趾伸直。见于低钙血症和碱中毒。

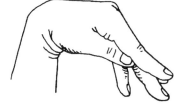

图4-32　手搐搦

（三）肢体的血管异常

1. 动脉变硬迂曲呈条索状　检查者一手指压迫肢体动脉某处，阻断血流，另一手触诊被压迫动脉的远端。正常情况下，被压迫动脉远端的动脉壁不能被触及，如仍能被触及，提示已有动脉硬化，早期动脉壁变硬、弹性丧失、呈条索状，后期动脉迂曲，甚至出现结节。

2. 动脉搏动消失　生理情况下，肢体两侧脉搏差异很小。一侧肢体动脉搏动减弱或消失，见于多发性大动脉炎、血栓闭塞性脉管炎等。

3. 下肢静脉曲张　下肢浅部静脉隆起、曲张如蚯蚓状，局部皮肤萎缩、脱屑、色素沉着，甚至形成经久不愈的慢性溃疡。多见于长期站立工作、重体力劳动者。

4. 周围血管征

（1）水冲脉：握紧受检者手腕掌面，示指、中指、环指指腹触于桡动脉上，将前臂高举超过头部，可明显感知犹如水冲的脉搏。

（2）毛细血管搏动征：用手指轻压指甲末端或以玻片轻压受检者口唇黏膜，局部发白，当心脏收缩和舒张时，发白的局部边缘发生有规律的红、白交替改变。

（3）枪击音：在外周较大动脉（如股动脉）表面轻放听诊器膜型体件，可闻及与心跳一致短促响亮如射枪的声音。

（4）杜柔双重音（Duroziez's murmur）：以听诊器膜型体件稍加压力置于股动脉，可闻及收缩

扫一扫，测一测

PPT 课件

知识导览

期与舒张期双期吹风样杂音。

（5）颈动脉搏动增强：脉压增大时，可发现颈动脉搏动增强或伴有点头运动。

出现上述体征可统称周围血管征阳性，主要见于主动脉瓣关闭不全、甲状腺功能亢进症和严重贫血等脉压增大时。

（屈晓敏）

第八节　生殖器、肛门及直肠检查

一、生殖器检查

（一）男性生殖器

受检者充分暴露下身，双下肢取外展位，先检查阴茎、阴囊，后检查前列腺。

1. 阴茎　呈圆柱体，分为头、体、根三部分，由3个海绵体（2个阴茎海绵体，1个尿道海绵体）构成。

（1）包皮：为阴茎的皮肤在冠状沟前向内翻转而成，覆盖在阴茎表面。成年人包皮不应掩盖尿道口，上翻后可退到冠状沟，露出阴茎头。若包皮上翻后不能露出尿道口或阴茎头，称为包茎（phimosis），可由先天性包皮口狭窄、外伤或炎症后粘连引起。若包皮超过阴茎头，但上翻后能露出尿道口或阴茎头，称包皮过长（redundant prepuce），易引起感染或包皮嵌顿，甚至诱发阴茎癌。

（2）阴茎头与阴茎颈：正常阴茎头和阴茎颈红润光滑，无红肿和结节。如阴茎头有硬结并伴有暗红色溃疡、易出血或融合成菜花状，应考虑阴茎癌；阴茎颈处若有单个椭圆形硬质溃疡，称为下疳，愈后留有瘢痕，见于梅毒；阴茎头部如出现淡红色小丘疹融合成蕈样，呈乳突状突起，提示尖锐湿疣。

（3）尿道口：正常尿道口黏膜红润，无分泌物。尿道口狭窄见于先天畸形或炎症粘连；尿道口红肿、有分泌物或有溃疡，并有触痛，见于尿道炎；尿道口位于阴茎腹面称为尿道下裂，多为先天畸形。

（4）阴茎大小：正常成年人阴茎长7～10cm。成年人阴茎过小呈婴儿型，见于垂体或性腺功能不全；儿童阴茎过大呈成人型，见于性早熟，如促性腺激素过早分泌（真性性早熟）和睾丸间质细胞瘤（假性性早熟）。

2. 阴囊　为腹壁的延续部分，分为左右两个囊腔，每囊内含有精索、睾丸及附睾。检查时先观察阴囊皮肤及外形，后进行阴囊触诊。触诊时受检者取站立位或仰卧位，两腿稍分开，检查者双手拇指置于阴囊前面，其余四指放在阴囊后面，双手同时触诊。

（1）阴囊皮肤及外形：正常阴囊皮肤呈深暗色，多皱褶，无肿胀及肿块。阴囊皮肤增厚呈苔藓样，并有小片鳞屑，或皮肤呈暗红色、糜烂，有大量浆液渗出，伴顽固性奇痒或软痂形成，提示阴囊湿疹；阴囊皮肤肿胀发亮，提示阴囊水肿，多由全身性水肿或局部炎症、过敏反应、静脉血或淋巴液回流受阻等所致；阴囊皮肤水肿粗糙、增厚如象皮样，多见于丝虫病引起的淋巴管炎或淋巴管阻塞；阴囊单侧或双侧肿大，触之有囊性感，有时可回纳至腹腔，但咳嗽或腹压增高时又降至阴囊，多见于阴囊疝；阴囊肿大，触之有水囊样感，透光试验显示阴囊呈橙红色均质的半透明状，提示鞘膜积液。

（2）精索：正常精索呈柔软的索条状，无压痛。精索呈串珠样肿胀，见于输精管结核；精索有挤压痛且局部皮肤红肿，见于急性精囊炎；靠近附睾的精索触及硬结，多由丝虫病引起；精索触及蚯蚓团样感,提示精索静脉曲张。

(3)睾丸:正常呈椭圆形,表面光滑柔韧,两侧对称。睾丸急性肿痛且压痛明显,见于外伤、急性睾丸炎、淋病、急性腮腺炎等;睾丸慢性肿痛多见于结核;单侧睾丸肿大、质硬并有结节,应考虑睾丸肿瘤;睾丸过小常由先天性或内分泌异常所致,如柯氏综合征等;睾丸未降入阴囊内而在腹腔、腹股沟管内、阴茎根部、会阴部等处,为隐睾症,多出现在一侧;未触及睾丸,应考虑先天性无睾症。

(4)附睾:正常无结节,无压痛。附睾肿大,疼痛明显,见于急性附睾炎;附睾肿大有结节,稍有压痛,见于慢性附睾炎;附睾呈结节状硬块,伴有输精管增粗呈串珠状,多为附睾结核。

3. 前列腺 受检者排空膀胱,取肘膝位或右侧卧位,检查者示指戴指套(或手套),指端涂以润滑剂,徐徐插入肛门,向腹侧触诊。前列腺触诊时可同时做前列腺按压留取前列腺液行化验检查。

正常成人前列腺距肛门4cm,呈栗子大小,质韧而有弹性,表面光滑,无结节和压痛,左、右两叶之间可触及正中沟。前列腺肿大,正中沟变浅或消失,表面光滑有韧感,无压痛及粘连,多见于老年人前列腺增生肥大;前列腺肿大且有明显压痛,多见于急性前列腺炎;前列腺肿大无压痛,质地坚硬,表面不平呈结节状,多为前列腺癌。

(二)女性生殖器

女性生殖器包括内、外两部分,一般情况下,女性生殖器不作为常规检查。需要检查时,嘱受检者排空膀胱,暴露下身,仰卧于检查台上,两腿外展、屈膝,进行视诊和触诊检查。男性医护人员检查时,须有女医护人员在场。

1. 外生殖器

(1)阴阜:成年女性阴阜阴毛呈倒三角分布,若阴毛先浓密后脱落而明显稀少或缺如,见于性功能减退症或希恩综合征;阴毛明显增多,呈男性分布,见于肾上腺皮质功能亢进。

(2)大阴唇与小阴唇:阴唇皮肤增厚似皮革,色素增加,伴有成片的小多角形扁平丘疹和外阴瘙痒,提示外阴慢性单纯性苔藓;外阴皮肤干燥、皲裂、变薄,甚至似卷烟纸样,提示外阴硬化性苔藓;阴唇出现对称性、多发性米粒至高粱粒大小的成簇疱疹,提示生殖器疱疹;阴唇及周围多发性乳头状疣,其上有指样突起,或融合成鸡冠状、菜花样,提示尖锐湿疣;局部色素脱失,出现白色斑片,为外阴白癜风。

(3)阴蒂:过小见于性发育不全;过大见于女性假两性畸形,多由肾上腺皮质增生、肿瘤或应用大量雄激素所致。

(4)阴道前庭:尿道口两侧红肿、疼痛,有脓液流出,见于前庭大腺脓肿;尿道口两侧肿大明显,但压痛轻,见于前庭大腺囊肿。

2. 内生殖器

(1)阴道:正常阴道黏膜呈浅红色、柔软光滑,检查时注意其紧张度,有无肿块、分泌物、出血等。

(2)子宫:检查子宫应采用双合诊法(未婚女性行肛腹诊),并注意观察宫颈有无充血、糜烂、肥大及息肉。正常子宫触之较韧,光滑无压痛。子宫匀称性增大见于妊娠,非匀称性增大见于各种肿瘤。

(3)输卵管:正常输卵管表面光滑、质韧无压痛,不易触及。输卵管肿胀、增粗或有结节、弯曲或僵直,与周围组织粘连,有明显触痛者,见于急、慢性炎症或结核;输卵管明显肿大者,见于输卵管积脓或积水。

(4)卵巢:正常卵巢表面光滑、质软,绝经后萎缩、变硬。卵巢增大伴压痛,见于卵巢炎症;卵巢非均匀性肿大,见于卵巢囊肿。

二、肛门及直肠检查

肛门和直肠检查以视诊、触诊为主,辅以内镜检查。

(一)常用检查体位

1. 肘膝位　受检者双膝关节屈曲成直角跪于检查台上,两肘关节和胸部紧贴台面,臀部抬高(图4-33)。此体位适用于前列腺、精囊及乙状结肠镜检查。

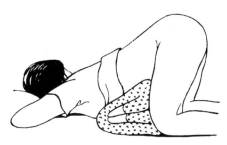

图4-33　肘膝位

2. 截石位　受检者仰卧,臀部垫高,两腿屈曲、抬高并外展。此体位适用于重症体弱患者、膀胱直肠窝检查及直肠双合诊。

3. 侧卧位　受检者取左侧卧位,左腿伸直,右腿向腹部屈曲,臀部靠近检查台右边(图4-34)。此体位适用于病重、年老体弱或女性患者。

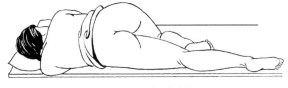

图4-34　左侧卧位

4. 蹲位　受检者下蹲,屏气向下用力做排便动作。适用于检查直肠脱垂、内痔及直肠息肉等。

肛门与直肠检查所发现的病变(如溃疡、肿块等),应按时针方向进行记录,并注明检查时受检者所取的体位。截石位时肛门后正中点为6点钟位,前正中点为12点钟位,而肘膝位的时钟位则相反。

(二)视诊

1. 视诊方法　检查者用手分开受检者臀部,观察肛门及其周围皮肤的颜色及皱褶。正常颜色较深,皱褶自肛门向外周呈放射状。

2. 常见异常改变及其临床意义

(1)肛裂(anal fissure):肛管下段(齿状线以下)出现纵行及梭形裂口或感染性溃疡,排便时有剧烈疼痛,粪便周围常附有少许鲜血,肛门触痛明显。

(2)肛周脓肿(perianal abscess):肛门周围红肿,有压痛及波动感。

(3)痔(hemorrhoid):为肛管或直肠下端静脉丛扩大和曲张所形成的静脉团。位于齿状线以上(肛门内口)的柔软紫红色肿块,表面被直肠黏膜所覆盖,排便时常有无痛性便血并脱出于肛门外,为内痔;位于齿状线以下(肛门外口)的柔软紫红色肿块,表面被肛管皮肤所覆盖,有疼痛感,为外痔;齿状线上、下均有紫红色肿块,兼有内、外痔的特点,为混合痔。

（4）直肠脱垂（rectal prolapse）：又称脱肛（rectal prolapse）。受检者取蹲位，屏气用力做排便动作，若肛门外见到紫红色球状突出物，则为直肠部分脱垂；若突出物呈椭圆形块状物，表面有环形皱襞，则为直肠完全脱垂。

（三）触诊

1. 直肠触诊检查方法 直肠触诊通常称为直肠指诊。受检者取肘膝位、左侧卧位或仰卧位，检查者右手示指戴指套或手套，涂以液体石蜡、肥皂液或凡士林等润滑剂，将示指置于肛门外口轻轻按摩，待受检者肛门括约肌放松后慢慢插入肛门、直肠内，依次检查肛门括约肌、肛管及直肠内壁，注意有无压痛、黏膜是否光滑、有无肿块及搏动感等。指诊后检查指套表面有无黏液、脓液或血液等，必要时涂片做镜检或细菌学检查。

2. 常见异常改变及临床意义 直肠剧烈触痛，常由肛裂及感染引起；触痛伴有波动感见于肛门、直肠周围脓肿；直肠内触及柔软、光滑而有弹性的肿块多为直肠息肉；触及坚硬凹凸不平的肿块，应考虑直肠癌；指诊后指套上带有黏液、脓液或血液，提示有炎症或组织破坏。

（屈晓敏）

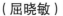

扫一扫，测一测

PPT 课件

知识导览

第九节 神经系统检查

一、神经系统检查的目的与注意事项

神经系统检查包括脑神经、感觉功能、运动功能、神经反射及自主神经检查。通过准确检查，可判断有无神经系统的病变和病损部位。

检查时要耐心细致，与患者充分配合，按一定顺序进行，尽可能避免遗漏。通常首先检查脑神经，包括其运动、感觉、反射和自主神经功能，然后依次检查上肢和下肢的运动系统和反射，最后检查感觉和自主神经系统。检查前需准备一定的检查工具，如叩诊锤、大头针、音叉、电筒、眼底镜及嗅觉、味觉测试用具等。

二、脑 神 经

脑神经共 12 对，主要分布在头、面部。检查时应按顺序进行，同时注意双侧对比。

知识链接

脑神经的生理功能

嗅神经（Ⅰ）传导嗅觉；视神经（Ⅱ）传导视觉；动眼神经（Ⅲ）支配上睑提肌、上直肌、下直肌、内直肌、下斜肌和睫状肌、瞳孔括约肌，滑车神经（Ⅳ）支配上斜肌，展神经（Ⅵ）支配外直肌，三者共同支配眼球运动；三叉神经（Ⅴ）主要传导头面部的感觉，同时也支配咀嚼肌、颞肌和翼状内外肌的运动；面神经（Ⅶ）主要支配面部表情肌运动，管理泪腺、舌下腺、下颌下腺的分泌，传导舌前 2/3 味觉；前庭蜗神经（Ⅷ）包括蜗神经及前庭神经，蜗神经传导听觉，前庭神经传导平衡觉，并反射性调节眼球位置及颈肌活动；舌咽神经（Ⅸ）传导舌后 1/3 味觉和内脏感觉，支配咽肌活动，管理腮腺分泌；迷走神经（Ⅹ）支配腭、咽、喉部的肌肉运动；副神经（Ⅺ）支配胸锁乳突肌及斜方肌运动；舌下神经（Ⅻ）支配舌肌运动。

（一）嗅神经

受检者闭目，检查者先压住受检者一侧鼻孔，将其熟悉的、无刺激性气味的物品（如牙膏、香烟、香皂）置于被检查鼻孔，让受检者说出嗅到的气味，再换另一侧鼻孔进行测试，注意双侧比较。一侧嗅觉丧失常见于同侧嗅神经损害；双侧嗅觉丧失常见于鼻腔局部病变。

（二）视神经

视神经检查包括视力、视野和眼底检查。

1. 视力　分别检查两眼远视力和近视力。对视力严重减退者，可让受检者在一定距离辨认眼前手指数目。若检查无光感，称完全失明，见于眼疾病所致或视神经萎缩、球后视神经炎等。

2. 视野　受检者与检查者相对而坐，相隔约1m，两眼分别检查。如检查左眼，嘱受检者遮住右眼，左眼注视检查者的右眼，同时检查者遮住自己的左眼，并将手指置于自己与受检者中间等距离处，分别自上、下、左、右4个方位从外周向中央移动，嘱受检者发现手指时立即示意。视野正常者应在各方向与检查者同时看到手指。视野的左或右一半缺失，称为偏盲；1/4视野缺损，称为象限盲。双眼视野颞侧偏盲或象限盲见于视交叉以上的中枢病变；单侧不规则的视野缺损见于视神经和视网膜病变。

3. 眼底　需借助眼底镜，镜下主要观察视盘、视网膜血管、黄斑区及视网膜各象限有无异常改变。正常人视盘为卵圆形或圆形，边缘清楚，色淡红，中央凹陷；动脉色鲜红，静脉色暗红，动静脉管径之比为2∶3；视网膜为鲜橘红色；黄斑呈暗红色，中央有一小反光点。视盘水肿见于各种原因所致的颅内压增高；视网膜动脉痉挛、变细，反光增强，出现动静脉交叉压迫现象，视盘周围火焰状出血等，见于高血压、动脉硬化；视盘色苍白，边界清晰，见于原发性视神经萎缩。

（三）动眼神经、滑车神经、展神经

动眼神经、滑车神经、展神经共同支配眼球运动，合称眼球运动神经，可同时检查。检查时需注意睑裂外观、眼球运动、瞳孔及对光反射、调节反射等。

检查中，如发现眼球运动向内、向上及向下活动受限，以及上睑下垂、调节反射消失，均提示动眼神经麻痹。如眼球向下及向外运动减弱，提示滑车神经损害。眼球向外转动障碍则为展神经受损。瞳孔反射异常可由动眼神经或视神经受损所致。另外，眼球运动神经麻痹可出现相应眼外肌的功能障碍，导致麻痹性斜视；单侧眼球运动神经麻痹可导致复视。

（四）三叉神经

检查感觉功能时，主要检查面部的痛觉、温度觉、触觉及角膜反射（详见本节感觉功能检查和神经反射检查）。若一侧面部感觉减退或丧失，提示该侧三叉神经感觉支病变。

检查运动功能时，先嘱受检者张口，观察下颌有无偏斜，再让受检者做咀嚼动作，对比两侧肌力强弱。若咀嚼肌肌力减弱或出现萎缩，张口时下颌偏斜，提示该侧三叉神经运动支受损。

（五）面神经

检查运动功能时，首先观察双侧额纹、眼裂、鼻唇沟和口角是否对称，然后嘱受检者做皱额、皱眉、闭眼、露齿、鼓腮和吹哨等动作，观察有无瘫痪及是否对称。一侧周围性面瘫表现为同侧面部所有表情肌瘫痪，临床常见于面神经炎、面神经瘤等。中枢性面瘫表现为病灶对侧下半部表情肌瘫痪，常见于脑血管意外、颅内肿瘤、炎症等。

检查味觉时，嘱受检者伸舌，检查者以棉签蘸取少量含糖、食盐或醋酸的溶液，涂于受检者舌前部的一侧，嘱其用手指出事先写在纸上的甜、咸、酸三个字之一。其间不能讲话、不能缩舌、不能吞咽，每测试过一种溶液后需用温水漱口，并分别检查两侧以对照。在周围性面瘫中，如出现一侧舌前 2/3 味觉丧失,说明面神经损伤的位置在鼓索交通支分支以上。

(六)前庭蜗神经

听力检查详见本章第三节。

检查前庭神经功能时,询问受检者有无眩晕、睁眼及闭眼站立不稳或倾倒等平衡障碍。检查有无自发性眼球震颤,出现平衡障碍及眼球震颤,见于梅尼埃病、迷路炎、椎基底动脉供血不足、听神经瘤等。

(七)舌咽神经、迷走神经

检查运动功能时,先询问有无声音低哑、吞咽困难和饮水呛咳,然后嘱受检者发"ā"音,观察两侧软腭上抬是否有力、对称,腭垂有无偏斜。当一侧神经受损时,患侧软腭上抬减弱,腭垂偏向健侧;双侧神经麻痹时,腭垂虽居中,但双侧软腭上抬受限,甚至不能上抬。

检查味觉同面神经,但需将测试物涂于舌后 1/3 处。舌后 1/3 味觉丧失,提示舌咽神经受损。

检查咽反射时,用压舌板分别轻触两侧咽后壁,观察有无呕吐反射。神经损害时,患侧反射迟钝或消失。

(八)副神经

先观察颈部和肩部肌肉有无萎缩、有无斜颈,双肩是否在同一水平,然后嘱受检者做耸肩及转头运动,比较两侧肌力。一侧肌肉萎缩、肩下垂,耸肩、转头无力或不能,提示该侧副神经损伤。

(九)舌下神经

嘱受检者伸舌,观察有无舌偏斜、舌肌萎缩和舌震颤。舌尖偏向一侧,伴舌肌萎缩,提示同侧舌下神经损伤;舌不能伸出,提示双侧舌下神经损伤。

三、运 动 功 能

运动分为随意运动、不随意运动和共济运动。随意运动受大脑皮质运动区支配,主要由锥体束完成;不随意运动由锥体外系和小脑支配。

(一)肌张力

肌张力是静止状态时肌肉的紧张度和被动运动时遇到的阻力。检查者以手触摸受检者的肌肉,感知其硬度及弹性,然后一手扶住关节,另一手握住肢体远端做被动屈、伸运动,感知被动屈伸时的阻力。

1. 肌张力增高 触诊时肌肉坚实变硬,或伸屈肢体时阻力较高,见于锥体束或锥体外系损害。前者表现为痉挛性肌张力增高,开始做被动运动时阻力较大,然后迅速减小,称为折刀样肌张力增高,见于脑血管病;后者表现为强直性肌张力增高,做被动运动时阻力均匀一致增高,亦称铅管样肌张力增高,如伴有震颤,则出现规律而断续的阻力增高,称齿轮样肌张力增高,见于帕金森病。

2. 肌张力减弱 触诊时肌肉松软,做被动运动时阻力减低,或表现为关节过伸,见于周围神经病变、脊髓灰质炎、脊髓休克期及小脑病变等。

(二)肌力

肌力指肢体随意运动时肌肉收缩的力量。嘱受检者做肢体伸屈动作,检查者从相反方向给予阻力,测试受检者克服阻力的力量,并注意两侧对比。肌力采用 0~5 级的六级分类法。

0 级:肌肉完全瘫痪,无肌肉收缩。

1 级:有肌肉收缩,但不能产生动作。

2级：肢体能在床面上移动，但不能抬离床面。

3级：肢体能抬离床面，但不能抵抗阻力。

4级：肢体能抵抗阻力，但较正常差。

5级：正常肌力。

（三）不随意运动

不随意运动亦称不自主运动，为随意肌的不自主收缩，是患者意识清醒情况下出现的不受主观意识支配、无目的的异常动作。主要包括震颤、舞蹈症、手足搐搦等，见于锥体外系病变。

（四）共济运动

机体任何动作的完成均依赖于某组肌群协调一致的运动，称共济运动，这种协调主要靠小脑、前庭神经、视神经、深感觉及锥体外系共同参与。常用的检查方法有：

1. 指鼻试验　嘱受检者手臂外展伸直，用伸直的示指指尖由慢到快反复触及自己的鼻尖，先睁眼后闭眼，并左、右两侧比较。一侧指鼻不准，提示同侧小脑半球病变；若睁眼准确，闭眼时出现障碍，提示深感觉障碍。

2. 跟-膝-胫试验　检查分三步：①受检者仰卧，一侧下肢伸直抬起；②将足跟置于对侧下肢的膝关节上；③足跟沿胫骨前缘直线下移至足背。先做一侧，再做另一侧，观察整个过程。如三步动作不准，提示小脑损害；如闭眼时难以寻找到膝关节，提示感觉性共济失调。

3. 其他

（1）快速轮替动作：嘱受检者伸直手掌，前臂做快速旋前旋后动作，或一手用手掌、手背连续交替拍打对侧手掌，共济失调者动作缓慢、不协调。

（2）龙贝格征：又称闭目难立征，嘱受检者双足并拢站立，双手向前平伸，闭目，观察其姿势是否平衡。若出现身体摇晃或倾斜则为阳性，提示小脑病变。如睁眼时能站稳而闭眼时站立不稳，则为感觉性共济失调。

四、感 觉 功 能

感觉是作用于各个感受器的各种形式的刺激在人脑中的直接反映。感觉功能检查必须在意识清醒及精神状态正常时进行。嘱受检者闭目，充分暴露被检查部位，将刺激物由感觉障碍区移向正常区，或由正常区移向感觉过敏区，并注意两侧对比、上下对比及远近端对比，以及神经支配区的对比。

（一）浅感觉

1. 痛觉　用大头针轻刺受检者皮肤，询问有无疼痛及疼痛程度。注意每次刺激程度要相等，检查后记录感觉障碍的类型（正常、过敏、减退、消失）和范围。

2. 触觉　用棉絮轻触受检者皮肤或黏膜，询问有无轻痒的感觉，或嘱受检者口头计数接受刺激的次数。正常人对轻触感很灵敏。触觉障碍见于脊髓丘脑后索病变。

3. 温度觉　用盛有热水（40～50℃）与冷水（5～10℃）的试管分别触及受检者皮肤，让受检者说出"热"或"冷"。正常人能明确分辨冷热。温度觉障碍见于脊髓丘脑侧束受损。

（二）深感觉

1. 位置觉　将受检者的肢体摆放成某一姿势，让其说出该姿势或用另一侧肢体模仿该姿势。

2. 运动觉　轻夹受检者的手指或脚趾，向上或向下做伸屈动作，让其说出手指或脚趾的移动方向。

3. 振动觉 将振动的音叉柄放于受检者的骨隆起处（如内踝或外踝、脊椎棘突、桡骨茎突等），询问受检者有无振动感及振动持续的时间。

正常人能正确判断自身的位置觉、运动觉和振动觉。一侧深感觉障碍或消失，见于同侧脊髓后索病变。

（三）复合感觉

1. 体表图形觉 用钝物在受检者皮肤上画各种简单的图形，如圆形、方形、三角形，让其说出所画图形。体表图形觉障碍，提示丘脑水平以上病变。

2. 实体辨别觉 将受检者熟悉的物品（如硬币、纽扣、钥匙等）置于受检者手中，让其触摸和感受，然后说出物品的大小、形状、名称等。实体辨别觉障碍，提示皮质病变。

3. 两点辨别觉 用分开的双脚规同时接触受检者皮肤，如受检者能感受到两点，则将双脚间距缩小，直至两脚接触点被感受为一点为止。身体各部位能够辨别的两点间最小距离不同，个体差异亦较大。如触觉正常而两点辨别觉障碍，提示额叶病变。

4. 皮肤定位觉 用手指或棉签轻触受检者皮肤某处，让其指出被触及的部位，正常误差在10cm 以内。皮肤定位觉障碍，见于皮质病变。

五、神 经 反 射

神经反射通过反射弧完成，并受高级神经中枢的调节。反射弧中任何部分病变，均可导致反射异常，表现为反射减弱或消失；锥体束以上高级中枢发生病变时，可使反射活动失去抑制，表现为反射亢进。正常人反射活动两侧对称。检查时，受检者肌肉放松，肢体置于合适位置，两侧对比检查。

（一）生理反射

生理反射分为浅反射和深反射。刺激皮肤、黏膜或角膜引起的反射称为浅反射，刺激骨膜、肌腱引起的反射称为深反射。

1. 浅反射

（1）角膜反射：嘱受检者睁眼注视内上方，检查者用捻成细束的棉絮从受检者视野外接近并轻触其角膜外缘，避免触及睫毛。正常反应为被刺激侧眼睑迅速闭合，称直接角膜反射；如刺激一侧角膜，对侧眼睑亦闭合，称间接角膜反射（图4-35）。角膜反射的传入神经为三叉神经眼支，中枢为脑桥，传出神经为面神经。直接与间接角膜反射皆消失，见于被检侧的三叉神经病变；直接角膜反射消失、间接角膜反射存在，见于被检侧面神经病变；双侧角膜反射均消失见于深昏迷者。

（2）腹壁反射：受检者仰卧，双下肢稍屈曲，使腹壁松弛，检查者用钝头竹签分别沿肋弓下缘、平脐水平及腹股沟上缘平行方向，迅速由外向内轻划两侧腹壁皮肤，正常反应为受刺激部位腹肌收缩。腹壁反射的传入、传出神经均为肋间神经。上腹壁反射中枢为胸髓 7～8 节段，中腹壁反射中枢为胸髓 9～10 节段，下腹壁反射中枢为胸髓 11～12 节段。上、中或下腹壁反射消失见于上述不同平面的胸髓病损；一侧上、中、下腹壁反射减弱或消失见于同侧锥体束病损；双侧上、中、下腹壁反射完全消失见于昏迷、急性腹膜炎；肥胖、老年人、经产妇等腹壁过于松弛或腹部膨隆者，腹壁反射减弱或不易引出。

（3）提睾反射：受检者取仰卧位，检查者用钝头竹签自下而上轻划股内侧上方皮肤，正常反应为同侧提睾肌收缩，睾丸上提。提睾反射的传入和传出神经皆为生殖股神经，中枢为腰髓 1～2 节段。一侧提睾反射减弱或消失见于同侧锥体束受损；双侧提睾反射减弱或消失见于腰髓 1～2 节段损害；局部病变如腹股沟疝、阴囊水肿、睾丸炎等也可使提睾反射减弱或消失。

（4）跖反射：受检者仰卧，下肢伸直，检查者手持受检者踝部，用钝头竹签划足底外侧，由足跟向前划至小趾根部足掌，再转向踇趾根部，正常反应为足跖屈曲（即巴宾斯基征阴性）。跖反射消失为骶髓1～2节段病损。

（5）肛门反射：轻划肛门周围皮肤，可引起肛门外括约肌收缩。肛门反射障碍为骶髓4～5节段或肛尾神经病损。

2. 深反射

（1）肱二头肌反射：检查者左手托住受检者屈曲的肘部，拇指置于肱二头肌肌腱上，右手持叩诊锤叩击左手拇指，正常反应为肱二头肌收缩，前臂快速屈曲。肱二头肌反射的传入、传出神经为肌皮神经，中枢为颈髓5～6节段。

（2）肱三头肌反射：受检者上臂外展，肘部半屈，检查者左手托住受检者肘部，右手用叩诊锤叩击鹰嘴上方的肱三头肌肌腱，正常反应为肱三头肌收缩，前臂伸展。肱三头肌反射的传入、传出神经为桡神经，中枢为颈髓6～7节段。

（3）桡骨膜反射：检查者左手托住受检者腕部，并使腕关节自然下垂，右手持叩诊锤叩击桡骨下1/3处或桡骨茎突，正常反应为肘部屈曲、前臂旋前。桡骨膜反射的传入神经为桡神经，传出神经为正中神经、桡神经、肌皮神经，中枢为颈髓5～6节段。

（4）膝反射：坐位检查时受检者取，小腿完全松弛下垂，与大腿成直角，仰卧位检查时检查者以左手托起受检者双膝，使之屈曲约120º，右手持叩诊锤叩击股四头肌肌腱，正常反应为股四头肌收缩，小腿伸展。膝反射的传入、传出神经为股神经，中枢为腰髓2～4节段。

（5）跟腱反射：受检者仰卧，下肢外展外旋，髋、膝关节屈曲，检查者左手托起受检者足掌，使足呈过伸位，右手用叩诊锤叩击跟腱，正常反应为腓肠肌收缩，足向跖面屈曲（图4-36）。跟腱反射的传入、传出神经为胫神经，中枢为骶髓1～2节段。

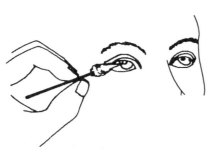

图4-35　角膜反射检查法

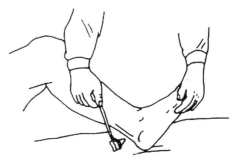

图4-36　跟腱反射检查法

（6）阵挛：是骨骼肌受刺激时发生节律性收缩的表现。

1）髌阵挛：受检者仰卧，下肢伸直，检查者用拇指与示指掐住髌骨上缘，用力向远端快速连续推动数次，保持一定的推力，阳性反应为股四头肌节律性收缩使髌骨上下移动（图4-37）。

2）踝阵挛：受检者仰卧，检查者一手托住腘窝，使髋、膝关节稍屈曲，另一手紧贴受检者足掌，用力使踝关节过伸，阳性反应为该足节律性持续伸屈（图4-38）。

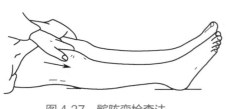

图4-37　髌阵挛检查法

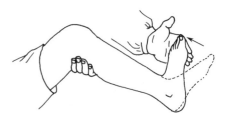

图4-38　踝阵挛检查法

深反射减弱或消失多为器质性病变,常为相应脊髓节段或所属脊神经受损,见于末梢神经炎、脊髓灰质炎、急性脊髓炎等,也可见于重症肌无力、深麻醉、深睡眠和应用大量镇静药物时。受检者精神紧张或肌肉没有完全放松,也可出现深反射不能引出,应重新检查。深反射亢进多为锥体束受损,见于脑血管病、急性脊髓炎休克期过后等。阵挛是深反射极度亢进的表现。

(二)病理反射

病理反射是锥体束受损时,大脑失去了对脑干和脊髓的抑制作用而出现的异常反射,又称锥体束征。病理反射阳性多见于脑血管病、脑炎等。1岁半以内的婴幼儿由于神经系统发育尚不成熟,出现类似现象,不属于病理反射。

1. 巴宾斯基征(Babinski sign) 受检者仰卧,髋、膝关节伸直,检查者用钝头竹签自足跟向前轻划足底外侧,至小趾根部转向踇趾侧,正常反应为足趾向跖面屈曲。阳性表现为踇趾背伸,其余各趾呈扇形展开(图4-39)。该反射为最典型的病理反射。

2. 奥本海姆征(Oppenheim sign) 检查者用拇指和示指沿受检者胫骨前缘自上而下滑压,阳性表现同巴宾斯基征(图4-39)。

3. 戈登征(Gordon sign) 检查者用手以一定力量挤压腓肠肌,阳性表现同巴宾斯基征(图4-39)。

4. 查多克征(Chaddock sign) 检查者用钝头竹签沿受检者足背外侧自外踝下方由后向前轻划至跖趾关节处,阳性表现同巴宾斯基征(图4-39)。

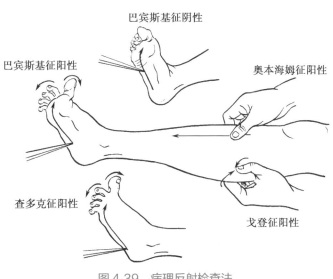

图4-39 病理反射检查法

5. 霍夫曼征(Hoffmann sign) 检查者左手托住受检者腕部,右手中指与示指夹持受检者中指稍向上提,使腕部轻度过伸,用拇指向下快速弹刮受检者中指指甲,若出现其余四指轻微掌屈反应,称霍夫曼征阳性,中枢为颈7~胸1脊髓节段。

(三)脑膜刺激征

脑膜刺激征为脑膜受激惹的体征,见于各种脑膜炎、蛛网膜下腔出血和颅内压增高等。

1. 颈强直 受检者去枕仰卧,下肢伸直,检查者左手托其枕部,右手置于受检者胸前,使其被动屈颈,正常时下颌可贴近前胸。阳性表现为颈部被动屈曲时有抵抗感或疼痛,但需除外颈椎或颈部肌肉病变。

2. 克尼格征(Kernig sign) 受检者仰卧,检查者将其一侧髋关节、膝关节屈曲成直角,一手置于膝部,另一手置于踝部,将小腿抬高尽量使膝关节伸直,正常人膝关节可伸达135°以上。

如伸膝受限（小于135°）且伴疼痛与屈肌痉挛则为阳性（图4-40）。

3. 布鲁津斯基征（Brudzinski sign） 受检者仰卧，下肢自然伸直，检查者一手托受检者枕部，另一手置于受检者胸前，使颈部前屈。阳性表现为双侧膝关节和髋关节不自主同时屈曲（图4-41）。

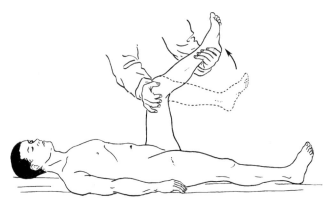

图4-40 克尼格征检查法

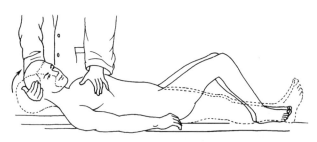

图4-41 布鲁津斯基征检查法

技能要点

神经反射检查

神经反射检查时，受检者肌肉放松，肢体置于合适位置，两侧对比进行。先检查生理反射，再检查病理反射，最后检查脑膜刺激征。

生理反射检查时，用钝头竹签检查角膜反射、腹壁反射、提睾反射等浅反射时动作要轻柔；用叩诊锤检查肱二头肌反射、肱三头肌反射、桡骨膜反射、膝反射、跟腱反射等深反射时叩击位置要准确，力量宜适中；检查霍夫曼征时拇指向下弹刮受检者中指指甲应快速；检查阵挛时需保持一定的推力。

病理反射检查时，用钝头竹签划压检查巴宾斯基征和查多克征应稍用力，避免受检者产生痒感；检查奥本海姆征和戈登征应有一定力度，避免漏诊阳性表现。

检查颈强直、克尼格征和布鲁津斯基征等脑膜刺激征时，动作要轻柔，尽量减少受检者的痛苦。

六、自主神经功能

自主神经的主要功能是调节内脏、血管、腺体等活动，分为交感神经和副交感神经两个系统。

（一）一般观察

1. 皮肤黏膜　观察皮肤有无苍白、潮红、发绀、色素减少或色素沉着等色泽改变，有无过分光滑、变薄、增厚、变硬、潮湿、干燥、脱屑等质地改变，有无皮疹、水肿、溃疡等皮肤损害。

2. 毛发及指甲　观察有无多毛、毛发稀疏、指甲变形变脆等。

3. 汗液分泌　注意有无全身或局部出汗过多、过少或无汗。

（二）自主神经反射

1. 眼心反射　受检者平卧，双眼自然闭合，计数脉率，然后检查者用左手中指、示指分别置于受检者双侧眼球并逐渐加压，以受检者不痛为限，加压20～30秒后计数脉率，正常人脉率可较压迫前减少10～12次/min。减少12次/min以上提示副交感神经兴奋性增强；如压迫眼球后脉率不减少反而增加，提示交感神经兴奋性增强。

2. 卧立位试验　受检者平卧位计数脉率，然后迅速站立再计数脉率；或先站立位计数脉率，然后迅速卧位再计数脉率。平卧位起立后脉率增加超过10～12次/min为交感神经兴奋性增强，站立位平卧后脉率减少超过10～12次/min为副交感神经兴奋性增强。

3. 皮肤划痕试验　用钝头竹签在皮肤上适度加压划线，数秒后，皮肤先出现白色划痕，高出皮面，后渐转为红色，属正常反应。如白色划痕持续时间超过5分钟，提示交感神经兴奋性增强；如红色划痕迅速出现且持续时间长，提示副交感神经兴奋性增强。

（屈晓敏）

扫一扫，测一测

第十节　全身体格检查

一、全身体格检查的基本要求

PPT 课件

全身体格检查主要用于住院患者和健康人的全面体格检查。分别学习了各系统体格检查后，综合应用已掌握的基本知识与技能，对受检者进行全面系统、有序的全身体格检查，基本要求如下：

知识导览

（一）体格检查内容全面、系统、突出重点

全身体格检查一般包括各系统体格检查中的各项内容。在临床实践中，通常在问诊之后结合受检者的具体情况，在全面系统检查的基础上有所侧重。

（二）体格检查过程规范有序

为减少受检者的不适和不必要的体位变动，同时也方便检查者操作，提高体格检查的效率，全身体格检查应从头到脚，按合理、规范的顺序，采取分段检查，统一记录。

1. 卧位受检者检查顺序　一般情况和生命体征→头颈部→前胸部、侧胸部（心、肺）→（受检者取坐位）背部（包括肺、脊柱、肾区、骶部）→（受检者取卧位）腹部→上肢、下肢→肛门、直肠→外生殖器→神经系统（最后取站立位）。

2. 坐位受检者检查顺序　一般情况和生命体征→头颈部→上肢→背部（包括肺、脊柱、肾区、骶部）→（受检者取卧位）前胸部、侧胸部（心、肺）→腹部→下肢→肛门、直肠→外生殖器→神经系统（最后取站立位）。

（三）体格检查灵活操作

根据受检者的具体情况，酌情调整个别检查的顺序。如甲状腺触诊，常需从受检者背后检查，因此，卧位的受检者可在坐位检查背部时再触诊甲状腺，予以补充。如检查前胸时，为了对发现的肺部体征有及时而全面的了解,也可立即检查背部。根据病情确定是否需要检查肛门、直肠、外生殖器,如确需检查,应特别注意保护受检者隐私。如急诊、重症患者,应首先检查生命体征,简单查体后即着手抢救或治疗,遗留的内容待病情稳定后补充。不能坐起的患者,背部检查只能侧卧进行。

(四)体格检查手脑并用

体格检查过程中,检查者需充分应用自己的学识和经验,边查边思考,正确评价客观检查的结果和临床意义。有时需要重复检查和核实补充,才能获得完整而正确的资料。

(五)控制检查进度和时间

为避免长时间体格检查给受检者带来不适和痛苦,应把握检查的进度和时间,一般应尽量在40分钟内完成。

(六)擅于护患沟通

体格检查结束时应与受检者简单交谈,说明重要发现及受检者应注意的事项或下一步检查计划。对意义不明确的体征,不要随便解释,以免增加受检者的思想负担或影响医疗工作秩序。

二、全身体格检查的基本项目

遵循全身体格检查的基本内容和逻辑顺序,有利于初学者养成良好的职业习惯和行为规范。按下列顺序学习,经过反复实践,可以熟练掌握、应用自如,结合具体情况、根据临床工作要求合理取舍。

1. 检查前准备

(1) 准备和清点器械

(2) 自我介绍(姓名、职称,并进行简短交谈以融洽护患关系)

(3) 当受检者在场时洗手

2. 一般检查/生命体征

(4) 观察发育、营养、面容、表情和意识等一般状态

(5) 测量体温(腋温,10分钟)

(6) 触诊桡动脉至少30秒

(7) 用双手同时触诊双侧桡动脉,检查其对称性

(8) 计数呼吸频率至少30秒

(9) 测右上肢血压

3. 头颈部

(10) 观察头部外形、毛发分布、异常运动等

(11) 触诊头颅

(12) 视诊双眼及眉毛

(13) 分别检查左右眼的近视力(用近视力表)

(14) 检查下睑结膜、球结膜和巩膜

(15) 翻转上睑,检查上睑、球结膜和巩膜

(16) 检查面神经运动功能(皱额、闭目)

(17) 检查眼球运动(检查六个方位)

(18) 检查瞳孔直接对光反射和间接对光反射

(19) 检查集合反射

（20）检查角膜反射

（21）观察双侧外耳及耳后区

（22）触诊双侧外耳及耳后区

（23）触诊颞颌关节及其运动

（24）分别检查双耳听力（摩擦手指）

（25）观察鼻外形

（26）触诊外鼻有无压痛

（27）分别检查左右鼻道通气状态

（28）检查上颌窦、额窦、筛窦有无肿胀、压痛、叩击痛等

（29）观察口唇、牙、上腭、舌质和舌苔

（30）借助压舌板检查颊黏膜、牙、牙龈、口底

（31）借助压舌板检查口咽部及扁桃体

（32）检查舌下神经（伸舌）

（33）检查面神经运动功能（露齿、鼓腮或吹口哨）

（34）检查三叉神经运动支（触双侧咀嚼肌，或以手对抗张口动作）

（35）检查三叉神经感觉支（上、中、下三支）

（36）暴露颈部

（37）观察颈部外形和皮肤、颈静脉充盈和颈动脉搏动情况

（38）检查颈椎屈曲及左右活动情况

（39）检查副神经（耸肩及对抗头部旋转）

（40）触诊耳前淋巴结、乳突淋巴结、枕淋巴结、下颌下淋巴结、颏下淋巴结、颈前淋巴结、颈后淋巴结、锁骨上淋巴结

（41）观察甲状腺（配合吞咽）

（42）触诊甲状软骨、甲状腺峡部和侧叶（配合吞咽）

（43）分别触诊左右颈动脉

（44）触诊气管位置

（45）听诊颈部（甲状腺、血管）杂音

4. 前、侧胸部

（46）暴露胸部

（47）观察胸部外形、对称性、皮肤和呼吸运动等

（48）触诊双侧乳房（四个象限及乳头）

（49）用右手触诊左侧腋窝淋巴结

（50）用左手触诊右侧腋窝淋巴结

（51）触诊胸壁弹性、有无压痛

（52）检查双侧胸廓的扩张度

（53）检查双侧语音震颤

（54）检查有无胸膜摩擦感

（55）叩诊双侧肺尖

（56）叩诊双侧前胸和侧胸

（57）听诊双侧肺尖

（58）听诊双侧前胸和侧胸

（59）检查双侧语音共振

（60）观察心尖、心前区搏动（切线方向观察）

（61）触诊心尖搏动（两步法）

（62）触诊心前区

（63）叩诊左侧心脏相对浊音界

（64）叩诊右侧心脏相对浊音界

（65）听诊二尖瓣区（频率、节律、心音、杂音、摩擦音）

（66）听诊肺动脉瓣区（心音、杂音、摩擦音）

（67）听诊主动脉瓣区（心音、杂音、摩擦音）

（68）听诊主动脉瓣第二听诊区（心音、杂音、摩擦音）

（69）听诊三尖瓣区（心音、杂音、摩擦音）

5. 背部

（70）请受检者坐起，充分暴露背部

（71）观察脊柱、胸廓外形及呼吸运动

（72）检查胸廓活动度及其对称性

（73）检查双侧语音震颤

（74）检查有无胸膜摩擦感

（75）请受检者双上肢交叉

（76）叩诊双侧背部

（77）叩诊双侧肺下界

（78）叩诊双侧肺下界移动度（肩胛线）

（79）听诊双侧背部

（80）听诊有无胸膜摩擦音

（81）听诊双侧语音共振

（82）触诊脊柱有无畸形、压痛

（83）直接叩诊法检查脊柱有无叩击痛

（84）检查双侧肋脊点和肋腰点有无压痛

（85）检查双侧肋脊角有无叩击痛

6. 腹部

（86）正确暴露腹部

（87）请受检者屈膝、放松腹肌，双上肢置于躯干两侧

（88）观察腹部外形、对称性、皮肤、脐及腹式呼吸等

（89）听诊肠鸣音

（90）听诊腹部有无血管杂音

（91）叩诊全腹

（92）叩诊肝浊音界（肝上界、肝下界）

（93）检查肝脏有无叩击痛

（94）检查移动性浊音（经脐平面，先左后右）

（95）浅触诊全腹部（自左下腹开始、逆时针）

（96）深触诊全腹部（自左下腹开始、逆时针）

（97）训练受检者做加深的腹式呼吸2～3次

（98）在右锁骨中线上单手法触诊肝脏

（99）在右锁骨中线上双手法触诊肝脏

（100）在前正中线上双手法触诊肝脏

（101）检查肝颈静脉回流征

（102）检查胆囊点有无压痛

（103）双手法触诊脾脏

（104）如未能触及脾脏，嘱受检者右侧卧位，再触诊脾脏

（105）双手法触诊双侧肾脏

（106）检查腹部触觉（或痛觉）

（107）检查腹壁反射

7. 上肢

（108）正确暴露上肢

（109）观察上肢皮肤、关节等

（110）观察双手及指甲

（111）触诊指间关节和掌指关节

（112）检查指关节运动

（113）检查上肢远端肌力

（114）触诊腕关节

（115）检查腕关节运动

（116）触诊双肘鹰嘴和肱骨髁状突

（117）触诊肘浅淋巴结

（118）检查肘关节运动

（119）检查屈肘、伸肘的肌力

（120）暴露肩部

（121）视诊肩部外形

（122）触诊肩关节及其周围

（123）检查肩关节运动

（124）检查上肢触觉（或痛觉）

（125）检查肱二头肌反射

（126）检查肱三头肌反射

（127）检查桡骨膜反射

（128）检查霍夫曼征

8. 下肢

（129）正确暴露下肢

（130）观察双下肢外形、皮肤、趾甲等

（131）触诊腹股沟区有无肿块、疝等

（132）触诊腹股沟淋巴结（横组、纵组）

（133）触诊股动脉搏动，必要时听诊

（134）检查髋关节屈曲、内旋、外旋运动

（135）检查双下肢近端肌力（屈髋）

（136）触诊膝关节，检查浮髌试验

（137）检查膝关节屈曲运动

（138）触诊踝关节及跟腱

（139）检查有无凹陷性水肿

（140）触诊双足背动脉

（141）检查踝关节背屈、跖屈运动

（142）检查双足背屈、跖屈肌力

（143）检查踝关节内翻、外翻运动

（144）检查屈趾、伸趾运动

（145）检查下肢触觉（或痛觉）

（146）检查膝反射

（147）检查跟腱反射

（148）检查巴宾斯基征、奥本海姆征、戈登征

（149）检查克尼格征、布鲁津斯基征

9. 肛门直肠（仅必要时检查）

（150）嘱受检者左侧卧位，右腿屈曲

（151）观察肛门、肛周、会阴区

（152）戴手套，示指涂润滑剂行直肠指检

（153）观察指套有无分泌物

10. 外生殖器（仅必要时检查）

（154）解释检查的必要性，注意保护隐私

（155）确认膀胱已排空，受检者取仰卧位

男性：

（156）视诊阴毛、阴茎、冠状沟、龟头、包皮

（157）视诊尿道外口

（158）视诊阴囊，必要时检查提睾反射

（159）触诊双侧睾丸、附睾、精索

女性：

（160）视诊阴毛、阴阜、大小阴唇、阴蒂

（161）视诊尿道口及阴道口

（162）触诊阴阜、大小阴唇

（163）触诊尿道旁腺、前庭大腺

11. 共济运动、步态与腰椎运动

（164）请受检者站立

（165）指鼻试验（睁眼、闭眼）

（166）检查双手快速轮替动作

（167）观察步态

（168）检查屈腰运动

（169）检查伸腰运动

（170）检查腰椎侧弯运动

（171）检查腰椎旋转运动

12. 结束

（172）整理用物

（173）洗手

三、特殊情况的体格检查

特殊情况指由于病情与体位的限制、心理或生理的缺陷，不能按常规方法和顺序进行全身体格检查；或者因某些原因，不得不在患者家中或临时的检查床上进行检查，且缺乏必要的设备条件。对此，应有灵活的策略和方法，或改变体格检查的顺序。

（一）情绪障碍或有精神疾病的患者

因患病或缺乏安全感，患者可能表现出缄默、焦虑、愤怒与敌意等情绪障碍，不合作而影响检查。检查者应采取坦然、理解、不卑不亢的态度，整洁的仪表、适宜的礼节和友善的举止有助于培养和谐的护患关系，使患者感到亲切温暖，从而获得患者的信任而配合。体格检查过程中有家属陪同可抚慰患者。检查者视情况尽量完成全身体格检查。

对于全身或重点体格检查绝对必要的精神病患者，可在用镇静药物或适当约束后进行检查。

（二）智力障碍患者

智力障碍患者可能由于不能理解检查者的意图、过去的不悦经历、恐惧或对检查方法不适应，不能配合检查。此时应特别耐心，创造舒适的检查环境，保护患者隐私，由亲近的家属或保健人员陪同，以减少患者的顾虑，配合检查。应减慢速度，动作轻柔、细致，必要时可分次完成体格检查。将可能有损伤或带来恐惧感的检查留待最后完成，以免因此影响关键部位的检查。

（三）病重或有生理缺陷的患者

病重或有生理缺陷的患者体格检查所需时间较长，应采用轻柔的手法，并酌情调整检查方法和顺序。需要特别注意检查与主诉、现病史有关的器官系统。

1. 卧床的患者 全身检查在卧位进行时，检查者需要变更自己的位置以完成全部项目。眼底检查时，在头侧用右眼观察患者的左眼；肺部检查时，常需助手帮助翻身以完成侧面及背部的叩诊与听诊；心脏听诊时，有时需要配合变动体位，而患者又不能下蹲，此时可嘱患者握拳、被动抬腿或用血压计袖袋压迫双臂等方法增加回心血量，对心音和杂音的确定同样有效；直肠检查时，可取左侧卧位进行触诊，注意右腿屈髋、屈膝，尽量完全屈曲，同时也可检查背部，特别是检查压疮、叩诊脊柱等；神经系统检查时，合作的患者可通过抬腿、抬头了解肌力，进行颅神经检查时，卧位检查无困难，但不宜进行呕吐反射与吞咽反射的检查。

2. 坐轮椅的患者 头、颈、心、肺、上下肢检查与坐位患者相同。腹部、直肠、外生殖器、下背部、臀部的检查常不满意，如十分必要，应转移至检查床上进行检查。

（四）检查条件不佳的情景

如在患者家中进行体格检查，需要携带必要的检查器械，光线应尽量调整充足，家中的卧床一般较医院的检查床低，最好有助手或家属协助。如果患者可以活动且能合作，一般完成检查无困难；如患者不能合作，则需助手协助翻身或固定体位。检查结束后注意将所有用过的一次性消耗物品装袋处理，其余器械应充分清洁和消毒才能供第二次使用。

（五）某些意外紧急情况下的体格检查

在社交场合、旅行途中或度假期间可能遇到一些意外的救援要求和危及生命的急症患者，在缺乏必要的器械的情况下，需灵活应对现场状况，生命体征的检查是第一位的。在抢救期间，可酌情抓紧时机完成重要器官的一些检查，如神志状态、瞳孔大小、对光反射、眼球活动，以及心、肺听诊和四肢活动度等，不求全面、系统，但求及时发现、准确评估与生命相关或与创伤部位有关的体征，为进一步抢救或治疗提供决策依据。

四、老年人的体格检查

年龄一般不影响体格检查的合作,但体格检查时应正确区分年龄改变与病态,注意检查的技巧。

(一)随着年龄增加而可能出现的老年性改变

1. 收缩压略升高但在正常范围,皮肤弹性降低。

2. 瞳孔对光反射稍迟钝,眼球向上凝视能力下降;老年环不是病理改变。

3. 与脊柱后凸和椎体塌陷有关的胸腔前后径增加;胸部检查时有捻发音并不一定是疾病所造成的。

4. 肠蠕动减弱致肠鸣音较少和较弱。

5. 生殖器官(如女性阴唇、阴道,男性睾丸)萎缩;男性前列腺增大。

6. 视力、听力有一定下降,记忆力减退;步态变慢,步幅变小;肌肉常有轻度萎缩;踝反射可能减弱,其他深反射及肌力也可能减弱。

(二)老年人体格检查时的特别注意事项

1. 定期体格检查十分必要,老年人可能由于骨关节改变而行动不便,应结合患者的实际情况,安排充足的时间,耐心、细致地进行体格检查。

2. 检查的方法应灵活、机动,如在交谈中有效地了解智力、记忆力等。

3. 注意患者视力、听力下降的程度,老年人一般对耳语音及高调语音的分辨能力较差。

4. 初步的精神状态检查可从一般状态(appearance)、情感反应(affect)及语言、行为是否适度(appropriateness)三个"a"加以评价。

5. 血压测量最好包括坐位、卧位和立位,以了解循环的代偿能力,并应双臂分别测量。

6. 心脏检查时,注意第一心音改变及出现第三心音可能是病理表现。

五、重点体格检查

面对急、重症患者,可以用较少的时间对主要系统进行重点、全面深入的检查,其顺序与全身体格检查基本一致,但应首先检查生命体征(体温、脉搏、呼吸和血压),根据患者的体位、病情和需要对重点体格检查的部位和内容做适当的调整,尽量减少患者的不适,且较快地完成需要的、有针对性的检查。如冠心病急性心肌梗死患者,应采用重点体格检查的方法,首先检查生命体征,再以胸部检查为重点,尽量避免翻动患者,同时辅以心电图和实验室检查,以便快速了解病情,为早期再灌注治疗等争取时间,对于其他方面的体格检查,可待病情稍稳定后补充进行。

(李玉婷)

? 复习思考题

1. 体格检查的基本方法有哪些?

2. 试述甲状腺肿大的分度。

3. 试述语颤增强和减弱的临床意义。

4. 简述三种正常呼吸音的听诊部位及特点。

5. 比较干啰音与湿啰音的特点。

6. 叙述第一心音、第二心音的区别。

7. 分析急性腹膜炎患者的腹部阳性体征。

8. 肝脏触诊的内容有哪些？

9. 试述脾脏肿大的分度。

10. 试述脑膜刺激征的检查方法和临床意义。

ER-4-10-3

扫一扫，测一测

PPT课件

知识导览

第五章　心理与社会评估

学习目标

　　掌握心理评估、社会评估的内容及相关内容的评估方法;掌握角色适应不良的类型。熟悉心理评估相关内容的常见异常表现;熟悉社会评估相关内容的基本概念。了解心理与社会评估的目的、注意事项。

第一节　心　理　评　估

一、概　　述

(一)心理评估的目的

　　心理评估(psychological assessment)是依据心理学的理论和方法对评估对象的心理品质及水平做出评定的过程。

　　作为健康评估的一个重要部分,心理评估的主要目的是评估评估对象在疾病发生、发展过程中的心理活动,以更好地理解评估对象对周围环境和事物的反应,以及这些反应对评估对象产生的正面或负面影响,发现现存的或潜在的心理或精神健康问题,并作为心理护理和选择护患沟通方式的科学依据,指导护理干预计划的制订。

(二)心理评估的方法

　　1. 访谈法　是心理与社会评估常用的基本方法。通过面对面的谈话,使交谈双方建立相互合作和信任的关系,并获得评估对象对其心理与社会状况的自我描述。根据访谈过程中的控制程度不同,可将访谈法分为非结构式访谈、结构式访谈和半结构式访谈。

　　(1)非结构式访谈:事先不拟定固定的访谈问题,或不按固定的问题顺序去提问,双方进行自由交谈。非结构式访谈是开放式的,气氛比较轻松,访谈对象较少受到约束,有更多的机会表达自己的想法。非结构式访谈具有方便、灵活、深入和个体化等特点,其不足之处是用时较多,内容可能较广泛,影响评估的效率。

　　(2)结构式访谈:按照事先设计好的访谈提纲或主题,有目的、有计划、有步骤地进行访谈。结构式访谈对访谈内容有所限定,在访谈过程中可根据访谈提纲或评估表逐项提问。结构式访谈可量化评估结果,具有操作标准化、结果数量化和可比性强等特点,但容易限制评估对象的表述,不够灵活,不利于针对访谈对象的某个问题进行深入了解。

　　(3)半结构式访谈:是非结构式访谈和结构式访谈的结合,既有一定的灵活性,又有一定的标准化和可比性。

　　访谈法是访谈双方互动的过程,访谈者起主导和决定作用。访谈过程中,应灵活运用倾听、言语沟通和非言语沟通等技巧,与访谈对象建立良好的信任与合作关系,以真实、全面、准确地了解其心理和社会状况。

2. 观察法　指通过有目的、有计划地对评估对象的行为表现进行直接或间接的考察、记录和分析,而获得心理与社会健康资料的方法。对儿童、不合作者、言语交流困难者及一些精神障碍者的心理与社会评估,观察法尤为实用。观察法包括自然观察和控制观察。

(1)自然观察:在自然条件下,根据观察目的及自身经验,在日常护理过程中观察评估对象的行为与心理反应。自然观察可观察到的行为范围较广,且观察的情景是评估对象生活或工作的原始状态,故所获得的资料比较真实和客观,但需要较多的时间与评估对象接触,同时要求观察者具有深刻的洞悉力。

(2)控制观察:又称实验观察,指在特殊的实验环境下观察评估对象对特定刺激的反应,需预先设计,并按既定程序进行,每个评估对象都要接受同样的刺激。控制观察可获得有较强可比性和科学性的结果,但因受实验条件、环境和程序中人为因素的影响,以及评估对象意识到正在接受实验,可能会干扰实验结果的客观性,临床护理工作中以自然观察为宜。

3. 心理测量　依据一定的法则,用数量化手段对评估对象的心理现象或行为加以确定和测定,是心理评估常用的标准化手段之一。测量时,让评估对象对测量内容做出回答或反应,然后根据一定标准计算得分,从而得出结论。常用的心理测量方法如下:

(1)心理测验法:在标准情形下,采用器材或量表等统一的测量手段测试评估对象对测量项目所新做出的行为反应的方法。心理测验法避免了主观因素的影响,所以评估结果较为客观,有助于了解评估对象心理活动的规律和特征。

(2)评定量表法:用一套预先已标准化的测试项目(量表)来测量某种心理品质的方法。基本方式包括自评量表和他评量表。自评量表是评估对象根据量表的题目和内容自行选择答案做出判断的评定量表,可较真实地反映评估对象内心的主观体验。他评量表是由评定者根据对评估对象的行为观察或交谈而做出的客观评定,对评定者的专科知识及量表使用经验有较高的要求。评定量表法强调简便、易操作、使用方便,应用较广泛,但应根据测量目的及评估对象的具体情况选择。

4. 医学检测法　包括对评估对象进行身体评估和实验室检查,如测量体温、脉搏、呼吸、血压,测定血中肾上腺皮质激素浓度等。检测结果可作为访谈法、观察法或心理测量采集的主观资料的补充,用于验证资料的真实性和准确性。

(三)心理评估的内容

一般将人的心理活动分为心理过程和人格心理两个方面,两者相互影响。心理过程指人的心理活动发生、发展和消失的动态过程,即人脑对客观现实的反应过程,包括认知过程、情感过程和意志过程。人格是具有不同素质基础的人,在不尽相同的社会环境中所形成的意识倾向和比较稳定的个性心理特征的总和,反映了一个人独特的心理品质。因此,对人的心理评估应涵盖心理过程和人格心理两个部分,具体包括认知评估、人格评估、情感评估、行为评估等。

(四)心理评估的注意事项

1. 重视心理评估的作用　心理评估结果对于制订个体化护理方案是十分重要的。因此,要及时、准确、全面地进行心理评估。

2. 提供适宜的环境和时间　评估时,环境尽量安静、舒适,注意保护评估对象的隐私。根据评估对象的具体情况,可分次进行评估,让其有充足的时间回忆和思考,既能避免评估对象疲惫,又能获得详尽的心理评估资料。

3. 强化评估中的沟通技巧　不同的生活经历和疾病状态,导致评估者与评估对象交谈时存在不同程度的沟通障碍,能否建立相互信任的护患关系直接影响到心理与社会评估的质量,因此,评估者需熟练掌握和应用有效的沟通方法和技巧。若评估对象为有认知障碍的老人或儿童,收集资料时的询问语言要通俗易懂,必要时可由家属或照顾者协助提供资料。

4. 以评估对象目前的心理状态为重点　心理评估不能同生理评估完全分开,可在生理评估的同时,通过观察评估对象的语言和行为,着重评估其目前的心理状态。

5. 注意主观资料与客观资料的比较　心理评估时,应同时采集并比较主观资料和客观资料,以便分析评估对象的心理状况。如评估有无焦虑时,不能仅依据"我最近容易紧张、着急"等主诉下结论,而应结合所观察到的颤抖、语速变化等与焦虑有关的表现来进行综合判断。

6. 根据评估对象的个体差异选择合适的评估方法　在选择心理评估方法时,需结合评估对象的年龄、文化背景、生活环境等方面考虑,注意心理评估方法的针对性和有效性,不可选用同一种方法评估所有评估对象。在分析评估结果时,应尽可能基于评估对象的角度,避免自身态度、观念和偏见对评估结果的影响。

二、认 知 评 估

(一)基础知识

1. 认知的定义　认知(cognition)为人类获取、加工、存储和使用信息的心理过程的总称,具体指人类通过感知到的外界刺激与信息推测和判断客观事物的心理过程。

2. 认知的组成　认知活动是在过去的经验及对有关线索进行分析的基础上形成的对信息的理解、分类、归纳、演绎及计算,包括感觉、知觉、注意、记忆、思维、语言、定向,以及以过程认知活动为基础的智能,其中思维是认知过程的核心。

(1)感知觉:感觉是直接作用于感觉器官的客观事物个别属性的反映。知觉是直接作用于感觉器官的客观事物整体及其外部相互关系在人脑中的反映。感觉是知觉的基础,感觉越清晰、丰富,知觉就越完整、正确。感知觉是思维的基础,对维持大脑正常活动有重要意义。

(2)注意:是心理活动对一切对象的指向和集中,为个体在清醒状态下,时刻伴随着各种心理活动的特殊心理现象。注意可分为无意注意、有意注意和有意后注意。

(3)记忆:是人脑对外界输入的信息进行编码、储存和提取的过程,包括识记、保持、再认和再现(回忆)4个基本环节。按信息在大脑中保存时间的长短,可将记忆分为感觉记忆、短时记忆和长时记忆。

(4)思维:是人脑对客观事物间接、概括的反映,是人们认识事物本质特征及其内部规律的理性认知过程。思维活动是人类认知活动的最高形式,在感觉和知觉的基础上产生,借助语言和文字来表达。

(5)语言:是人们进行思维的工具和手段,是思维的物质外壳。思维支配着人的语言活动,同时还受语言的调节,思维的抽象与概括总是借助语言得以实现,因此,思维和语言是一个密切相关的统一体,共同反映人的认知水平。语言能力对判断个体的认知水平很有价值,可作为选择与患者沟通方式的依据。

(6)定向力:指个体对时间、地点、人物及自身状态的判断认识能力。

(7)智力:指认识客观事物并运用知识解决实际问题的能力。智力是认知方面各种能力的综合,与感知、记忆、注意和思维等有密切的关系。

(二)常见认知障碍

任何影响感知觉、记忆、思维、语言和定向力的疾病,均可导致个体认知功能暂时或永久性改变。

1. 感知觉障碍

(1)感觉障碍:感觉系统对外界刺激不能产生正常的感觉反应称为感觉障碍,也称为感觉异常。常见的感觉异常有:

1）感觉过敏：指个体感觉阈值降低，对外界一般刺激的感受能力异常增高，如对皮肤的轻触感到疼痛难忍。

2）感觉减退：指个体感觉阈值增高，对外界一般刺激的感受能力下降，如对强烈的疼痛、难闻的气味只有轻微的感觉。

3）内感性不适：又称体感异常，指个体躯体内部产生性质不明确、部位不具体的不舒适感或难以忍受的异常感觉，如感到挤压、虫爬、气往上冲等。

（2）知觉障碍：主要由于中枢神经的病理性损害和／或功能障碍所致，可在意识障碍时或意识清晰时出现。

1）错觉：指人在特定条件下对客观事物产生的有固定倾向的受到歪曲的知觉，分为生理性和病理性。

2）幻觉：指在没有现实刺激作用于感觉器官时出现的虚幻的知觉体验，如幻听、幻视、幻嗅、幻味和幻触等。

2. 注意障碍 主要表现为注意的范围、稳定性和强度的改变。当个体因躯体疾病、心情压抑或沉溺于某些事件时，都可能出现注意范围缩小或注意涣散等现象。常见的注意障碍包括：

（1）注意增强：指在病态心理的影响下，特别容易被某种事物所吸引或特别注意某些活动。分为指向外界和指向自身两种。前者有妄想，非常关注被害的线索；后者是神经症性障碍，对自身不适感受过分注意。

（2）注意减退：指有意注意及无意注意的兴奋性减弱，注意集中困难、稳定性下降、范围狭窄。

（3）注意涣散：指有意注意明显衰退，注意力可以很快活跃起来，但难以集中和较长时间保持在一定的对象上，易于分散。

（4）注意转移：指无意注意明显增强，注意稳定性降低，注意对象受环境影响不断变换。

（5）注意狭窄：指注意范围显著缩小，有意注意明显减弱。

（6）注意固定：注意的稳定性特别强，长时间集中于某一事物或活动上，其他刺激和旁人的干扰均难以使其转移注意。

3. 记忆障碍 指任何原因引起的记忆力下降，可表现为记忆量和质的异常。

（1）遗忘：指对识记过的事物不能再认或回忆。遗忘分为两种：一种是永久遗忘，即对识记过的内容完全不能再认或回忆；另一种是暂时遗忘，即对识记过的内容一时不能再认或回忆，但在一定条件下记忆还可能恢复。

（2）记忆减退：指识记、保存、再认和回忆能力普遍减退，临床比较常见。

（3）记忆错误：指由于再现歪曲引起的记忆障碍。常见的记忆错误有错构、虚构等。错构指对过去曾经历的事件在发生地点、时间、情节上出现错误的回忆，并坚信不疑。虚构指以想象的、未曾经历过的事件填补记忆的缺失部分，其内容多生动、多变，常转瞬即忘。

（4）记忆增强：指病态的记忆增强，对过去很远的、极为琐碎的小事都能回忆出来。

知识链接

艾宾豪斯遗忘曲线

德国心理学家艾宾豪斯（Ebbinghaus）以无意义音节为识记材料，用重学法得到了著名的艾宾豪斯（Ebbinghaus）遗忘曲线，揭示了遗忘的规律——在时间的进程上，遗忘是一个先快后慢的过程。提示我们在学习的过程中若能经常及时复习，知识的遗忘量将大为减少。

4. 思维障碍　由于内外因素的不良影响,破坏了大脑正常的活动规律或扰乱了思维的逻辑过程,从而丧失正确反映客观现实的思维能力。

(1)思维形式障碍:包括思维联想障碍和思维逻辑障碍。常见的表现有:

1)思维奔逸:是一种兴奋性的思维联想障碍,思维联想速度异常加快、数量增多、内容丰富生动。表现为讲话速度快,滔滔不绝;言语联想快,很容易因偶然因素或无明显理由转移或分散注意力。随境转移增强是一个很突出的特征,常出现音联、意联。表达可能远跟不上思潮,严重时导致言语不连贯。多见于躁狂症。

2)思维迟缓:是一种抑制性的思维联想障碍,思维活动显著缓慢、联想困难、思考问题吃力、反应迟钝。常见于抑郁症。

3)思维松弛:表现为联想松弛、内容散漫、缺乏主题、不易理解。轻度时,说话时无故地从一个话题转到另一个话题,在上一段与下一段之间缺乏有意义的联系;中等程度时,上一句与下一句之间没有任何联系;严重时可发展为思维破裂。

4)思维破裂:在意识清楚的情况下出现思维联想过程破裂,缺乏内在意义上的连贯性和应有的逻辑性,因而别人无法理解其意义。多见于精神分裂症。

5)思维贫乏:指联想数量减少,概念与词汇贫乏,表现为沉默少语、谈话言语单调。可见于精神分裂症等。

6)病理性赘述:表现为思维活动停滞不前、迂回曲折,联想枝节过多,极易偏离中心,做不必要的累赘描述。多见于脑器质性、癫痫性及老年性精神障碍。

(2)思维内容障碍

1)妄想:指在意识清晰的状态下,在病理基础上产生的歪曲信念、病态的推理和判断。临床常见有被害妄想、关系妄想、疑病妄想、夸大妄想、罪恶妄想等。

2)强迫观念:又称强迫思维,指脑中反复不自主地出现同一内容的思维,明知没有必要,但又无法摆脱。主要见于强迫症。

5. 语言障碍

(1)失语:由皮质与语言功能特别有关区域的损害所引起,不同的与语言功能有关的皮质区域损害导致不同类型的失语。

1)运动性失语:口语表达障碍,言语量少,语法缺失及语调障碍,而听力理解相对好,复述、命名、阅读及书写均不同程度受损。病变主要累及优势半球额下回后部皮质和相应的皮质下白质。

2)感觉性失语:以听力理解障碍为主要特征,自发言语流畅,对别人和自己的话语均不能理解,语量多、语调正常、错语较多,伴有复述障碍、听写障碍,以及不同程度的命名、朗读和文字理解障碍。病变位于优势半球的颞上回后部及相应皮质下白质。

3)命名性失语:命名或找词明显障碍,口语表达中多以描述物品功能代替命名,言语理解和复述功能正常。病变多位于优势半球颞中回后部或颞枕交界区。

4)失写:不能以书写形式表达思想,原有的书写功能受损或丧失。与大脑优势半球额叶中部后侧脑回部的运动性书写中枢损害有关,而与运动、言语或理解功能障碍无关。

5)失读:不能认识和理解书写的或印刷的字词、符号、字母或色彩。由不能识别视觉信号的语言含义所致,与大脑优势半球内侧枕额脑回损害有关。

(2)构音障碍:由于神经病变,与言语有关的肌肉麻痹、收缩力减弱或运动不协调,从而引起的言语障碍。

6. 定向障碍　个体对周围环境(如时间、地点、人物)和自身状况(如姓名、性别、年龄等)不能正确认识。最常见于脑器质性精神障碍,特别是意识障碍,也可见于其他精神障碍。

7. 智力障碍　是一组临床综合征,可有记忆、认知(如概括、计算、判断等)、语言、视空间功能和人格等至少3项受损。常由神经系统疾病、精神疾病和躯体疾病引起。

(1)精神发育迟滞:指先天、围产期或生长发育成熟以前,由于各种致病因素致使大脑发育不良或发育受阻,智力发育停留在一定的阶段。随着年龄增长,患者的智力和社会适应能力明显低于正常的同龄人。

(2)痴呆:指在大脑发育完成以后,由于脑器质性病变造成的智力障碍。痴呆是一种后天获得的记忆、智力和人格全面受损的综合征。主要临床表现为分析、综合、判断、推理能力、记忆力及计算力下降,后天获得的知识丧失、工作和学习能力下降或丧失,甚至生活不能自理,并可伴有精神和行为异常。

(三)认知的评估

1. 感知觉评估

(1)会谈:您觉得最近视力有变化吗?您觉得听力有问题吗?您能否辨别气味,能否尝出食物的味道?有没有一些平时没有的特殊感觉?独自一人时,能否听到有人与您说话?

(2)医学检测:可通过相应的视力、听力、味觉和嗅觉检查验证经会谈获取的主观资料。

2. 注意力评估

(1)无意注意评估:可通过观察患者对周围环境的变化有无反应等评估无意注意,如对所住病室来新患者、开灯和关灯有无反应等。

(2)有意注意评估:让患者完成某些指派的任务,如"叙述以前的治疗经过""用左手拿起笔,放到右手,然后递给我",同时观察其执行任务时的专注程度;或询问其"能否集中精力做事或学习"等。

3. 记忆力评估

(1)回忆法:可用于评估短时记忆和长时记忆。如让受检者重复刚刚听到的一句话或一组由5~7个数字组合,以评估其短时记忆;或陈述当天进食的食品、自己的生日或家人姓名等。

(2)再认法:当回忆法无法使用时,可采用再认法。如健康教育后将内容制成试卷,以判断题和选择题的形式评估受检者的记忆力。

(3)量表测评:常用于神经心理研究,适用于脑损伤、阿尔茨海默病、智力低下等的研究,多为成套测验,如韦氏记忆量表(Wechsler Memory Scale,WMS)、临床记忆量表(Clinical Memory Scale,CMS)等。

4. 思维能力评估　主要对思维形式和思维内容进行评估。

(1)概念化能力评估:对概念化能力的评估可在日常诊疗过程中进行,同时还应注意患者言语的速度、连贯性等,评估其有无思维联想障碍。

(2)判断力评估:可询问患者日常生活或工作中可能出现的情况并请其做出判断,评估其有无判断力受损。

(3)推理能力评估:评估推理能力时,评估者需根据受检者的年龄特征提出问题,或让受检者比较两种事物的异同点。

(4)思维内容评估:可询问受检者有无思维内容障碍,如"您的同事或家人对您的态度如何?"

5. 语言能力评估

(1)提问:评估者提出一些由简单到复杂、由具体到抽象的问题,观察受检者能否理解及回答问题是否正确。

(2)复述:评估者说一简单词句,让受检者重复说出。

(3)自发性语言:让受检者陈述病史,观察其陈述是否流利、用词是否恰当,或完全不能陈述。

（4）命名：评估者取出一些常用物品，要求受检者说出名称。如不能，则让受检者说出其用途。

（5）阅读：让受检者诵读单个或数个词、短句或一段文字；默读一段短文或一个简单的故事，然后说出其大意。评价其读音及阅读理解的程度。

（6）书写：自发性书写时，要求受检者写出一些简单的字、数字、名字、物品名称或短句；默写时，让受检者写出评估者口述的字句；抄写时，让受检者抄写一段字句。

6. 定向力评估

（1）时间定向力：请问现在是几点钟？您知道今天是星期几吗？

（2）地点定向力：请告诉我您现在在什么地方？您家住在哪里？

（3）空间定向力：我站在您的左边还是右边？呼叫器在哪儿？

（4）人物定向力：您叫什么名字？您知道我是谁吗？

7. 智力评估 可通过观察法、访谈法和智力测验等方法进行评估。通过有目的的简单提问和操作，了解评估对象的常识、理解能力、分析判断能力、记忆力和计算力等，从而对其智力有无损害及损害程度做出判断。目前用于测评智力的常用工具有简易精神状态检查（mini mental status examination，MMSE），包括时间与地点定向力、即刻记忆、注意力及计算力、延迟记忆、语言和视空间能力 5 个维度，简单易行，是目前公认的一种用于初步筛查和评价认知功能的量表。但由于其敏感性较低，主要用于痴呆的筛查。对于轻度认知功能损害者，目前国内多采用蒙特利尔认知评估量表（Montreal Cognitive Assessment，MoCA）进行筛查。

三、情绪与情感评估

（一）基础知识

1. 情绪与情感的定义 情绪与情感是个体对客观事物是否满足自身需要的内心体验与行为反应。当需要获得满足，会引起积极的情绪与情感，如满意、愉快、喜爱、赞赏等；反之，当需要不能得到满足时，就会产生消极的情绪与情感，如不满意、苦闷、哀伤、憎恨等。

2. 情绪与情感的区别与联系 情绪与情感既相互联系又有区别。情绪是一种与个体的生理需要满足与否相关的体验，具有较强的情境性、冲动性和暂时性；情感是人类特有的高级心理现象，是人在社会历程发展过程中产生的、与社会性需要满足与否相关的体验，具有较强的稳定性、深刻性和持久性，属于人格构成的重要成分。情绪与情感相互联系，彼此依存，情绪依赖于情感，人的情感在各种不断变化的情绪中得到体现，情绪是情感的外在表现，情感是情绪的内在本质。

3. 情绪与情感的作用 情绪与情感作为个体对客观世界的特殊反应形式，对人的物质生活和精神活动有着重要的作用。

（1）适应作用：情绪与情感是个体生存、发展与适应环境的重要手段。如初生婴儿由于脑的发育尚未成熟，不具有独立生存的能力，依靠哭闹等情绪信息传递，得到成人的抚育。在危险情境下，人的情绪反应使机体处于高度紧张状态，通过自主神经系统和内分泌系统的活动调动机体能量，促使个体产生适宜的防御反应。各种情绪与情感的发生，时刻提醒个体去了解自身或他人的处境和状态，以求得良好适应。

（2）动机作用：情绪与情感能够激励或阻碍人的行为，为人类的各种活动提供动机。情绪与情感的动机作用既体现在生理活动中，也体现在认识活动中。如患者对医护人员充满信任时则更愿意配合治疗。

（3）组织作用：情绪对其他心理活动具有组织作用，正性情绪起协调作用，负性情绪起破坏作用。研究证明，情绪能影响认知操作的效果，该效应取决于情绪的性质和强度。

（4）沟通作用：情绪和语言一样，具有服务于人际沟通的功能。通过非语言沟通的形式，由面部肌肉运动、声调和身体姿态变化等实现信息传递，其中面部表情是最重要的情绪信息媒介。

4. 情绪与情感的分类

（1）基本情绪

1）快乐：是一种感受良好时的情绪反应，盼望或追求的目标达到后的情绪体验。快乐的程度取决于所追求目标价值的大小、追求过程中的紧张程度及实现目标的意外程度等。

2）愤怒：在实现目标时受阻，内心的紧张感增加而产生的情绪体验，其程度可从轻微不满、生气、愤怒直至暴怒等。

3）悲哀：也称悲伤，指失去心爱的人或物或理想和愿望破灭时产生的情绪体验，其程度取决于失去的人或物对于自己的重要程度。悲哀带来紧张的释放导致哭泣。悲哀也能够转化为前进的动力。

4）恐惧：企图摆脱和逃避某种危险情境而又无力应对时的情绪体验。恐惧的产生不仅由于情境的存在，还与个人排除危险的能力和应对危险的手段有关。

（2）情绪状态：指在某种事件或情境的影响下，在一定时间内，情绪活动在强度、紧张程度和持续时间上的综合表现。

1）心境：指微弱而持久、带有渲染性的情绪状态。心境作为一种心理背景，使人的一切活动都带有一定的感情色彩，短则持续几天，长则持续数周、数月。

2）激情：是一种强烈而短暂的情绪状态，由对个人有重大意义的事件引起。激情状态下的人往往出现"意识狭窄"现象，即认知活动的范围缩小，理智分析能力减弱，自制能力下降。

3）应激：当人们遇到某种危险或面临某种突发事件时，身心处于高度紧张状态，即为应激状态。

（3）高级情感体验

1）道德感：指人们依据一定的道德需要和规范要求评价自己或他人言行是否符合社会道德行为准则时产生的一种内心体验。是一种与个体所掌握的社会行为标准相联系的情感。

2）理智感：是个体对认知和评价事物的自我感受。与个体的求知欲望、认识事物、科学探索及追求真理相联系，体现了个体对认知活动过程与结果的态度。

3）美感：指根据一定的审美标准，对客观事物、人的行为和艺术作品予以评价时产生的情感体验。

5. 情绪与情感对健康的影响　情绪与情感均与个体的生理功能和外显行为紧密相关，对人的身心健康有极大的影响。一般来说，积极健康的情绪对人体身心健康具有正性促进作用，如愉快、乐观的情绪状态能提高神经系统活动的张力，充分发挥机体的潜能，提高脑力劳动和体力劳动的效率和耐力，还能增强机体抵抗力，也有利于疾病的康复；反之，不良的情绪与情感不仅可以直接作用于人的心理活动导致心理疾病，还可通过神经、内分泌和免疫等机制影响人体的生理功能，甚至引起器质性病理改变，导致心身疾病，如长期紧张和焦虑可引起高血压、冠心病和消化性溃疡等疾病。

（二）常见异常情绪

1. 焦虑　人对环境中即将来临、可能造成危险和灾难而又难以应对的情况产生的一种不愉快的情绪状态，由紧张、不安、忧虑和恐惧等主观感受交织而成。

2. 抑郁　个体在失去某种其重视或追求的事物时产生的情绪体验。处于抑郁状态亦会出现情感、认知、行为及生理等方面的改变。

3. 恐惧 面临不利或危险处境时出现的情感反应,常伴有避开不利或危险处境的行为,表现为紧张、害怕,伴有明显的自主神经功能紊乱症状。

4. 情绪高涨 是一种病态的喜悦情感,在连续的一段时间中(一般指 1 周以上甚至更长的时间),个体的情绪持续保持在过分满意和愉快的状态。

5. 易激怒 个体存在各种程度不等的易怒倾向,一般或轻微的刺激即可使其产生强烈的情绪反应,持续时间一般较短暂。

6. 情绪不稳 表现为情感反应极易变化,从一个极端波动至另一个极端,显得喜怒无常、变化莫测。

(三)情绪与情感的评估

1. 会谈 是评估情绪与情感的常用方法,用于收集情绪、情感的主观资料。可询问受检者"您近来的心情如何?""如何描述您此时和平时的情绪?""有什么事情使您感到特别高兴、担心和沮丧?"

2. 观察与医学检测

(1)情绪与情感的外部表现:又称为表情。

1)面部表情:是情绪在面部的表现。整个面部肌肉的协调活动能显示出人类丰富多彩的情绪状态。

2)身体表情:是情绪在身体动作上的表现。人在不同的情绪状态下身体姿势会发生不同的变化。

3)言语表情:是情绪在言语的音调和节奏等方面的表现。

(2)情绪与情感的生理表现:主要表现为呼吸系统、循环系统等方面的变化。可观察受检者的呼吸频率、心率、血压、皮肤颜色和温度、睡眠状态等的变化,以获得情绪与情感改变的客观资料。

3. 量表测评 是评估情绪与情感较为客观的方法。常用的量表有 Avillo 情绪情感形容词检表、Zung 焦虑自评量表(Self-rating Anxiety Scale,SAS)、Zung 抑郁自评量表(Self-rating Depression Scale,SDS)、医院焦虑抑郁量表(Hospital Anxiety and Depression Scale,HADS)。此外,对于情绪抑郁者,需特别注意其有无自杀倾向和自伤或自杀的行为。

四、应 激 评 估

(一)基础知识

1. 应激 指当个体面临或觉察环境变化对机体有威胁或挑战时,做出适应性和应对性反应的过程。个体可以对应激刺激做出不同的认知和评价,从而趋向于采取不同的应对方式和利用不同的社会支持,导致不同的应激反应。同时,应激反应也影响社会支持、应对方式、认知评价乃至生活事件。

2. 应激源 凡能引起个体产生应激的各种因素均可视为应激源。应激源就是各种生活事件,即人们在日常生活中面临的各种各样的问题,为造成心理应激并可能损害机体健康的主要刺激物。

(1)按来源分类:分为内部应激源和外部应激源。内部应激源指产生于机体内部的各种需求或刺激,包括生理方面和心理方面。外部应激源指产生于机体外部的各种需求或刺激,包括自然环境和社会环境两个方面。

(2)按属性分类:可分为生理性应激源、心理性应激源、环境性应激源和社会文化性应激源。

(3)按认知评价分类:可分为丧失性应激源、威胁性应激源和挑战性应激源。

（二）应激反应

应激反应指应激源引起的机体非特异性适应反应，包括生理、情绪、认知和行为等方面的反应，通常称为应激的心身反应。应激通过各种心理和生理反应影响个体的健康水平。

1. 应激的心身反应

（1）生理反应：应激反应是内、外环境中各种刺激作用于机体产生的非特异性反应，其本质就是生理反应。

（2）认知反应：包括积极的和消极的两个方面。适度的应激可以引起积极的认知反应，但如果应激水平较高或长时间处于高应激状态，则会引起消极的认知反应，同时，还可能影响人的社会认知，导致自我评价下降等。

（3）情绪反应：个体在应激时产生什么样的情绪反应及其强度如何受诸多因素的影响，差异很大。适度的应激会使人保持适度的紧张和焦虑，从而有助于任务的完成，但当应激水平过高时，个体则会变得非常焦虑和恐惧，还可能出现抑郁、愤怒、敌意、过度依赖和无助感等。

（4）行为反应：行为是心理活动的外在表现，个体在应激状态下的行为可随心理活动的变化而出现相应的改变。

2. 应激反应与健康　应激反应是个体对变化的内、外环境所做出的一种适应性反应，是一种防御性机制，若有过度反应，可损害生理和心理功能，甚至造成一系列与应激状态有明显关系的疾病。应激性疾病指由应激的作用而导致的疾病，如急性应激反应、创伤后应激障碍、适应障碍或心身疾病等。

（三）应激的评估

1. 会谈

（1）应激源：目前让您感到有压力或紧张焦虑的事情有哪些？近来您的生活有哪些改变？您与家人的关系如何，有无不和，有无使您感到痛苦或烦恼？您是否感到工作压力很大，无法胜任？您的经济状况如何？

（2）应激心理中介因素：①对应激源的认知评价：您认为自己是否有能力应对这件事？如果无法控制这件事，您会有何感觉？②应对方式：通常采取什么方式缓解紧张或压力？③社会支持：当您遇到困难时，家人、亲友和同事中谁能帮您？遇到困难时，您是否主动寻求家人、亲友或同事的帮助？④个性特征：面对困难时您一般采取什么样的态度和行为？您做事情和决定是独立完成还是依赖他人？

（3）应激反应：您通常能否解决问题和烦恼？您采取的措施是否有用？

2. 量表测评　针对应激过程中的不同要素，可以选用相应的量表进行测评。

（1）应激源量表：常用的有社会再适应评定量表（Social Read-justment Rating Scale，SRRS）、住院病人压力评定量表（Inpatient Stress Rating Scale，ISRS）等。

（2）应对方式量表：常用的有 Jalowiec 应对方式量表（Jalowiec Coping Scale，JCS）、简易应对方式问卷（Simplified Coping Style Questionnaire，SCSQ）、特质应对方式问卷（trait coping style questionnaire，TCSQ）、医学应对问卷（Medical Coping Modes Questionnaire，MCMQ）等。

（3）社会支持量表：临床常用的有肖水源等（1993）编制的社会支持评定量表（Social Support Rating Scale，SSRS）、领悟社会支持量表（Perceived Social Support Scale，PSSS）等。

（4）人格测验：又称个性测验，包括人格调查和投射技术。人格调查常用的问卷有艾森克人格问卷（Eysenck Personality Questionnaire，EPQ）和卡特尔十六种人格因素问卷（Sixteen Personality Factor Questionnaire，16PF）；常用投射技术有罗夏墨迹测验（Rorschach inkblot test，RIM）、主题统觉测验（Thematic Apperception Test，TAT）等。

3. 观察与医学检测　主要观察和检测有无因应激所致的生理功能变化、认知与行为异常。

（1）一般状态与行为：观察有无畏食、胃痛、多食、疲乏、失眠、睡眠过多、头痛或胸痛等应激所致的生理反应；有无记忆力下降、思维混乱、解决问题能力下降等应激所致的认知改变；有无焦虑、抑郁、无助和愤怒等情绪反应；有无行为退化或敌对、物质滥用、自杀或暴力倾向等应激所致的行为反应。

（2）全身各系统变化：注意评估有无心率、心律、血压改变；呼吸频率和型态的变化；有无畏食、腹痛等消化系统相关主诉；肌张力和身体活动情况；皮肤的温度、湿度和完整性情况。

五、健康行为评估

（一）基础知识

1. 行为　行为是机体在环境因素影响下发生的内在生理和心理活动反应，一般表现为机体外显的活动、动作、运动、反应或行动，即机体对外界刺激的反应。

2. 行为与健康的关系　人类行为与健康环境有非常重要的关系，这不仅因为个体在疾病过程中常出现各种行为表现，更重要的是个体的行为对健康情况有着很大影响。改善不良的行为方式可以预防疾病的发生，并有利于疾病的治疗。

3. 健康行为　指人们为了增强体质、维护与促进身心健康和避免疾病而进行的各种活动。健康行为方式能对人的身心健康发挥积极的作用。世界卫生组织提出的四大健康基石是合理膳食、适量运动、戒烟限酒、心理平衡。

（二）危害健康行为

危害健康行为指偏离个人、他人乃至社会的健康期望，客观上不利于健康的行为，或称行为病因。

1. 不良生活方式和习惯　生活方式指作为社会主体的人为生存和发展而进行的一系列日常活动的行为表现形式，是个体生活习惯的总和。不良的生活方式和习惯主要指不良饮食习惯和缺乏运动等。

2. 日常危害健康行为　主要包括吸烟、酗酒、吸毒及不良性行为等。

3. 不良疾病行为　指个体从感知到自身有病到疾病康复的全部过程所表现出的一系列行为。常见的行为表现形式有疑病、恐病、不及时就诊、不遵从医嘱或放弃治疗、自暴自弃等。

4. 致病行为模式　指导致特异性疾病发生的行为模式，也称危害健康的人格类型。

（三）健康行为的评估

1. 会谈

（1）生活方式和习惯：您的饮食是否规律？您是否喜欢高盐或高脂肪的饮食？您每天进食多少蔬菜和水果？您经常运动吗，每周几次，每次多少时间？

（2）日常危害健康行为：您是否吸烟？若是，每天吸烟量多少？您是否饮酒？若是，每天饮酒量多少？您是否有吸毒行为？您有过不洁性行为吗？

（3）病患行为：您是否经常怀疑自己患有疾病？您身体不舒服时是否及时就医？您是否遵从医生的治疗方案？

（4）致病行为模式：您做事是否有耐心？您喜欢做富有竞争性的事情吗？

2. 观察　观察的内容包括患者的健康行为或危害健康行为发生的频率、强度和持续时间等，如饮食的量、种类、有无节食或暴食行为，日常运动的类型、频次，就诊过程中出现的行为，有无吸烟、酗酒、吸毒行为，是否存在致病行为模式。

3. 量表测评　常用健康促进生活方式问卷（Health-Promoting Lifestyle Profile，HPLP），用于测量健康促进行为。该问卷共有 52 个项目，包括健康责任、自我实现、营养行为、人际关系、压力应对和运动 6 个方面内容，得分越高表示健康促进的水平越高。

六、自我概念评估

(一)基础知识

1. 自我概念的定义　自我概念(self-concept)指个体对自己各个方面的看法和情感的总和,是个体在与其所处的心理和社会环境的相互作用过程中形成的动态的、评价性的"自我肖像"。个体的自我概念是其心理健康的重要标志,自我概念紊乱可极大地影响个体维持健康的能力和康复的能力。因此,自我概念是心理评估的重要内容之一。

2. 自我概念的分类

(1)真实自我:为自我概念的核心,是在实现倾向的基础上,遵循个体自身的机体价值判断而形成的自我,主要包括社会认同、自我认同和身体意象。

(2)理想自我:指个体违背自身的机体价值判断,受到有条件的积极关注影响而形成的自我。理想自我既包括个体期望得到的外表和生理方面的特征,也包括个体希望具备的个性特征、心理素质及人际交往与社会方面的属性,是人们获取成就、达到个人目标的内在动力。

(3)表现自我:为个体对真实自我的展示与暴露,是自我概念最富于变化的部分。不同的人及社会团体对他人自我形象的认可标准不一样,因而在不同场合暴露自我的方式和程度也不一致,因此,表现自我的评估比较困难,评估结果取决于评估对象暴露自我与真实自我的相关程度。

3. 自我概念的组成

(1)身体意象:简称体象,指个体对自己身体外貌特征的感受与评价,以及感受到的别人对自己外貌特征的看法。如觉得自己肥胖或矮小、虚弱或强健等。对住院患者来说,心电监护仪、引流管等可成为体象的组成部分。体象是自我概念中最不稳定的部分,较易受疾病、手术或外伤等因素的影响。

(2)社会认同:为个体对自身的社会人口特征(如年龄、性别、职业或社会团队成员资格,以及社会名誉、地位)的认识与感受。

(3)自我认同:指个体在一定的社会环境中,通过与他人的长期互动,逐渐形成与发展出的关于自我的认知。能帮助个体明确而清楚地认识自身。

(4)自尊:个体尊重自己,维护个人尊严和人格,不容他人任意歧视与侮辱的一种心理意识和情感体验。自尊源于对身体意象、社会认同和自我认同的正确认识,对自我价值、能力和成就的恰当评价。任何对自我的负性认识和评价都会影响个体的自尊。

4. 影响自我概念的因素

(1)早期生活经历:个体在早期生活经历中,如得到的身心社会状态的评价反馈是积极的、令人愉快的,建立的自我概念则是良好的;反之,则是消极的。

(2)生长发育过程中正常的生理变化:如青春期第二性征的出现、妊娠、衰老过程中皮肤弹性的丧失或脱发等,均可影响个体的自我概念。

(3)健康状况:几乎每种疾病都可影响个体的自我概念,如外科手术、慢性病、生理功能障碍等,都可引起个体自我概念的改变。

(4)其他:包括文化、环境、社会经济状况、人际关系、职业和个人角色等。

(二)自我概念紊乱

1. 自我概念紊乱的危险因素　①因疾病或外伤导致身体某一部分丧失;②因疾病或创伤导致容颜或体型改变;③生理功能障碍;④感知觉或沟通功能缺陷;⑤神经肌肉障碍;⑥生殖系统疾病或功能障碍;⑦心理生理障碍或精神疾病;⑧过度肥胖或消瘦;⑨特殊治疗或不良反应;⑩偶发事件、危机、衰老、角色改变。

2. 自我概念紊乱的表现 自我概念紊乱可表现为生理、情绪及行为等方面的异常。

（1）情绪方面：可出现焦虑、抑郁、恐惧等情绪。以焦虑为主者，可出现注意力无法集中，易激惹，姿势与面部表情紧张，望着固定位置（如天花板），以及肢端颤抖、快语、无法平静等；以抑郁为主者，可出现情绪低落、心境悲观、自我感觉低沉、自觉生活枯燥无味、哭泣等。

（2）行为方面：常表现为"我真没用""看来我是无望了"等语言行为，或者不愿见人、不愿照镜子、不愿看身体外形改变的部位、不愿与他人讨论伤残或不愿听到相关的谈论等行为表现。部分个体可表现出过分依赖、生活懒散、逃避现实，甚至有自杀倾向。

（3）生理方面：可有心悸、食欲减退、睡眠障碍、运动迟缓及机体其他功能减退。

（三）自我概念的评估

1. 会谈

（1）身体意象：对您来说，身体的哪一部分最重要，为什么？外表方面，您最希望自己什么地方有所改变？他人又希望您什么地方有所改变？

（2）社会认同：您从事什么职业？家庭及工作情况如何？您最引以为傲的个人成就有哪些？

（3）自我认同与自尊：如何描述您自己？您处理工作和日常生活问题的能力如何？您的同事、朋友、领导如何评价您？您是否常有"我还不错"的感觉？

（4）自我概念的现存与潜在威胁：目前有哪些事情让您感到焦虑、恐惧或绝望？有哪些事情让您感到忧虑或痛苦？

2. 观察 用于收集外表、非语言行为及与他人的互动关系等与自我概念有关的客观资料。具体观察内容包括：

（1）外表：是否整洁？穿着打扮是否得体？身体哪些部位有改变？

（2）非语言行为：是否与评估者有目光交流？面部表情如何，是否与主诉一致？

（3）语言反应：是否有"我真没用"等言语流露？

（4）情绪反应：有无急躁、害怕、惊慌、无法平静、颤抖、心悸、气紧、恶心、呕吐、尿频、出汗、脸红、失眠等焦虑表现？

（5）生理反应：有无哭泣、睡眠障碍、食欲减退、体重下降、心慌、易疲劳等表现？

3. 画人测验 又称投射法，适用于儿童等不能很好地理解和回答问题者，其方法为让评估对象画自画像并对其进行解释，从中了解评估对象对身体意象改变的认识与体验。

4. 量表测评 可直接测定个体自我概念的常用量表有 Rosenberg 自尊量表（Self-esteem Scale，SES）、Tennessee 自我概念量表（Self-concept Scale，SCS）及 Piers-Harris 儿童自我意识量表（Children's Self-concept Scale，CSS）。每个量表有各自的特定适用范围，应仔细选择。

七、精神价值观评估

（一）基础知识

1. 精神价值观的定义 精神价值观是人的一种高级意识状态和终极价值观念，贯穿于生命的始终，是与人生相联系的根本价值准则，反映的是一种指引人们做出人生选择的稳定的精神力量。精神价值观不仅给予个体构建意义世界的认知框架，也可以调适自我，达到自我和谐及与外部环境的协调。精神价值观内容广泛，包括对精神、伦理、权力、生命、财富的追求等。人生处于不同的时期，面对不同的环境，经历不同的事件，精神价值观都可能发生变化。

2. 精神价值观与健康的关系 精神价值观所关注的是生命的意义和目的，决定着个体对健康与疾病、生存与死亡的态度，是健康的重要影响因素。精神价值观有助于个体心理素质的形成与完善，也可改变个体的归因方式、提供调节负性情绪的应对策略，从而影响个体的健康行为与心理。精神价值观所带来的内心平和、关爱、自尊和期望等,可影响个体内分泌及免疫系统的功能状态,达到提高身体的抗病能力和加快康复进程的效果。精神价值观成为个体社会支持的一个重要来源,个体还能从精神价值观中获得来自自身内部的精神力量,降低个体对挫折或压力事件伤害性的评估,增强其主观感知的应对危机的能力,从而缓冲压力事件对身心健康的消极作用。有些精神价值观可能会为健康带来不利的影响,如不及时就诊、拒绝"合适"的医疗照顾,成为医护人员遇到的最突出的伦理两难问题。

（二）精神困扰

精神困扰是个体感到其信仰系统或自身在其中的位置受到威胁时的一种内心体验。任何对个体生命的威胁或对个体思想的暗示均可激发关于生命意义和目的的感叹与思考,进而引发精神上的焦虑和困扰。

1. 精神困扰产生的情境　生活中涉及健康的任何重大改变或危机都有可能导致个体精神的瓦解,产生精神困扰。常见情境如下:①事故或死亡;②境遇突然改变;③听到坏消息,如恶性肿瘤的诊断或不良的疾病预后;④身体结构与功能的丧失;⑤面临死亡;⑥面临有关晚期患者的生命支持、疼痛控制等伦理难题的抉择。

2. 精神困扰的表现

（1）语言行为:患者可能用语言表达关于精神困扰方面的问题,如"这一切有什么意义呢""真的不明白为什么这一切会发生在我身上"等。

（2）非语言行为:表现为哭泣、叹息或退缩行为;出现注意力下降、焦虑等表现,甚至直接要求护士或其他人给予精神协助。

（三）精神价值观的评估

1. 会谈

（1）精神价值观:您认为生活的意义和目的是什么?对您来说,什么最重要?是什么支持着您不断努力向前?在您面对困难时,力量和希望的源泉是什么?在您的生活中有哪些需要遵从的原则,如饮食禁忌?

（2）社会活动:您是否加入了社会团体?对您有何帮助?您是否经常参加相关的活动?参加这些活动对您有哪些帮助和要求?患病或住院对您参加这些活动有何影响?

（3）其他:注意询问在医疗护理过程中,评估对象有无因精神困扰而需要特别注意的事项,如饮食禁忌、对环境的特殊要求等,以及有无生前预嘱、器官捐献等意愿。

2. 观察　在会谈过程中,可通过观察获取与个体精神价值观相关的线索。

3. 量表测评　精神价值观是主观的、多维度的,对于个体来说也是独特的,个体差异很大,且用于评估精神价值观的工具多源于某一特殊的背景,几乎没有跨文化的基础,由此给评估带来了困难。目前精神价值观的评估工具多为自评问卷,较常用的有精神健康调查(Spiritual Health Inventory,SHI)、日常精神体验量表(Daily Spiritual Experiences Scale,DSES)等,不同的工具或概念框架决定了评估的准确程度。

第二节　社　会　评　估

一、概　　述

社会评估(social assessment)主要是对评估对象的社会功能状态及所处的社会环境等(包括角色、家庭、文化和环境等)进行评估,以明确其对评估对象健康状况的可能影响,为制订相应的护理措施、促进个体的社会适应能力及身心健康提供依据,同时为干预效果的评定提供依据。

（一）社会评估的目的

1. 评估个体的角色功能　了解有无角色功能紊乱、角色适应不良。

2. 评估个体的文化背景　提供符合评估对象文化需求的护理,避免在护理过程中发生文化强加。

3. 评估个体的家庭　找出影响评估对象健康的家庭因素,制订有针对性的家庭护理计划。

4. 评估个体的环境　明确现存的或潜在的环境危险因素,制订环境干预措施。

（二）社会评估的方法

心理评估中的观察、会谈、量表测评等方法均可用于社会评估。环境评估时,还应进行实地观察和抽样检查。

（三）社会评估的内容

社会是人类生存和发展的必要条件,由环境、人口、文化和语言四大要素组成。社会属性评估主要包括社会角色、文化、所属家庭及所处的环境。

二、角色评估

（一）角色的定义

角色指个体在特定的社会和群体中所处的地位及由此而规定的行为规范和行为模式。角色包含两层意思:第一,任何一种角色都与一系列行为模式相关,一定的角色必有相应的权利和义务;第二,角色是人们对处于一定社会位置的人的行为期待。

（二）角色适应不良

当个体的角色表现与角色期望不协调或无法达到角色期望的要求时,便可能发生角色适应不良。角色适应不良的常见类型有:

1. 角色冲突　指角色期望与角色表现间差距太大,使个体难以适应而发生的心理冲突与行为矛盾。引起角色冲突的原因有:①个体需同时承担2个或2个以上在时间或精力上相互冲突的角色,如孩子突然生病需要母亲照顾,而母亲不能既照料孩子又完成工作,不管最后如何选择,都可能因其中一个角色表现未能达到角色期望而产生懊恼或罪恶感;②对同一角色有不同的角色期望标准,如移民后发现自己文化中认可的角色行为在新的社会环境中不被认可,而又难以迅速转变接受和满足新的角色期望时,可发生角色冲突。

2. 角色模糊　指个体对角色的期望不明确,不知道承担该角色应该如何行动而造成的不适应。引起角色模糊的原因有角色期望太复杂、角色改变太快、主要角色与互补角色间沟通不良等。如一位新住院的患者,如果护士未能及时与其进行有效沟通,使患者对住院期间自己的角色不明确,不知道医院的作息时间及自己应如何配合治疗,最终可因角色模糊而产生焦虑。

3. 角色匹配不当　指个体的自我概念、自我价值观或自我能力与其角色期望不匹配。如让一位公司的高级管理人员承担营业员的角色,或者让营业员承担高级管理人员的角色,均可能发生角色匹配不当。

4. 角色负荷过重和角色负荷不足　角色负荷过重指个体角色行为难以达到过高的角色期望;角色负荷不足指对个体的角色期望过低,不能完全发挥其能力。

（三）角色功能的评估

1. 观察　有无角色适应不良的身心行为反应,如疲乏、经常头痛、心悸、焦虑、抑郁、忽略自己和疾病、缺乏对治疗护理的依从性等。

2. 会谈　您从事什么职业、担任什么职位?您对自己的角色期望有哪些?他人对您的角色期望又有哪些？患病住院后，您认为您的角色发生了哪些改变，对您有哪些影响？作为患者，您是否安于养病，积极配合治疗、护理并努力使自己尽快康复？

三、文化评估

（一）基础知识

1. 文化的定义　文化是一个社会及其成员所特有的物质和精神财富的总和，即特定人群为适应社会环境和物质环境而共有的行为和价值模式，包括价值观、信念、知识、艺术、习俗、法律和规范等。

2. 文化的特征

（1）获得性：文化不是与生俱来的，在后天的生活环境及社会化过程中逐渐养成，是后天习得的。

（2）民族性：民族文化是民族的表现形式之一，是各民族在长期历史发展过程中自然创造和发展起来的，具有本民族的特色。

（3）继承性和累积性：文化是一份社会遗产，其形成是一个连续不断的动态过程。在文化的历史发展进程中，每一个新的阶段在否定前一个阶段的同时，必须吸收其所有进步的内容，以及人类此前所取得的全部优秀成果。任何社会文化都是长期积累而成的，并且还在不断地积累下去，是一个无止境的过程。

（4）共享性：文化是一个群体或社会全体成员共同享有的，主宰着个体的价值观、态度、信念和行为。一个社会的人在共同生活中创造出来并共同遵守和使用的才成为这个社会的文化。

（5）整合性：文化必须实现某些共同的功能，其基本范畴是相似的。文化的共同部分包括交流形式、亲属关系、教育、饮食、宗教、艺术、政治和经济，它们相互关联、密不可分，作为一个整体而发挥作用，这一现象称为文化整合。

（6）双重性：文化既含有理想的成分，又含有现实的成分，文化的理想成分是社会大多数成员认可的在某一特定情况下个体应恪守的行为规范，但现实中却总是存在一些不被公众接受的不规范行为。

3. 文化的要素

（1）价值观：指社会或群体中的个体在社会化过程中通过后天学习逐步形成和共有的对于区分事物的好与坏、对与错、符合或违背人的愿望、可行与不可行的观点、看法与准则。价值观与健康保持着密切的关系，影响个体对健康的认识及对疾病与治疗的态度，并影响个体对解决健康问题的决策。

（2）信念：是个体认为可以确信的办法，是个体在自身经历中积累起来的认识原则，是与个性和价值观相联系的一种稳固的生活理想。

（3）习俗：又称风俗，指一个群体或民族在生产、居住、饮食、沟通、婚姻和家庭、医药、节日、庆典、礼仪等物质文化生活上的共同喜好、习尚和禁忌，世代相沿，并在一定程度上体现各民族的生活方式、历史传统和心理感情。

1）饮食：饮食的文化烙印最为明显，是诸多习俗中最难以改变的。饮食习俗表现在饮食戒规、主食差别、烹调方式与进餐时间、对饮食与健康关系的认识等方面。

2）沟通：沟通是人与人之间动态的、持续的相互作用过程，包括语言和非语言两种形式。个体通过沟通相互了解，传达信息、交融情感、增长见识、寻求帮助。

3）传统医药：是与健康行为关系最为密切的习俗。独特的传统医药包括家庭疗法、民间疗法等。

（二）文化冲击

1. 文化冲击的概念　文化冲击又称文化休克，指生活在某一种环境中的人初次进入到另一种不熟悉的文化环境，因失去自己熟悉的所有社会交流的符号与手段所产生的思想混乱与心理上的精神紧张综合征，即生活在陌生文化环境中所产生的迷惑与失落的经历。

2. 文化冲击的分期

（1）兴奋期：也称"蜜月期"，指初到一个新的环境，被新环境中的人文景观和一切形态所吸引，对一切事物都感到新奇，渴望了解新环境中的风俗习惯和语言行为等，并希望能够顺利开展活动、进行工作。

（2）意识期：也称"沮丧期"，个体好奇、兴奋的感觉被失望、失落、烦恼和焦虑代替，意识到要在新的环境中做长时间的停留，必须改变自己以往的生活习惯和思维模式，以适应新的生活方式及风俗、习惯。

（3）转变期：在经历一段时间的迷惑和沮丧后，个体开始学习、适应新环境的文化模式，逐渐了解新环境中的硬文化和软文化，熟悉当地人的风俗习惯、语言，并结交当地人作朋友。

（4）适应期：随着文化冲击问题的解决，个体完全接受新环境的文化模式，建立起符合新文化环境要求的行为、习惯、价值观及审美认识，在新环境中有安全感。一旦离开新环境回到旧环境中，又会重新经历一次文化冲击。

3. 文化冲击的表现

（1）焦虑：个体处于一种模糊的不适感中，是自主神经系统对未知威胁的生理、情感和认知反应。

（2）恐惧：个体处于一种被证实的、有明确来源的惧怕感中，主要表现为躲避、注意力和控制缺陷。

（3）沮丧：由于对陌生环境不适应而产生失望、悲伤的生理和情感反应。

（4）绝望：个体主观地认为个人没有选择或选择有限，万念俱灰，以致不能发挥自己的力量。

4. 影响文化冲击的因素

（1）个体的健康状况：在应对文化冲击的过程中，身心健康的个体应对能力强于身心衰弱的个体。

（2）年龄：儿童处于学习阶段且生活习惯尚未成型，对生活方式的改变适应较快，应对文化冲击的困难较少，异常表现亦较轻。反之，年龄越大，原有的文化模式越根深蒂固，则难以轻易放弃熟悉的文化模式而学习和适应新的文化模式。

（3）既往应对生活改变的经历：既往生活变化较多、对各种变化适应良好者，应对文化冲击的困难少，症状亦较轻。

（4）应对类型：对外界变化做出一般性反应和易适应的个体，较对外界变化容易做出特殊反应的个体，应对文化冲击的能力强，异常表现亦较轻。

（三）文化的评估

1. 会谈

（1）价值观：价值观存在于潜意识中，不能直接观察，又很难言表，人们很少意识到其行为受潜意识中价值观的直接引导。因此，价值观的评估比较困难，目前尚无评估工具。可通过询问以下问题获取有关价值观的信息：什么对您最重要？遇到困难时，您是如何看待的？您参加什么组织吗？

（2）健康信念：克莱曼（Kleinman）等提出的评估模式是应用最为广泛的模式之一，包括10个问题：①对您来说，健康指什么？不健康指什么？②在什么情况下才认为自己有病并就医？③您认为导致您健康问题的原因是什么？④怎样、何时发现您有该健康问题的？⑤该健康问题对您的身心造成了哪些影响？⑥严重程度如何？发作时持续时间长还是短？⑦您认为您该接受何种治疗？⑧您希望通过治疗达到哪些效果？⑨您的病给您带来的主要问题有哪些？⑩对这种病您最害怕什么？

（3）习俗

1）饮食：可通过会谈的方式了解评估对象的饮食习俗。您平常进食哪些食物？主食为哪些？喜欢的食物有哪些？有何饮食禁忌？您认为哪些食物对健康有益？哪些食物对身体有害？哪些情况会增加您的食欲？哪些情况会使您食欲下降？

2）沟通：您讲何种语言？您喜欢的称谓是什么？语言禁忌有哪些？

3）传统医药：主要通过与评估对象及其亲属交谈，了解其常采用哪些民间疗法、效果如何。

2. 观察　通过观察评估对象的日常进食情况评估饮食习俗；观察评估对象与他人交流时的表情、眼神、手势、坐姿等评估其非语言沟通文化；观察评估对象在医院期间的表现评估其有无文化冲击；观察评估对象的外表、服饰，获取文化相关信息。

四、家 庭 评 估

（一）基础知识

1. 家庭的定义　家庭是基于一定的婚姻关系、血缘或收养关系组合起来的社会生活基本单位，是一种特殊的心理认可群体。家庭的定义有广义和狭义之分，狭义的家庭指一夫一妻制个体家庭，家庭成员包括父母、子女和其他共同生活的亲属；广义的家庭则泛指人类进化不同阶段上的各种家庭形式。

2. 家庭的特征

（1）家庭是群体，不是个体，至少应包括 2 个成员。

（2）婚姻是建立家庭的基础和依据，是约束夫妻关系及保证家庭相对稳定的基础和依据。

（3）组成家庭的成员应以共同生活、有较密切的经济和情感交往为条件。

3. 家庭的结构　家庭的结构是家庭内部的构成和运作机制，反映了家庭成员之间的相互作用和相互关系。家庭的结构包括家庭人口结构（表 5-1）、权利结构、角色结构、沟通过程和价值观。

表 5-1　家庭人口结构

类型	人口特征
核心家庭	夫妻和其婚生或领养的子女
主干家庭	核心家庭成员加上夫妻任何一方的直系亲属，如祖父母、外祖父母
单亲家庭	夫或妻单独一方和其婚生或领养的子女
重组家庭	再婚夫妻和前夫和／或前妻的子女，以及婚生或领养的子女
无子女家庭	仅夫妻两人
同居家庭	无婚姻关系而长期居住在一起的双方和其所生育或领养的子女
老年家庭	仅老年夫妇

4. 家庭的生活周期　指从家庭的产生发展到解体的整个过程。根据杜瓦尔（Duvall）模式，家庭生活周期可分为新婚、有婴幼儿、有学龄前儿童、有学龄儿童、有青少年、有孩子离家创业、空巢期和老年期 8 个阶段，每个阶段都有特定的任务，家庭成员协助完成，否则将在家庭成员中

产生相应的健康问题。

5. 家庭的功能 家庭对人类生存和社会发展起着重要的作用，其功能主要包括生物功能、经济功能、文化功能、教育功能和心理功能 5 个方面。家庭功能健全与否与个体的身心健康密切相关，为家庭评估的重要部分。

（二）家庭危机

家庭危机指家庭压力超过家庭资源时，导致家庭功能失衡的状态。家庭压力主要来自家庭经济收入低下和减少、家庭成员关系的改变与终结、家庭成员的行为违背家庭的期望和损害家庭的荣誉等。

（三）家庭的评估

1. 会谈

（1）家庭类型：通过询问家庭的人口组成确定家庭类型。您的家庭有多少人？人口组成如何？

（2）家庭生活周期：您结婚多久了？有孩子吗？多大了？

（3）家庭结构

1）权利结构：重点询问家庭的决策过程，如家里的大事小事由谁做主？

2）角色结构：重点询问家庭中各成员担任的角色，注意是否有人扮演损害家庭的角色和受虐者的角色等，以及家庭成员角色行为是否符合家庭角色期望，是否有成员存在角色适应不良，如家庭中各成员承担的角色是什么？

3）沟通过程：了解家庭内部沟通过程是否良好是重点，如您的家庭和睦快乐吗？大家有想法或要求是否可以直接提出来？

4）价值观：重点了解家庭成员的日常生活行为和规范，如家庭成员的日常生活规范有哪些？家庭成员的主要行为方式如何？如何看待吸烟、饮酒的生活行为？家庭是否倡导相互支持、关爱、个人利益服从整体利益？

2. 观察

（1）家庭沟通过程：在与家庭接触的过程中，通过观察每个家庭成员的反应及情绪了解家庭的内部关系。

（2）父母角色行为：观察父母的情绪状态、父母与子女的沟通方式、子女的表现，评估父母是否胜任其角色、是否有良好的抚养孩子的能力。

（3）有无家庭虐待：观察家庭成员有无受虐待的体征。

五、环 境 评 估

（一）基础知识

1. 环境的定义 环境是人类生存和生活的空间。狭义的环境指环绕个体的区域；广义的环境则指人类赖以生存发展的社会与物质条件的总和。在护理学中，环境被定义为影响人们生存与发展的所有外在情况，并将人体的环境分为内环境与外环境。人体的内环境又称生理心理环境，包括人体所有的组织和系统，以及人的内心世界；人体的外环境包括物理环境、社会环境、文化环境和政治环境。

2. 环境的组成

（1）物理环境：又称自然环境，是一切存在于机体外环境的物理因素的总和。物理环境可分为两类，一类指天然形成的原生环境，另一类是由于工农业生产和人群聚居等对自然施加的额外影响，导致原生自然环境改变后形成的环境，称次生环境。次生环境是危害人类健康的主要环境因素。

（2）社会环境：是人类生存及活动范围内的社会物质与精神条件的总和。广义的社会环境包括整个社会的经济文化体系；狭义的社会环境仅指人类生活的直接环境。

1）社会政治制度：包括立法与社会支持系统、全社会资源分配、就业与劳动制度及劳动强度等。

2）社会经济因素：社会经济是保障人们衣、食、住、行基本需求及享受健康服务的物质基础。社会经济因素通过与健康有关的其他社会因素（如工作条件、生活条件、营养条件和卫生保健服务设施等）相互作用，直接影响人们的健康。

3）社会文化系统：包括教育制度、人们的文化素质、受教育程度、家庭和邻里的影响，也包括文化娱乐场所、新闻、出版、影视等大众媒介的影响，以及风俗习惯、社会潮流的影响。

4）生活方式：指人们在饮食、娱乐、社交等方面的社会行为，是在经济、文化、政治等多种因素相互作用下形成的习惯，特别是受家庭影响而形成的一系列生活习惯、生活制度和生活意识。

5）社会关系与社会支持：社会关系是社会环境中非常重要的一个方面，个体的社会关系网络包括与之有直接或间接关系的所有人群。个体的社会关系网络越健全，人际关系越融洽，越容易得到所需的信息、情感及物质等多方面的支持。

6）医疗卫生服务体系：指社会医疗卫生设施和制度的完善状况。

（二）环境对健康的影响

1. 物理环境对健康的影响

（1）生物因素：细菌、病毒、寄生虫等病原微生物。

（2）物理因素：噪声、振动、电离辐射、电磁辐射等均会危害人体的健康。

（3）化学因素：水和空气污染，生产毒物、粉尘和农药，以及交通工具排放的尾气等。

（4）气候与地理因素：空气的湿度、温度、气流和气压的变化都会对人的健康造成影响。

2. 社会环境对健康的影响　社会环境与人的健康有密切的关系，积极的社会环境将促进人的健康，消极的社会环境则可能导致疾病。

（1）社会政治制度：社会制度决定一个国家的卫生保障措施，以及政府是否将公民的健康放在重要位置，是否积极采取措施以促进公众健康。卫生保障制度相对健全和完善的国家或地区，人民的健康水平一般相对较高。

（2）社会经济因素：经济状况低下者不仅为温饱而终日劳累奔波，患病时也得不到及时的治疗。此外，不同经济水平的人群，其健康状况和所患的疾病也不尽相同。

（3）社会文化系统：良好的教育有助于人们认识疾病、获取健康保健信息，自觉改变不良生活方式和习惯，提高卫生服务的有效利用。

（4）生活方式：不良生活方式对个体的健康状态有重要的影响。

（5）社会关系与社会支持：社会关系网络的健全程度与家庭社会支持的程度、人们身心调节与适应能力、自理能力、自我概念、生活质量及对治疗、护理的依从性有关。

（6）医疗卫生服务体系：医疗卫生服务系统中存在的各种不利于促进健康的因素均可直接危害人群健康。

（7）其他：社会环境易受环境空间大小的影响，此外，现代工业化的飞速发展使生活节奏加快，人们长期处于紧张状态，易导致情绪暴躁、烦闷、酗酒、药物成瘾等社会心理问题，并引发高血压及溃疡病等病症。

（三）环境的评估

1. 会谈

（1）物理环境：居所是否整洁、明亮？空气是否流通、新鲜？工作环境中有无影响健康的危险因素？是否采取防护措施？

（2）社会环境：评估重点为社会是否安定、医疗保健制度及网络是否合理、居住环境有无污染、劳动保护如何等影响健康的社会因素。

2. 实地考察

（1）家庭环境：包括居住环境和家庭中是否存在不安全因素。

（2）工作环境：有无危险因素，有无安全作业条例，是否采取防护措施等。

（3）病室环境：病室是否光线明亮、温度和湿度适宜、干净、整洁、无尘、无异味、无臭味，噪声控制是否在允许范围内，地面是否干燥、平整、防滑，有无空调或其他取暖设备，婴儿室有无恒温设备，电源是否妥善安置、是否使用安全，用氧时有无防火、防油、防震标记，药物储藏是否安全可靠等。

3. 量表测评 通过跌倒危险因素评估表评估家庭环境中有无跌倒的危险因素。摩尔斯跌倒评估量表（Morse Fall Scale, MFS）是由珍妮丝·莫尔斯教授（Janice Morse）于 1989 年研制的专门用于测量住院患者跌倒风险的量表。

（李玉婷）

？ 复习思考题

1. 心理评估的方法与内容有哪些？
2. 患者出现精神困扰时可能有哪些方面的表现？
3. 如何进行居住环境评估？

扫一扫，测一测

第六章　心电图检查

ER-6-1

PPT 课件

> **学习目标**
>
> 掌握常规心电图导联体系、心电图各波段的组成；掌握正常心电图和常见异常心电图的图形及临床意义。熟悉心电图的临床分析及应用。了解心电图各波段的测量方法。

第一节　临床心电学基本知识

心脏在机械收缩之前先产生电激动，此电激动的微小电流可经人体组织传到体表，可通过在体表放置两个电极捕捉到。心电图（electrocardiogram，ECG）通过心电图机从体表捕捉心脏每一个心动周期产生的电活动变化并描记出曲线图形，反映整个心脏电激动的综合过程。

一、心电图产生的原理

心肌细胞的生物电变化是由于心肌细胞在动作电位过程中，带电离子在细胞膜内外两侧选择性定向流动，细胞膜表面出现电位变化，在已除极与未除极之间形成电位差，从而产生微小电流（图 6-1）。

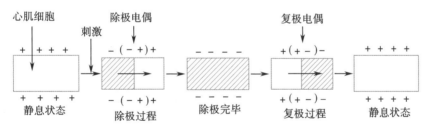

图 6-1　心肌细胞动作电位过程及电位变化示意图

（一）极化阶段

当心肌细胞处于静息状态时，细胞膜外排列着带正电荷的阳离子，细胞膜内排列着同等数量的带负电荷的阴离子，这种静息状态下细胞膜两侧外正内负的恒定状态称为极化（polarization）。此时细胞膜外各点之间无电位差，因此细胞表面没有电流形成。电流计指针不动，为一条电平线。

（二）除极阶段

当心肌细胞膜的一端受到足够强度的刺激时，该部位细胞膜外阳离子快速内流，膜电位由外正内负的极化状态迅速变为外负内正，这一过程称为除极（depolarization）。已除极的部分细胞膜外带负电荷，未除极的部分细胞膜外仍然是正电荷，两者之间产生了电位差，细胞膜表面形成电流，电流从未除极部位流向已除极部位，并沿着一定方向迅速扩展，直至全部心肌细胞完成除

179

极。此时,置于细胞外的检测电极,如面对除极的前方,则描记出向上的曲线;如背离除极的方向,则描记出向下的曲线;如在细胞中部,则描记出先正后负的双向曲线。除极结束,细胞膜外均匀分布负电荷,电位差消失,电流消失,曲线回到基线水平。

（三）复极阶段

心肌细胞除极之后,经过离子的后续移动及离子泵的耗能调整,细胞膜逐渐恢复到极化状态,这一过程称为复极(repolarization)。先除极的部位先复极,故细胞膜表面在已复极与未复极的部分之间再次出现电位差,产生电流,但电流的方向与复极方向相反,故在同一部位描记到的复极波形与除极波形方向相反。但是在临床心电图检查中,由于正常人心室除极是从心内膜向心外膜推进,而复极是从心外膜向心内膜推进,故复极波与除极波主波方向是一致的。由于复极过程进行缓慢、电量分散,其波形低、宽而圆钝。

心肌细胞只有在除极和复极过程中才能产生电流,才能描记出波形,故心电图的波形变化反映的是心脏动作电位过程中心电变化的情况,可以通过判断心电图波形的改变来判断心肌细胞的电流变化情况,从而大致了解心脏的疾病情况。

二、心电图各波段的组成和命名

心脏的正常激动起源于窦房结,经结间束(分为前结间束、中结间束、后结间束)、房间束(称Bachmann束,起自前结间束,散布在左房心肌)、房室结、房室束(又称希氏束,His bundle)、左右束支、浦肯野纤维(Purkinje fiber)传导,有序地激发心房肌、心室肌,引起一系列电位变化,在心电图上随着时间的变化出现一系列的波段,分别称为P波、QRS波群、T波、U波和P-R间期、ST段、Q-T间期(图6-2)。

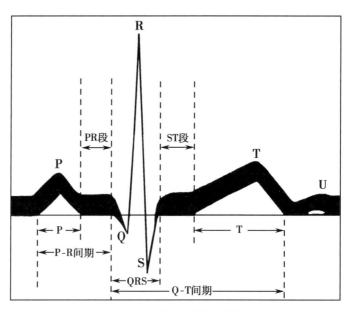

图6-2　心电图各波段示意图

（一）P波

在正常的心动周期中,P波最先出现,波形圆钝,为心房除极波,反映心房除极的电位变化。起始部分代表右心房除极,终末部分代表左心房除极。

（二）P-R间期

P-R间期为从P波起点到QRS波群起点的时间,反映兴奋由窦房结传到心室所用的时间,即心房开始除极到心室开始除极的时间。其中,从P波结束到QRS波群开始称为PR段,反映心房复极过程及房室结、房室束、束支的电活动。

（三）QRS 波群

QRS 波群反映心室除极全过程的电位与时间变化。QRS 波群呈多形态,统一命名为:第一个正向波称为 R 波;R 波之前的负向波称为 Q 波;R 波之后的负向波称为 S 波;S 波之后的正向波称为 R' 波;R' 波之后的负向波称为 S' 波;QRS 波群只有负向波称为 QS 波。根据每个波的相对大小分别用大、小写英文字母表示,一般波形大者(振幅≥0.5mV)用大写字母,波形小者(振幅<0.5mV)用小写字母,如 Rs、qR、qRs 等(图6-3)。

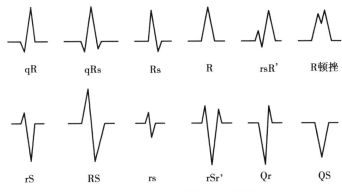

图 6-3　QRS 波群命名示意图

（四）ST 段

ST 段为 QRS 波群终点至 T 波起点之间的线段,反映心室除极结束后早期缓慢复极的电位变化。由于心肌细胞复极早期电位变化速度慢、幅度小,不能形成具体波形,故正常情况下 ST 段多位于等电位线上。

（五）T 波

T 波反映心室晚期快速复极的电位与时间变化。正常情况下,T 波与 QRS 波群主波方向一致。

（六）Q-T 间期

Q-T 间期是从 QRS 波群起点至 T 波终点的时间,反映心室除极和复极的总时间。

（七）U 波

U 波是 T 波后的一个小波,方向与 T 波相同,其形成可能与心肌细胞后继电位有关。

三、心电图的导联体系

在人体表面具有一定距离的不同位置放置电极,并用导线与心电图机电流计的正负极连接的方式称为导联。不同的电极位置和不同的连接方式可组成不同的导联。目前临床应用最普遍的是由爱因托芬(Einthoven)创设的国际通用导联体系,称为常规 12 导联体系。

（一）肢体导联

肢体导联(limb lead)的电极放置部位有 3 个,分别为右上肢(R)、左上肢(L)和左下肢(F)的远心端,通过不同的连接方式组成 6 个导联。

1. 标准导联　将正极和负极分别置于人体表面的两个位置,描记到的心电图反映两点之间的电位差变化,其连接方法有 3 种(图6-4)。

Ⅰ导联:正极连接左上肢,负极连接右上肢。

Ⅱ导联:正极连接左下肢,负极连接右上肢。

Ⅲ导联:正极连接左下肢,负极连接左上肢。

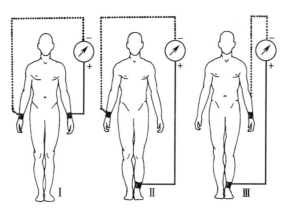

图 6-4 标准导联的连接方法

2. 单极肢体导联与加压单极肢体导联 单极肢体导联是将正极连接人体表面某一部位，负极连接无干电极，描记到的心电图基本上反映正极所在部位的电位变化（图 6-5）。无干电极的连接方法是在左上肢、右上肢和左下肢的 3 个电极的 3 条导线上各串连 5 000Ω 的电阻，并连接到一点，此点的电位接近 0，可以认为是无干电极。由于单极肢体导联描记的心电图波形小，临床不易辨认，故修改连接方法，在描记某一单极肢体导联心电图时，将该肢体与无干电极的连线断开，这样能使波形不变，电压增加 50%，故称加压单极肢体导联。加压单极肢体导联 aVR、aVL、aVF 的正极分别置于右上肢、左上肢和左下肢（图 6-6），其中的 "a" 表示加压 50%，"V" 表示电压，"R""L""F" 分别表示右上肢、左上肢和左下肢。

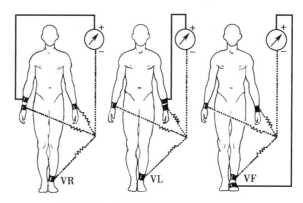

图 6-5 单极肢体导联的连接方法

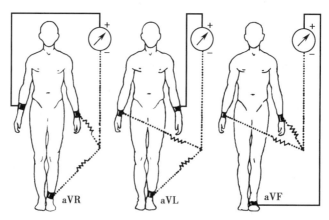

图 6-6 加压单极肢体导联的连接方法

（二）胸导联

胸导联（chest lead）又称心前区导联，属单极导联，正极连接胸壁固定部位，负极与无干电极相连。常用的 $V_1 \sim V_6$ 导联连接部位如下（图6-7）：

V_1 导联：胸骨右缘第4肋间。

V_2 导联：胸骨左缘第4肋间。

V_3 导联：V_2 与 V_4 连线的中点。

V_4 导联：左锁骨中线第5肋间。

V_5 导联：左腋前线与 V_4 水平处。

V_6 导联：左腋中线与 V_4 水平处。

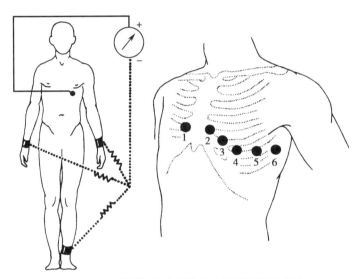

图6-7　胸导联探查电极的体表位置及连接方法

若怀疑后壁心肌梗死或右心病变，可按需记录胸导联 $V_7 \sim V_9$，$V_{3R} \sim V_{6R}$（表6-1）。

表6-1　其他胸导联的连接方法及临床意义

导联名称	正极	负极	临床意义
V_7	左腋后线 V_4 水平	中心电端	后壁心肌梗死
V_8	左肩胛线 V_4 水平	中心电端	后壁心肌梗死
V_9	左脊柱旁线 V_4 水平	中心电端	后壁心肌梗死
$V_{3R} \sim V_{6R}$	右胸部与 $V_3 \sim V_6$ 对称处	中心电端	右心病变

不同的导联反映心脏不同部位的电位变化。做心电图检查时，导线连接位置必须准确无误。目前，国产心电图机的导线用不同的颜色标示。肢体导联的导线有红、黄、绿、黑4种颜色，红色导线接右上肢，黄色导线接左上肢，绿色导线接左下肢，黑色导线接右下肢。胸导联为白色导线，其末端分别标明 $V_1 \sim V_6$ 导联，连在相应胸导联正极的体表位置上。

（三）导联轴

导联正、负极之间的假想连线称为导联轴，方向由负极指向正极，6个肢体导联可以获得6个方向各异的导联轴。若将右上肢（R）、左上肢（L）、左下肢（F）3个点连接起来，构成一个等边三角形，此即爱因托芬（Einthoven）等边三角形，三角形的中心 O 点为中心电端，电位为0；再将6个导联的导联轴分别移动使其通过中心电端 O 点，即构成肢体导联的六轴系统，对测定额面心电轴及判断肢体导联心电图波形有很大帮助（图6-8）。此坐标系统用 ±180° 的角度标志，以 I 导联正极端为0°，顺钟向的角度为正，逆钟向的角度为负。每条导联轴从中心O点分为正负两半，每个相邻导联轴的夹角为30°。

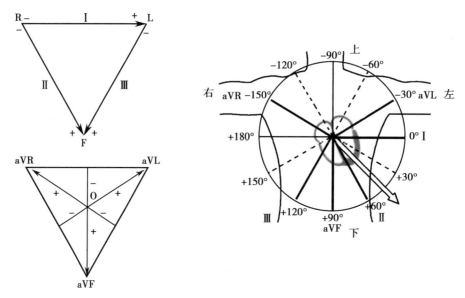

图6-8 肢体导联轴及额面六轴系统

胸导联均以中心电端为中心，探查电极侧为正，其对侧为负，就此构成胸导联的导联轴系统，对判断胸导联心电图波形有一定帮助（图6-9）。

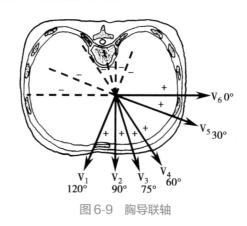

图6-9 胸导联轴

第二节 心电图的测量和正常数据

一、心电图的测量

（一）心电图记录纸

心电图直接描记在由横线与纵线交织形成小方格的心电图记录纸上，小方格的边长均为1mm。

1. 横向距离 代表时间，用以计算各波和各间期所占的时间。国内一般采用25mm/s的走纸速度描记心电图，则每小格（1mm）相当于0.04s。可根据需要加快走纸速度，如加快至50mm/s或100mm/s，则每小格分别相当于0.02s或0.01s。

2. 纵向距离　代表电压,用以计算各波振幅的高度或深度。一般将心电图机的定标电压调整到 1.0mV 时,心电描记笔恰好上下移动 10mm,每小格相当于 0.1mV 电压。可根据振幅的大小调整定标电压,波幅过小者可加倍输入,波幅过大者可减半输入(图 6-10)。

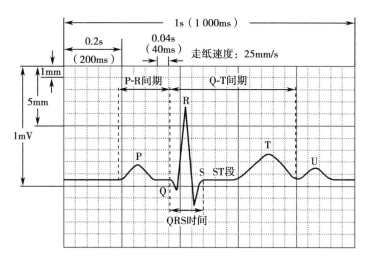

图 6-10　心电图记录纸示意图

(二)心率的测量

测量心率时,常先测 R-R 间期或 P-P 间期。R-R 间期是相邻两个 R 波顶点间的距离,P-P 间期是相邻两个 P 波起点间的距离,正常情况下 R-R 间期与 P-P 间期相等。

1. 心律规则时,心率 =60/R-R 间期或 P-P 间期(s),也可用心率测量尺或根据 P-P 间距或 R-R 间距(s)查表获得。

2. 心律不规则时,测量 5 个 R-R 间期或 P-P 间期,取其平均值,代入上述公式或查表,即可得心率,适用于窦性心律不齐等;数出 6s 内的 P 波数或 R 波数,乘以 10 便得出心率,适用于心房颤动(此时数 f 波数和 R 波数)等。

(三)各波段的测量

主要测量各波、段、间期的电压和时间,测量工具是分规。

1. 各波段时间的测量　测量各波的时间应从波形起点的内缘测至波形终点的内缘。正向波从基线下缘测量,负向波从基线上缘测量。测量时选择波幅最大、波形清晰的导联,常选择Ⅱ导联(图 6-11)。

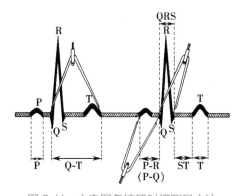

图 6-11　心电图各波段时间测量方法

2. 各波段振幅的测量　正向波的电压,测量基线上缘至波顶端的垂直距离;负向波的电压,测量基线下缘至波形底端的垂直距离;双向波的电压则计算正负相加的代数和。测量 P 波以 P 波起始前的基线为参考水平；测量 QRS 波群、ST 段、T 波和 U 波振幅，统一以 QRS 波群起始部基线为参考水平，如果 QRS 波群起始部为一斜段，则以 QRS 波群起始点为测量参考点（图 6-12）。测量 ST 段移位时，应选择 J 点（QRS 波群终末与 ST 段起始的交接点）后 0.06s 或 0.08s 处为测量点。ST 段抬高时，测量该点 ST 段上缘至基线上缘的垂直距离；ST 段下移时，测量该点 ST 段下缘至基线下缘的垂直距离（图 6-13）。

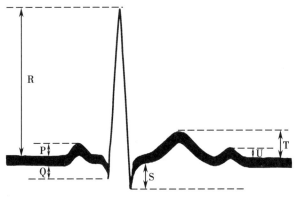

图 6-12　心电图各波段振幅测量方法

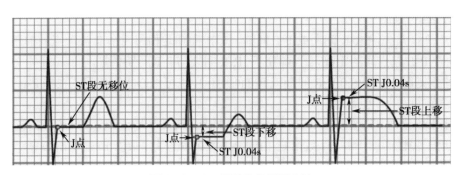

图 6-13　ST 段移位的测量方法

（四）平均心电轴

1. 概念　心室在除极过程中全部瞬间向量的综合，代表整个心室除极过程中平均向量的方向和大小。一般采用平均心电轴与I导联正侧端所构成的夹角表示平均心电轴的偏移程度，规定I导联正侧端为 0°，负侧端为 ±180°，循 0° 的顺钟向角度为正，逆钟向角度为负。正常平均心电轴的范围在 −30°～+90° 之间，+90°～+180° 范围为心电轴右偏，−30°～−90° 范围为心电轴左偏，−90°～−180° 范围为心电轴极度右偏或称为不确定电轴（图 6-14）。

心电轴的偏移一般受心脏在胸腔内的解剖位置、两侧心室的质量比例、心室内传导系统的功能、激动在室内的传导状态及年龄、体型等因素影响。左心室肥大、左前分支阻滞等可使心电轴左偏；右心室肥大、左后分支阻滞等可使心电轴右偏；不确定电轴可以发生在正常人，也可见于某些病理情况，如肺源性心脏病、冠心病、高血压等。

2. 测定方法

（1）目测法：根据I导联和 aVF 导联 QRS 波群的主波方向初步判定心电轴有无偏移（表 6-2，图 6-15）。

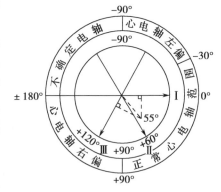

图 6-14　心电轴正常范围及其偏移

表6-2 目测法测量平均心电轴的判断标准

I导联主波方向	aVF 导联主波方向	平均心电轴
向上	向上	不偏
向上	向下	左偏
向下	向上	右偏
向下	向下	不确定

（2）计算法：把I导联 QRS 波群振幅的代数和（R 波为正，Q 波、S 波为负）标在I导联轴上，把 III 导联 QRS 波群振幅的代数和标在 III 导联轴上，经上述两点分别画出I、III 导联轴的垂线，两垂线交点与中心 O 点的连线即为所求的心电轴。该轴与I导联轴正侧端的夹角就是心电轴的角度（图6-16）。

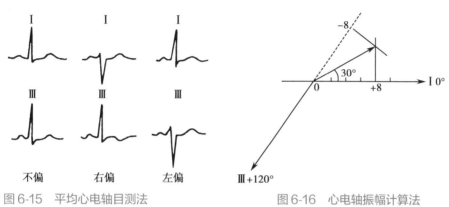

图6-15 平均心电轴目测法　　　　图6-16 心电轴振幅计算法

二、正常心电图波形特点和正常值

正常心电图的波形特点见图6-17。

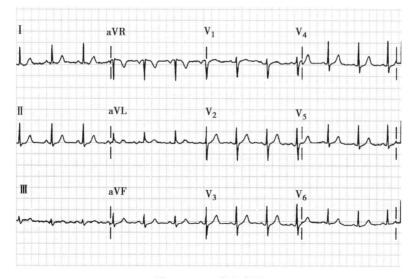

图6-17 正常心电图

（一）P波

P波反映心房除极的电位变化。

1. 形态 波形圆钝光滑，可有轻度切迹。因心房除极的综合向量指向左前下方，故P波在Ⅰ、Ⅱ、aVF、$V_4\sim V_6$导联直立，在aVR导联倒置，其余导联可直立、低平、双向或倒置。

2. 时间 时间<0.12s。

3. 电压 肢体导联<0.25mV，胸导联<0.20mV。

（二）P-R间期

P-R间期反映心房开始除极至心室开始除极的时间。成年人正常范围为0.12～0.20s，随年龄、心率而变化，年龄增大或心率减慢，P-R间期延长，但正常情况下不超过0.22s。

（三）QRS波群

QRS波群为心室除极波。心室除极的综合向量指向左后下方。

1. 时间 正常成人QRS波群时间多为0.06～0.10s，一般不超过0.11s。

2. 波形和振幅 各导联的QRS波群形态变化较有规律，从$V_1\sim V_5$导联R波逐渐增高，S波逐渐变小。V_1、V_2导联R/S<1，多呈rS型，不应有q波，可呈QS型，V_1导联的R波不超过1.0mV；V_5、V_6导联R/S>1，可呈qR、qRs、Rs或R型，R波振幅不超过2.5mV；V_3或V_4导联R/S大致等于1。肢体导联的QRS波群形态变化较大，Ⅰ、Ⅱ、aVF导联QRS波群主波一般向上，Ⅰ导联的R波<1.5mV；aVR导联QRS波群主波向下，可呈QS、rS、rSr'或Qr型，R波不超过0.5mV；aVL、aVF导联QRS波群形态变化较多，可呈qR、Rs、R或rS型，aVL导联的R波<1.2mV，aVF导联的R波<2.0mV。在QRS波群主波向上的导联中，Q波电压应小于同导联R波电压的1/4，时间<0.04s。

6个肢体导联中每个导联的QRS波群的正向波与负向波的绝对值相加均小于0.5mV，6个胸导联中每个导联的QRS波群的正向波与负向波的绝对值相加均小于0.8mV，称为低电压。

（四）J点

J点是QRS波群终末与ST段起始的交接点，多在等电位线上，可随ST段移位而偏移，但上下偏移不超过0.1mV。

（五）ST段

正常的ST段多为一等电位线，可有轻微偏移。ST段抬高，V_1、V_2导联不超过0.3mV，V_3导联不超过0.5mV，V_4、V_5、V_6和肢体导联不超过0.1mV。ST段下移，各导联均不能超过0.05mV。

（六）T波

T波反映心室快速复极的电位变化。

1. 形态 波形圆钝，双支不对称，前支长，后支短。

2. 方向 T波方向常与QRS波群主波方向一致。Ⅰ、Ⅱ、$V_4\sim V_6$导联直立，aVR导联倒置，其他导联可直立、倒置或双向。

3. 振幅 在以R波为主的导联中，T波电压不应低于同导联R波的1/10，也不应高于同导联R波。T波在胸导联有时可高达1.2～1.5mV。

（七）Q-T间期

Q-T间期反映心室除极和复极的总时间。Q-T间期的长短与心率快慢相关，心率快则Q-T间期短，反之则长。心率正常时，Q-T间期在0.32～0.44s之间。可用R-R间距或心率代入公式或查表求得Q-T间期。由于Q-T间期受心率的影响很大，所以常用校正的Q-T间期（Q-Tc），通常采用Bazett公式计算：$Q\text{-}Tc=QT/\sqrt{RR}$。Q-Tc即R-R间期为1s（心率60次/min）时的Q-T间期。近年Q-T间期延长的标准为女性≥0.46s，男性≥0.45s。

（八）U 波

U 波出现在 T 波之后 0.02～0.04s，方向多与 T 波一致。U 波明显增高常见于低血钾，U 波倒置可见于高血压和冠心病。

三、小儿心电图特点

不同年龄组小儿心电图的特点和正常值随年龄增长而有所变化，总体变化趋势是从右心室占优势型转变为左心室占优势型，分析时应注意以下特点：

（一）小儿心率较成人快

新生儿：120～140 次 /min；1～5 岁：90～120 次 /min；6～9 岁：80～100 次 /min；10 岁以后可大致保持在成人的心率水平，即 60～100 次 /min。由于小儿心率较快，故 P-R 间期及 Q-T 间期较成人短。

（二）小儿的 P 波时间较成人稍短

婴儿<0.09s，儿童<0.10s。新生儿的 P 波振幅较高，可达 0.25mV，以后较成年人低。

（三）胸导联电压较高

诊断小儿心室肥大的电压标准明显高于成人，如 3～14 岁小儿 Rv_5>3.5mV、Rv_5+Sv_1>5.0mV，方可认为左心室高电压。诊断小儿低电压时，肢体各导联波幅的代数和应小于 0.8mV。

（四）婴幼儿常呈右心室占优势的 QRS 图形特征

婴幼儿心电图可出现心电轴右偏、右心室肥大的部分表现（如在正常小儿可见 V_1 导联 R/S>1），VAT_{V1}>0.03s，Q 波较成人深（常见于 Ⅱ、Ⅲ、aVF 导联）等。随着年龄增长，Rv_1 波逐渐减低，Rv_5 波逐渐增高。

（五）T 波的变异性较大

新生儿的肢体导联及右胸导联常出现 T 波低平、倒置。

第三节　常见异常心电图

一、心房肥大与心室肥大

（一）心房肥大

左、右心房除极形成 P 波。右心房激动在先，形成 P 波的前、中部分；左心房激动在后，形成 P 波的中、后部分。心房肥大时，心电图主要表现为 P 波的形态、时间及电压异常。

1. 右心房肥大　右心房肥大时，延长的除极时间与左心房除极时间重叠，故 P 波时间正常，振幅增高。心电图表现如下：肢体导联 P 波形态高尖，尤以 Ⅱ、Ⅲ、aVF 导联最为突出，电压≥0.25mV；V_1 导联 P 波直立时，电压≥0.15mV，若 P 波双向，则电压的代数和≥0.2mV（图 6-18）。右心房肥大常见于肺源性心脏病、肺动脉高压等，该 P 波又称为"肺性 P 波"。

2. 左心房肥大　左心房肥大主要表现为 P 波时间延长。具体特征如下：P 波时间≥0.12s，常呈双峰型，峰距≥0.04s，尤以 Ⅰ、Ⅱ、aVL 导联改变明显（图 6-19）。左心房肥大多见于风湿性心脏病二尖瓣狭窄，该 P 波又称为"二尖瓣 P 波"。

3. 双心房肥大　双心房肥大表现为 P 波高大、增宽，呈双峰型，时间及上下振幅均超过正常范围，时间≥0.12s，振幅≥0.25mV。多见于较严重的先天性心脏病。

（二）心室肥大

心室肥大是器质性心脏病的常见后果。心电图主要表现为心电轴偏移，QRS 波群电压、形态改变，ST-T 改变。

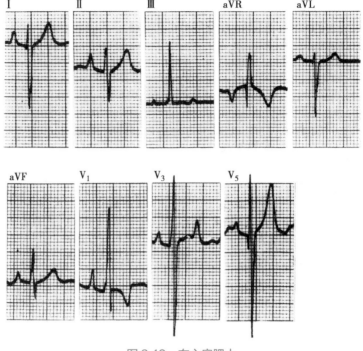

图 6-18　右心房肥大

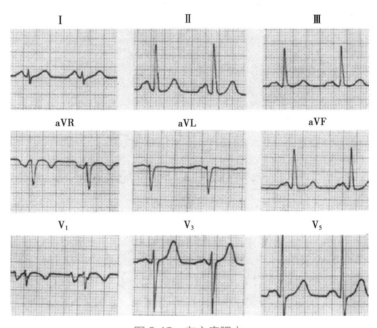

图 6-19　左心房肥大

正常成人左右心室壁心肌的厚度之比为 3∶1，因此，左心室除极产生的心电向量明显大于右心室。左心室肥大时，心电图有明显变化；右心室轻度肥大时，心电图无明显改变，在右心室肥大相当严重时，心电图才出现相应改变。

心电图诊断心室肥大存在一定程度的假阳性和假阴性。如双侧心室肥大，由于方向相反的除极相互抵消，心电图可正常；某些心电图符合心室肥大诊断标准，但事实并无异常。因此，临床诊断心室肥大时，需要紧密联系其他临床资料，从而得出正确结论。

1. 右心室肥大　正常右心室位于心脏的右前方，右心室肥大时，心室除极向量多偏向右前方，心电图表现如下：

（1）QRS 波群形态及电压改变或右心室高电压：① V_1 导联 R/S≥1，呈 R 型或 Rs 型，V_5 导联 R/S≤1；aVR 导联以 R 波为主，R/Q 或 R/S≥1；② Rv_1>1.0mV 或 Rv_1+Sv_5>1.05mV（重症>1.2mV）；③ R_{aVR}>0.5mV。

（2）心电轴：右偏≥+90°，显著肥大者可>+110°。

（3）QRS 波群时间：多正常，$VATv_1$>0.03s。

（4）ST-T 改变：V_1～V_3 导联 ST 段下移，伴 T 波双向或倒置（图 6-20）。

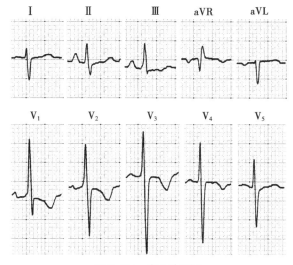

图 6-20　右心室肥大

当右心室高电压同时伴有 ST-T 改变时，称为右心室肥大伴劳损。心电图对诊断右心室肥大准确性较高，敏感性较低，一旦出现典型的右心室肥大心电图表现，则提示右心室肥大已相当显著。右心室肥大多见于肺源性心脏病、房间隔缺损、风湿性心脏病二尖瓣狭窄等。

2. 左心室肥大　正常左心室位于心脏的左后方，左心室肥大时，心室除极向量向左后增大，心电图表现如下：

（1）QRS 波群电压增高或左心室高电压：①胸导联：Rv_5 或 Rv_6>2.5mV；Rv_5+Sv_1>3.5mV（女）或 4.0mV（男）；②肢体导联：R_{aVL}>1.2mV；R_{aVF}>2.0mV；R_I>1.5mV；R_I +S_{III}>2.5mV。

（2）心电轴：左偏。

（3）QRS 波群时间：延长至 0.10～0.11s，但一般不超过 0.12s；$VATv_5$>0.05s。

（4）ST-T 改变：以 R 波为主的导联（V_5、V_6、aVL、aVF）ST 段下移达 0.05mV 以上，T 波低平、双向或倒置；以 S 波为主的导联中 T 波直立（图 6-21）。

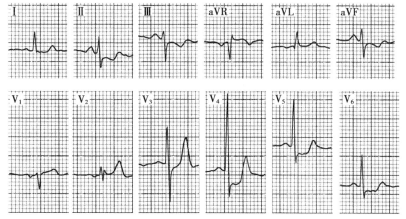

图 6-21　左心室肥大

当左心室高电压同时伴有ST-T改变时,称为左心室肥大伴劳损。

在上述各条诊断标准中,左心室高电压是左心室肥大的一个重要特征,结合其他阳性指标之一,可以诊断为左心室肥大。一般来说,符合的指标越多,左心室肥大的诊断越可靠。如仅有左心室高电压而无其他任何阳性指标,应慎重诊断左心室肥大。左心室肥大多见于高血压、主动脉瓣狭窄、主动脉瓣关闭不全、先天性心脏病等。

3. 双侧心室肥大 双侧心室肥大的心电图表现如下:

(1)大致正常心电图:因左、右心室均增大的心电向量相互抵消所致。

(2)一侧心室肥大心电图:多呈现左心室肥大图形,右心室肥大的表现往往被掩盖。

(3)双侧心室肥大心电图:兼有左、右心室肥大的心电图特征。

二、冠状动脉供血不足

(一)典型心电图表现

1. 缺血型心电图改变 正常情况下,心室复极从心外膜向心内膜进行。心肌缺血时,复极过程受到影响,T波随之发生改变(图6-22)。

(1)T波高大直立:当心内膜下心肌层缺血时,心内膜侧心肌的复极时间较正常时延迟,原来存在的与心外膜侧心肌复极向量方向相反的心内膜侧心肌复极向量减小或消失,T向量增大,面向缺血区的导联T波高大直立。

(2)T波倒置:当心外膜下心肌层缺血时(包括透壁性心肌缺血),心外膜下心肌复极迟迟不能开始,以致心肌复极顺序逆转,即从心内膜侧向心外膜侧推进,该区T向量方向与正常T向量相反,面向缺血区的导联T波倒置。

(3)T波低平或双向:心脏双侧对应部位心内膜下心肌均缺血,或心内膜和心外膜下心肌同时缺血,两种心电向量的改变可部分抵消,心电图表现为T波低平或双向。

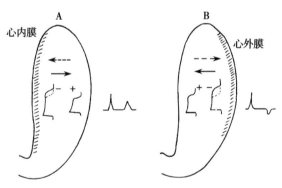

图6-22 心肌缺血:T波改变

2. 损伤型心电图改变 心肌缺血时,也可出现损伤型心电图改变。心肌损伤时,ST向量由正常心肌指向损伤心肌,由于损伤部位不同,ST段移位的方向也不相同(图6-23)。

(1)ST段压低:心内膜下心肌损伤时,ST向量指向心内膜,位于心外膜面的导联ST段压低,以水平型下移或下斜型下移(R波顶点的垂线与ST段的交角>90°)意义较大。

(2)ST段抬高:心外膜下心肌损伤时(包括透壁性心肌缺血),ST向量指向心外膜,位于心外膜面的导联ST段抬高。

(二)临床意义

冠状动脉供血不足的心电图表现可仅为ST段改变或T波改变,也可以同时出现ST-T改变。典型心绞痛发作时,缺血部位的导联ST段水平型或下斜型下移≥0.1mV和T波倒置;变异型心绞痛发作时,多表现为暂时性 ST 段抬高,常伴 T 波高大;如果 ST 段持续抬高,提示可能发生心肌梗死。慢性冠状动脉供血不足时,可持续出现较恒定的 ST 段水平型或下斜型下移和 T 波低平、双向、倒置。心肌缺血、梗死可出现冠状 T 波,表现为 T 波倒置深尖,两支对称。临床上约有一半冠心病患者未发作心绞痛时心电图正常,仅于发作时记录到 ST-T 改变,约 10% 的冠心病患者心绞痛发作时心电图正常或仅有轻度 ST-T 改变。临床诊断冠心病心绞痛时,除心电图外,还需结合其他临床资料。

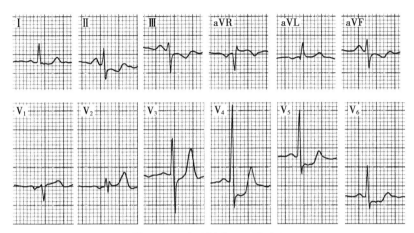

图 6-23 心肌缺血 ST 段改变

ST-T 改变还可见于:①其他器质性心脏病,如心肌炎、心肌病、心脏瓣膜病、心包炎等;②电解质紊乱、药物因素,如高血钾、低血钾、洋地黄效应等;③心室肥大、束支传导阻滞等可引起继发性 ST-T 改变。此外,情绪紧张、过度通气、心脏神经症等可致 T 波倒置,但无冠状 T 波特征,且在平静呼吸、服用钾盐或普萘洛尔等后,T 波倒置可以改善。

三、心肌梗死

绝大多数心肌梗死是由冠状动脉粥样硬化引起的,局部心肌因严重持久的缺血而坏死,属于冠状动脉粥样硬化性心脏病的严重类型。心肌梗死发生时,相关导联常有一系列规律性演变的特征性心电图表现。因此,心电图对急性心肌梗死的诊断(包括定位诊断、判断病情)具有重要价值。

(一)基本图形

当局部心肌发生梗死时,相关导联可出现缺血、损伤和坏死 3 种类型的心电图图形(图 6-24)。

1. 缺血型改变 主要为 T 波改变,其特征与心肌缺血的心电图改变相似。心内膜侧心肌缺血,T 波高而直立;心外膜侧心肌缺血,T 波对称性倒置,呈冠状 T 波。是急性心肌梗死最早期的表现。

2. 损伤型改变 随着缺血时间延长、程度加重,心肌细胞损伤,主要表现为面向损伤心肌的导联 ST 段逐渐抬高,并与 T 波融合,形成弓背向上、高于基线的单向曲线。一般心肌供血改善后可恢复。

3. 坏死型改变 损伤进一步加重,心肌细胞变性、坏死,主要表现为面向坏死区的导联出现异常 Q 波(时间≥0.04s,电压超过同导联 R 波的 1/4)或 QS 波。

在急性心肌梗死后,位于坏死区的导联可同时记录到缺血、损伤和坏死的图形。缺血型 T 波改变较常见,但诊断心肌梗死的特异性较差;损伤型 ST 段改变的特异性较强,但可见于变异型心绞痛等；典型的坏死性 Q 波被认为是诊断心肌梗死较可靠的依据。临床上，若以上 3 种改变同时出现，基本可明确诊断心肌梗死。

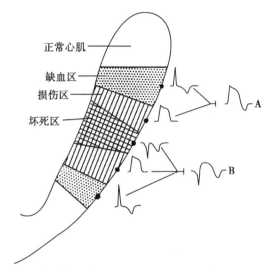

图 6-24　心肌梗死病变的分布及缺血、损伤、坏死综合图形

（二）心肌梗死的心电图演变及分期

心肌梗死的心电图表现可分为 Q 波心肌梗死（又称透壁性心肌梗死）和无 Q 波心肌梗死（又称非透壁性心肌梗死或心内膜下心肌梗死）。本部分介绍急性 Q 波心肌梗死的心电图演变及分期。其演变过程分为超急性期（早期）、急性期、亚急性期（近期）和陈旧期（愈合期）4 个阶段（图 6-25），典型的演变过程对于诊断有重要意义。

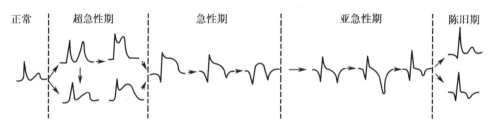

图 6-25　急性心肌梗死的心电图动态演变

超急性期（数分钟至数小时）：T 波对称高尖，ST 段上斜型抬高。急性期（数天至数周）：T 波倒置，
ST 段弓背向上逐渐抬高，Q 波增宽。亚急性期（数周至数月）：T 波倒置，ST 段逐渐恢复至等电位线，
Q 波增宽更明显。陈旧期（数周至数年）：心电图逐渐恢复正常，或 Q 波增宽持续存在。

1. 超急性期（早期）　发生急性心肌梗死数分钟后，首先产生高大的 T 波，继之迅速出现 ST 段上斜型抬高或弓背向上型抬高，与直立的 T 波相连。可有 QRS 波群电压增高，时间轻度延长，无异常 Q 波。此期持续时间数分钟到数小时，一般在 24 小时内消失。若治疗及时，可阻止心肌梗死继续发展或使心肌梗死范围缩小。

2. 急性期　从梗死后数小时或数日开始，可持续数周，是一个发展演变的过程。ST 段先继续抬高，呈弓背向上型，可与 T 波形成单向曲线，然后逐渐下降。在高耸的 T 波开始降低后即可出现异常 Q 波。直立的 T 波开始倒置，逐渐加深。异常 Q 波、ST 段弓背向上型抬高和 T 波倒置可在此期并存。

3. 亚急性期（近期）　发生在梗死后数周至数月，一般持续 3～6 个月。抬高的 ST 段逐渐降至基线，倒置的 T 波逐渐变浅或长时间不变，坏死性 Q 波继续存在。

4. 陈旧期（愈合期）　急性心肌梗死发生 3～6 个月后，ST 段恢复正常，T 波正常或持续倒置、低平。Q 波可终生存在，或由于瘢痕组织的缩小和周围心肌代偿性肥大，在数年后缩小，甚至无法辨认。

近年来，由于对急性心肌梗死患者施行心肌再灌注等治疗，病程显著缩短，心电图演变可不典型。

（三）心肌梗死的定位诊断

主要根据异常 Q 波等特征性心电图改变出现在相应的导联进行心肌梗死的定位诊断。常见的心肌梗死部位与导联的对应关系见表 6-3。

表 6-3　常见心肌梗死的定位诊断

梗死部位	I	II	III	aVR	aVL	aVF	V₁	V₂	V₃	V₄	V₅	V₆	V₇
前间壁							+	+	+				
前壁								±	+	+			
前侧壁										±	+	+	
高侧壁	+				+						±	±	
广泛前壁	+				+		+	+	+	+	+	+	
下壁		+	+			+							
后壁													+

注："+"表示该导联出现典型梗死图形，"±"表示该导联可能出现典型梗死图形。

四、心 律 失 常

正常的心脏激动起源于窦房结，并按一定的速度、顺序沿传导系统下传，先后激动心房、心室，使房室顺序协调地收缩舒张，完成心脏的泵血功能。各种原因引起的心脏激动起源异常和 /或传导异常，称为心律失常（arrhythmia）。心电图是诊断心律失常简便、精确的方法。

（一）心律失常的分类

心律失常的发生与心肌细胞的自律性、传导性、兴奋性改变紧密相关，根据发病机制可分为 3 类：

1. 激动起源异常

（1）窦性心律失常：指窦房结起搏点本身的激动程序与规律异常。如窦性心动过速、窦性心动过缓、窦性心律不齐、窦性停搏等。

（2）异位心律：指心脏的激动全部或部分起源于窦房结以外的部分。

1）被动性：逸搏与逸搏心律（房性、房室交界性、室性）。

2）主动性：期前收缩（房性、房室交界性、室性）、心动过速（房性、房室交界性、室性）、扑动与颤动（心房、心室）。

2. 激动传导异常

（1）传导障碍：指激动沿正常传导途径下传时发生传导延缓或阻断。

1）生理性传导障碍：干扰与脱节。

2）病理性传导阻滞：窦房传导阻滞、房内传导阻滞、房室传导阻滞、室内传导阻滞（左、右束支及左束支分支阻滞）等。

（2）传导途径异常：激动通过房室之间的附加异常旁路下传，使部分心肌提前激动，如预激综合征。

激动起源异常和传导途径异常可同时存在，引起复杂的心律失常。

（二）常见心律失常的心电图特征

1. 窦性心律 起源于窦房结的心律称为窦性心律。成人正常窦性心律的心电图特点：① P 波规律出现（在同一导联上 P-P 间期相差≤0.12s），频率为 60～100 次 /min；②窦性 P 波（P 波呈钝圆形，Ⅰ、Ⅱ、aVF、V₄～V₆ 导联直立，aVR 导联倒置）；③ P-R 间期为 0.12～0.20s。

2. 窦性心律失常

（1）窦性心动过速（sinus tachycardia）：成人心率>100 次 /min，其余符合正常窦性心律心电图特点（图 6-26）。见于体力活动、精神紧张等生理情况，也可见于发热、休克、心力衰竭、心肌炎、贫血、甲状腺功能亢进等病理情况。

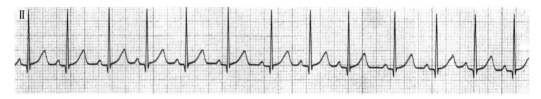

图 6-26 窦性心动过速

（2）窦性心动过缓（sinus bradycardia）：成人心率<60 次 /min，其余符合正常窦性心律心电图特点。见于老年人、运动员、睡眠等生理情况，也可见于病态窦房结综合征、颅内压增高、洋地黄过量等情况。

（3）窦性心律不齐（sinus arrhythmia）：在同一导联上 P-P 间期相差>0.12s，其余符合正常窦性心律心电图特点（图 6-27）。常见于青少年，与呼吸周期有关，少数见于自主神经功能失调、更年期综合征、器质性心脏病及洋地黄中毒等情况。

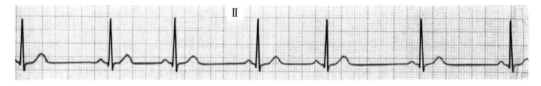

图 6-27 窦性心律不齐伴心动过缓

3. 期前收缩 又称过早搏动，简称早搏，指提前出现的、非窦房结起源的心搏，是临床常见的心律失常。根据异位起搏点的部位，可分为房性、房室交界性和室性期前收缩，以室性期前收缩最为常见。根据出现的频度可分为偶发期前收缩和频发期前收缩。

若在两个相邻正常窦性搏动之间插入一个期前收缩，其后没有代偿间歇，称为间位性期前收缩或插入性期前收缩。如每次正常窦性搏动后均出现一个期前收缩，称为二联律；每两次正常窦性搏动后出现一个期前收缩，称为三联律；依次类推。

（1）室性期前收缩（premature ventricular beat）：心电图表现：①提前出现宽大畸形的 QRS 波群，时间>0.12s；② QRS 波群前无相关 P 波；③ T 波方向多与 QRS 波群主波方向相反；④代偿间歇完全，即期前收缩前后的两个窦性 P 波间距等于正常 P-P 间距的 2 倍（图 6-28）。

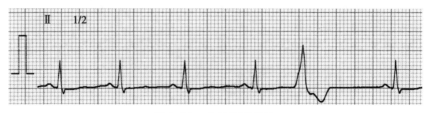

图 6-28 室性期前收缩

（2）房性期前收缩（atrial premature beat）：心电图表现：①提前出现 P′波，形态与窦性 P 波不同；②P′-R 间期>0.12s；③QRS 波群形态一般正常；④代偿间歇大多不完全，即期前收缩前后的两个窦性 P 波间距小于正常 P-P 间距的 2 倍（图 6-29）。

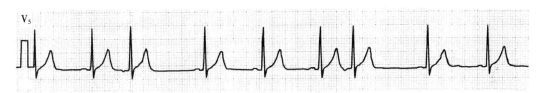

图 6-29　房性期前收缩

（3）房室交界性期前收缩（junctional premature contraction）：心电图表现：①提前出现 QRS 波群，形态基本正常；②逆行 P′波有 3 种情况：在 QRS 波群之前，P′-R 间期<0.12s；与 QRS 波群重叠；在 QRS 波群之后，R-P′间期<0.20s；③代偿间歇大多完全（图 6-30）。

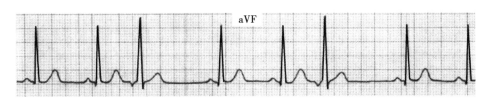

图 6-30　房室交界性期前收缩呈三联律

期前收缩可见于情绪激动、饱餐、过度体力劳动、过量饮酒、吸烟等生理情况，多为偶发期前收缩；也可见于急性心肌梗死、心肌炎、风湿性心脏病等病理情况，急性感染、手术麻醉、电解质紊乱、药物作用等情况亦可见到。

4. 阵发性心动过速　心脏的异位起搏点兴奋性增高或折返激动引起的异位心律相当于连续出现 3 次或 3 次以上期前收缩，称为阵发性心动过速。具有突然发生、突然终止的特点，发作时间短至数秒，长至数小时，有时甚至持续数天。根据异位节律发生的部位，可分为房性、交界性和室性，常因 P′波不易辨认，且异位起搏点均位于房室束以上，故房性、交界性心动过速合称为阵发性室上性心动过速。

（1）阵发性室上性心动过速（paroxysmal supraventricular tachycardia）：心电图表现：①连续 3 个或 3 个以上房性或交界性期前收缩，QRS 波群形态大多为室上性；②P′波不易辨认；③频率一般在 160～250 次 /min，节律整齐；④常伴有继发性 ST-T 改变（图 6-31）。多见于无器质性心脏病者，也可见于器质性心脏病患者。

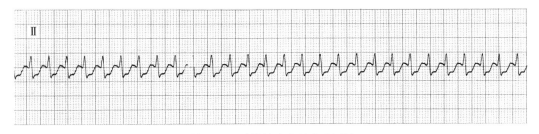

图 6-31　阵发性室上性心动过速

（2）阵发性室性心动过速（paroxysmal ventricular tachycardia）：心电图表现：① QRS 波群宽大畸形，时间常>0.12s；②频率多在 140～200 次 /min，节律可稍不齐；③没有 P 波，如能发现 P 波且其频率慢于 QRS 波群频率，PR 无固定关系，可确诊；④偶见心房激动夺获心室（QRS 波群提前出现,形态似窦性心律)或室性融合波(QRS 波群形态介于窦性心律与室性异位心律之间),亦支持诊断(图 6-32)。阵发性室性心动过速是一种严重的心律失常,见于各种严重器质性心脏病,最常见于冠心病,尤其是心肌梗死,也可见于心肌病、风湿性心脏病、药物中毒(如洋地黄)、电解质紊乱等,偶可见于无器质性心脏病者。由于快速心率及心房、心室收缩不协调导致心排血量降低,常有头晕、乏力、呼吸困难、低血压、晕厥等症状,常可发展为致命的心室扑动或心室颤动,出现严重的血压下降、休克或急性泵衰竭,甚至死亡。

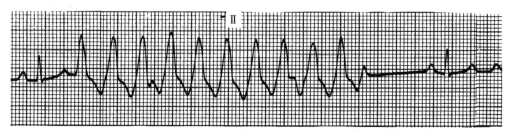

图 6-32 阵发性室性心动过速

5. 扑动与颤动 扑动是一种快速均匀的节律,颤动是一种快速、细小而凌乱的节律,两者可相互转换。两者均既可发生在心房也可发生在心室,频率较阵发性心动过速更快,可达 200～600 次 /min。心肌兴奋性增高,不应期缩短,伴有传导障碍,产生环形激动及多发微折返是形成扑动与颤动的主要机制。根据异位心律的起源与节律不同,可分为心房扑动与颤动、心室扑动与颤动。

(1)心房扑动(atrial flutter):心电图表现:① P 波及等电位线消失,代之以间距及振幅规则的大锯齿状扑动波(F 波),频率 240～350 次 /min,一般以固定的房室比例(2∶1 或 4∶1)下传;② QRS 波群形态与时间正常(图 6-33)。

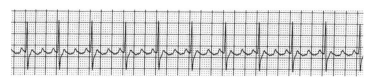

图 6-33 心房扑动

(2)心房颤动(atrial fibrillation):心电图表现:① P 波及等电位线消失,代之以大小不等、形态各异、间距不一的房颤波(f 波),频率 350～600 次 /min;② QRS 波群一般不增宽;③ R-R 间距绝对不规则(图 6-34)。

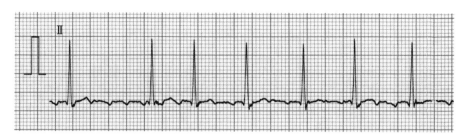

图 6-34 心房颤动

心房扑动和心房颤动主要见于器质性心脏病,常见于风湿性心脏病二尖瓣狭窄、冠心病和甲状腺功能亢进性心脏病,也可见于心肌病、心包炎、肺源性心脏病、手术、感染、药物中毒等,极少数原因不明。心房颤动对心排血量的影响较心房扑动严重,发作时,整个心房肌收缩失去协调,心排血量下降,久之易形成附壁血栓。

（3）心室扑动（ventricular flutter）：心电图表现：QRS 波群及 T 波消失，代之以连续快速而相对规则的振幅较大的心室扑动波，频率 200～250 次 /min。

（4）心室颤动（ventricular fibrillation）：心电图表现：QRS 波群及 T 波消失，代之以大小不等、极不规则的室颤波，频率 200～500 次 /min（图 6-35）。

心室扑动与心室颤动是最严重的致死性心律失常，常见于急性心肌梗死、抗心律失常药不良反应、严重缺血缺氧、洋地黄中毒、电击伤、电解质紊乱及各种疾病的终末期等。心室扑动、心室颤动致心脏失去排血功能，如果不能及时终止其发作，将很快死亡。

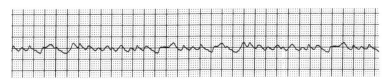

图 6-35　心室颤动

6. 房室传导阻滞（atrioventricular block）　房室传导阻滞指冲动从心房向心室传导的过程中出现延迟或阻断，是常见的传导阻滞类型。阻滞部位可发生在结间束、房室结、房室束、双侧束支等。根据阻滞的程度可分为 3 度：①一度房室传导阻滞：传导时间延长；②二度房室传导阻滞：部分激动不能下传；③三度房室传导阻滞：心房下传的激动完全不能抵达心室。

（1）一度房室传导阻滞：心电图表现：成人 P-R 间期>0.20s（老年人 P-R 间期>0.22s）；或两次检测结果比较，心率无明显改变而 P-R 间期延长>0.04s（图 6-36）。

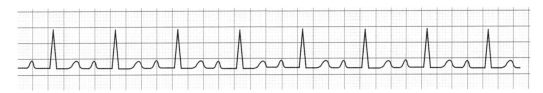

图 6-36　一度房室传导阻滞

（2）二度房室传导阻滞：主要心电图表现为部分 P 波后出现 QRS-T 波脱落。按脱落的特点分为 2 型，二度Ⅰ型较二度Ⅱ型常见。

1）二度Ⅰ型房室传导阻滞：又称莫氏Ⅰ型房室传导阻滞，心电图表现：P 波规律出现，P-R 间期逐渐延长，直至 P 波后脱漏一个 QRS 波群，脱漏后的第一个 P-R 间期最短，之后 P-R 间期又逐渐延长，如此周而复始（图 6-37）。通常以 P 波数与 P 波下传数的比例来表示房室传导阻滞的程度，如 4：3 传导、5：4 传导等。

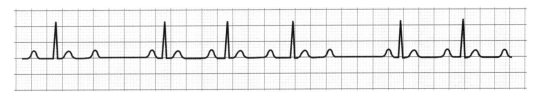

图 6-37　二度Ⅰ型房室传导阻滞

2）二度Ⅱ型房室传导阻滞：又称莫氏Ⅱ型房室传导阻滞，心电图表现：P-R 间期固定，部分 P 波后脱漏 QRS 波群（图 6-38）。凡连续出现 2 次或 2 次以上 QRS-T 波脱漏者，称为高度房室传导阻滞，如 3：1 传导、4：1 传导等。该型易发展成三度房室传导阻滞。

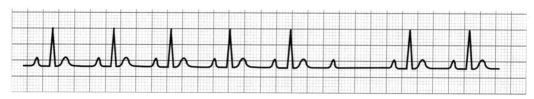

图6-38 二度Ⅱ型房室传导阻滞

（3）三度房室传导阻滞：即完全性房室传导阻滞，心房与心室活动各自独立、互不相关。心电图表现：P-P 间距和 R-R 间距保持各自的固有规律，P 波与 QRS 波群无固定关系，P 波频率（心房率）快于 QRS 波群频率（心室率）（图6-39）。

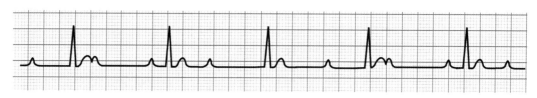

图6-39 三度房室传导阻滞

一度房室传导阻滞或二度Ⅰ型房室传导阻滞一般见于迷走神经张力增高的正常人。二度Ⅱ型房室传导阻滞或三度房室传导阻滞多见于器质性心脏病，如急性心肌梗死、病毒性心肌炎、冠状动脉痉挛、药物中毒（如洋地黄）、电解质紊乱（如高血钾）等病理情况。一般阻滞部位越低，潜在节律点的稳定性越差，危险性越大。

7. 预激综合征（preexcitation syndrome） 在正常的房室传导途径之外，还存在附加的房室传导束（旁路），室上性激动经此途径下传抢先抵达心室并提前激动一部分心室肌的现象称为预激综合征，常易合并发生阵发性室上性心动过速或心房颤动。常见的旁路有 3 条，即肯特束（bundle of Kent，直接连接心房与心室肌的纤维）、詹姆斯束（James tract，绕过房室结传导的旁路纤维）和马海姆纤维（Mahaim fiber，连接右心房与右束支远端或右心房与三尖瓣环下右心室的旁路），以肯特束最为常见。

（1）WPW 综合征：又称经典型预激综合征，经肯特束传导所致。心电图表现：① P-R 间期<0.12s；② QRS 波群增宽，时间≥0.12s；③ QRS 波群起始部有粗钝的预激波，即 δ 波；④ P-J 间期一般正常；⑤多有继发性 ST-T 改变（图6-40）。

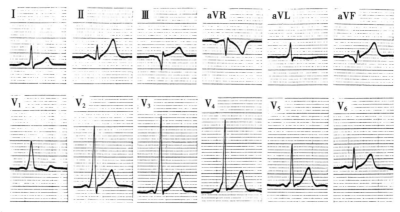

图6-40 WPW 综合征

（2）LGL 综合征：又称短 PR 综合征，多经詹姆斯束传导所致。心电图表现：① P-R 间期<0.12s；② QRS 波群时间正常，起始部无预激波（δ 波）。

（3）Mahaim 型预激综合征：此种类型少见，经马海姆纤维传导所致。心电图表现：① P-R 间期正常或延长；② QRS 波群增宽，时间≥0.12s，起始部可见预激波（δ 波）。

预激综合征大多数发生在没有器质性心脏病的健康人，其主要危害是常可引发房室折返性心动过速。WPW 综合征如合并心房颤动，还可引起快速的心室率，甚至发生室颤。近年来，预激综合征可通过导管射频消融术治愈。

第四节　心电图的分析方法与临床应用

一、心电图的分析方法及步骤

在临床实践中，仅依靠死记硬背某些心电图图形变化特点或诊断标准、指标数值并不能完全发挥出心电图检查的作用，只有熟练掌握心电图分析的方法和技巧，才可能做出较为正确的判断。

（一）结合临床资料的重要性

心电图检查目前在临床中得到广泛应用并且在临床诊断中起到了重要的作用，但心电图记录的只是心肌激动的电学活动，病程、个体差异等因素都有可能影响其结果，如许多心脏病的早期阶段心电图可以正常，又如 V$_5$ 导联电压增高，在正常青年人仅视为高电压现象，而对长期高血压或心脏瓣膜病患者则可作为诊断左心室肥大的依据之一。此外，心电图检查技术本身还存在一定的局限性。因此，在分析心电图的各种变化时，应密切结合临床资料，才能得出正确的解释。

（二）对心电图描记技术的要求

心电图描记过程中要记录心肌微弱的电学活动，采样率、频率响应、阻尼、时间常数、走纸速度、灵敏度等各项可能影响准确率的性能指标均应符合规定的标准和要求。描记时，描记者应尽量避免干扰和基线漂移。心电图检查应常规描记 12 导联的心电图，以避免遗漏某些重要的信息，必要时描记 18 导联心电图。

（三）熟悉心电图的正常变异

有些心电图波形可能出现正常变异。如 P 波稍小常无意义；儿童 P 波偏尖；受体位与节律点位置关系的影响，Ⅱ、aVF 导联 P 波低平或轻度倒置时，只要Ⅰ导联 P 波直立、aVR 导联 P 波倒置，则并非异常；QRS 波群振幅随年龄增加而递减；儿童右心室电位常占优势；横位时Ⅲ导联易见 Q 波；顺钟向转位时，V$_1$ 甚至 V$_2$ 导联可出现 QS 波形；呼吸可导致交替电压现象；青年人易见 ST 段斜形轻度抬高；有些自主神经功能紊乱者可出现 ST 段压低、T 波低平或倒置，尤其女性；体位、情绪、饮食等也常引起 T 波振幅减低；儿童和妇女 V$_1$～V$_3$ 导联的 T 波倒置机会较多等。

（四）心电图的具体分析方法

在进行心电图分析之前，先确认走纸速度是否为 25mm/s，再检查各导联有无技术误差，电压标准化是否正确等。所谓电压标准化，就是记录心电图时，调节电流计的灵敏度，当电流计通过 1mV 电压的电流时，记录笔偏动应为 10mm，不足或超过 10mm 则会影响波形及电压测量的准确性。将各导联心电图按标准肢体导联、加压单极肢体导联及胸导联排列，大体分析步骤如下：

1. 心率的计算　检查每个心动周期是否有 P 波，以及 P 波与 QRS 波群的关系是否正常，以确定心脏的节律属正常还是异常。测量 P-P 间隔是否规律，测定时间，计算心率。

2. P 波的分析　包括 P 波的形态、振幅及宽度，Ⅱ、aVF 和 V$_1$ 导联的 P 波一般较为明显，着重在这些导联辨认及测量波形。

3. P-R 间期的分析 在标准导联中,选择 P 波宽而明显且有 Q 波的导联进行测量,如无 Q 波,则在有明显 P 波及 QRS 波群最宽的导联中测量。

4. QRS 波群的分析 观察各导联 QRS 波群的波形,测量振幅,主要注意 V_1、V_5、aVL 及 aVF 导联,测量 QRS 时间,以时间最长的导联为准。

5. ST 段的分析 检查 ST 段有无偏移及其偏移程度,以无偏移或上下偏移若干毫米表示。

6. T 波的分析 检查各导联 T 波的形态、方向及高度,方向以向上、倒置及双向表示,高度以正常、低平及平坦表示。

7. 分析电解质及药物对心电图的影响。

根据以上分析所得资料,结合受检者的年龄、性别、病史、体征、临床诊断、用药情况、其他检查结果及既往心电图检查资料,提出心电图诊断。

二、心电图的临床应用

1. 对各种心律失常的诊断具有决定性作用,能分析和鉴别心律失常的类型,指导治疗和判断预后。

2. 确诊心肌梗死,并对估计梗死的部位及范围、观察其演变过程有较大作用。

3. 协助诊断慢性冠状动脉供血不足、心肌炎、心肌病及心包炎。

4. 判定有无心房、心室肥大,从而协助某些疾病诊断,如风湿性心脏病、肺源性心脏病、高血压心脏病和先天性心脏病等。

5. 观察某些药物对心肌的影响,包括治疗心血管疾病的药物(如洋地黄、抗心律失常药)及可能对心肌有损害的药物。

6. 对某些电解质紊乱(如血钾、血钙过高或过低),心电图不仅有助于诊断,还对指导治疗有重要的参考价值。

7. 心电监护广泛应用于手术麻醉、危急重症抢救、用药观察、航天与登山等领域。

心电图检查在心血管疾病诊断中占有重要地位,但心电图主要反映心脏的电活动,因此有一定的局限性。心电图不能对心脏病做出病因诊断,也不能准确判断心脏功能和直接诊断心脏结构的形态变化。许多心脏病的早期阶段心电图可以正常,多种心脏病可出现同样的心电图改变,因此,心电图检查结果必须结合临床资料综合分析。

知识链接

动态心电图

通过动态心电图仪,记录受检者日常生活状态下连续 24 小时或更长时间的心电活动的全过程,称为动态心电图(ambulatory electrocardiogram,AECG)。动态心电图仪主要由记录系统和回放分析系统组成,可以监测受检者日常生活状态下连续 24 小时的心电活动,能够记录全部的异常波形、检出各类心律失常,常可以发现常规心电图检查不易发现的一过性异常心电变化,可以结合受检者的生活日志了解其出现症状、活动状态及用药情况等与心电图变化之间的关系,为各种心脏病的诊断提供精确可靠的依据。

(袁锦波)

? 复习思考题

1. 简述心电图导联的连接方式。
2. 简述正常心电图各波段的特点。
3. 简述急性心肌梗死的特征性心电图改变。
4. 简述室性期前收缩的心电图表现。
5. 简述心房颤动的心电图表现。

ER-6-3

扫一扫,测一测

PPT课件

知识导览

第七章　影像学检查

学习目标

　　掌握影像学检查的检查前准备、注意事项及临床应用。熟悉各种影像学检查的影像表现。了解影像学检查的基本概念、检查方法和基本原理。

　　影像学检查包括X线、CT、超声、磁共振、核医学检查等。借助不同的成像技术和原理，使人体的内部器官、组织结构及其病变显示出影像，从而了解人体的解剖结构、生理功能及病理变化。了解不同影像学检查方法的特点、应用原理、临床应用价值及检查前准备，是护理专业人员必须具备的基本条件。

第一节　X线检查

一、X线临床应用的基本原理

　　X线检查是利用X线穿透人体后，使人体内部结构在荧光屏或胶片上显影，从而判断人体组织器官解剖结构与病理状态的检查方法。X线检查是目前应用十分普遍的技术，也是健康评估的重要手段之一，不仅能协助疾病的诊断，还可协助观察治疗效果。此外，X线还被用于恶性肿瘤等疾病的治疗。

知识链接

X线的发现

　　1895年，德国科学家伦琴（Wilhelm Conrad Röntgen）在一次实验时发现了一种能穿透人体但肉眼看不见的射线命名为X线。世人为了表达对发明者的敬意，亦称之为"伦琴射线"。X线是高速电子撞击原子产生的一种电磁辐射，不久这种射线就被用于人体疾病诊断。X线的发现，不仅拉开了物理学革命的序幕，也给医疗保健事业带来了新的希望。伦琴因此成为第一个诺贝尔物理学奖得主。

（一）X线的特性

　　1. 穿透性　　X线具有很强的穿透力，能穿透一般可见光不能穿透的各种不同密度的物质，其穿透力的大小与X线的波长和物质的密度、厚度成反比。X线的穿透性是X线成像的基础。

　　2. 荧光作用　　X线能激发荧光物质产生肉眼可见的荧光。密度越小、厚度越薄的物质，透过的X线越多，产生的荧光越强。荧光作用是X线透视的基础。

　　3. 感光作用　　X线具有与普通可见光相同的感光作用，可使涂有溴化银的胶片感光，形成潜影，经显影和定影处理，感光的溴化银中的银离子被还原成金属银，在胶片上呈黑色沉积。而未感光的溴化银则被清洗掉,显出胶片片基的透明本色。感光作用是 X 线摄影的基础。

4. 电离作用 X 线通过任何物质都可使其产生电离,分解成正负离子。电离程度与吸收的 X 线量成正比。X 线进入人体,组织细胞也可产生电离,使人体产生生物学方面的改变,即生物效应。电离作用是放射防护和放射治疗的基础。

(二)X 线成像的基本原理

X 线影像的形成是由于 X 线的特性和人体组织器官密度与厚度之差异所致,这种密度与厚度的差异称为密度对比,可分为自然对比和人工对比。

1. 自然对比 X 线可以使人体组织器官在胶片或监视器上显影,一方面由于 X 线有穿透性、荧光作用和感光效应,另一方面是人体各种组织、器官的密度不同,厚度也不同,经 X 线照射,其吸收及透过 X 线的量也不一样,因此,在透视监视器上有亮暗之分,在胶片上有黑白之别。这种利用人体组织本身的密度差和厚度差来形成对比清晰的影像,称为自然对比。按密度的高低,可将人体组织分为 4 类,其在透视和胶片上显示的影像见表 7-1。

表 7-1 人体组织密度与 X 线影像的关系

人体组织	密度	X 线影像	
		透视	胶片
骨、钙化组织	高	黑	白
软组织、体液	中	灰黑	灰白
脂肪组织	较低	灰白	灰黑
含气组织	低	白	黑

2. 人工对比 人体内许多组织和器官(如胃、肠、肝、胆、肾脏等)与周围的组织缺乏明显的密度对比,不能形成各自的影像。在这些组织和器官的管腔内或周围引入高密度或低密度的物质人为造成密度差异,形成对比清晰的影像,称为人工对比。进行人工对比的方法即造影检查,引入的物质称为造影剂。

二、X 线检查的方法及检查前准备

(一)X 线检查的方法

X 线检查分为普通检查、特殊检查和造影检查三类。

1. 普通检查 临床常用的方法有透视和摄片两种,是最基本的 X 线检查方法,两者常配合使用。

(1)透视:X 线通过受检部位,在监视器上观察受检部位的影像,称为透视。

1)透视的特点:优点是操作方便、费用较低,可立即得出结论,还可调整受检者体位、改变方向进行观察,并可了解器官的功能状态(如心脏及大血管搏动、膈运动、胃肠蠕动等)。缺点是对比度及清晰度较差、难以发现和辨别微小的病变,不能留下客观记录做复查对比,照射时间较长、对人体的损害较大。透视检查现已少用。

2)临床应用:透视常用于胸部检查,对肺及胸膜、心脏、膈肌病变的诊断价值较大,腹部检查多用于急腹症的诊断,可动态观察心脏、胸腔积液及膈下游离气体。

(2)摄片:利用 X 线的感光作用,通过投照受检部位使其在胶片上显影称为摄片,包括普通 X 线摄影、计算机 X 射线摄影(computed radiography,CR)和数字 X 射线摄影(digital radiography,DR)。普通 X 线摄影是 X 射线直接射入胶片暗盒,使胶片感光,经显影和定影后显像,已被淘汰。计算机 X 射线摄影是使用可记录并由激光读出 X 线成像信息的成像板作为载体,以 X 线曝光及信息读出处理,形成数字或平片影像,临床应用已越来越少。数字 X 射线摄影利用计算机数字化处理,使模拟视频信号经过采样、模数转换后直接进入计算机中进行存储、分析和保存。数字 X 射线摄影具有更高的动态范围和量子检出效能,能覆盖更大的对比度范围、图像层次更丰富,图像分辨率提高,受检者受照射剂量更小,速度更快,工作效率更高,目前已被广泛应用于临床。

1)摄片的特点:优点是对比度及清晰度较好、可显示或辨别微小病变,能留下客观记录以便进行复查对比,照射时间较短、对人体的损害较小。缺点是操作较复杂、费用较高,不能立即得出结论,也不能对器官的功能状态进行观察。

2)临床应用:X 线摄影广泛应用于骨骼系统、呼吸系统和消化系统等疾病的诊断,可用于四肢骨折、关节脱位的复位观察。

2. 特殊检查 包括软线摄影、体层摄影、放大摄影等。随着现代影像技术的应用,除软线摄影仍在应用外,其他几种方法已被淘汰。

3. 造影检查 指将造影剂引入器官内或其周围,使之产生对比以显示其形态和功能的方法。

(1)常用造影剂:按密度高低分为高密度造影剂和低密度造影剂两类。

1)高密度造影剂:常用的有钡剂和碘剂。钡剂为医用硫酸钡混悬液,主要用于食管及胃肠造影。碘剂分为有机碘和无机碘制剂两类。有机碘制剂分为离子型和非离子型,离子型造影剂(如泛影葡胺)可用于肾盂及尿路造影,非离子型造影剂(如碘苯六醇、碘普罗胺和碘帕醇等)性能稳定,毒性低,适用于血管造影、CT 增强扫描。

2)低密度造影剂:主要有二氧化碳、氧气、空气等,可用于关节腔、腹腔、腹膜后、胸腔、脑室等造影。

(2)造影方法

1)直接引入法:通过口服、灌注或穿刺将造影剂直接引入组织器官内或其周围,如胃肠等(图 7-1)。

2)间接引入法:经口服或静脉注射使造影剂进入体内,再经器官吸收并聚集于器官内,从而使之显影,如口服胆囊造影、静脉肾盂造影等(图 7-2),多用于检查器官功能。

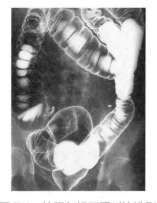
图 7-1 结肠气钡双重对比造影

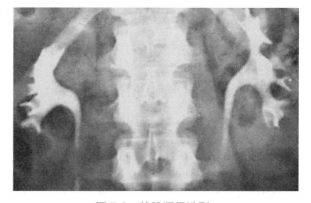
图 7-2 静脉肾盂造影

(二) 检查前准备

1. 透视及摄片检查前的准备 ①容许范围内的 X 线照射量一般对人体少有影响,安全合理地使用 X 线检查,尽可能避免不必要的 X 线照射,以保护受检者和工作人员的健康。②向受检者说明检查的目的、方法及注意事项,消除患者的紧张、恐惧心理。③向受检者说明检查时应脱去受检部位的厚层衣服及影响 X 线穿透的物品,如金属饰物、敷料、膏药、发卡及项链等。④除急腹症外,腹部摄片前应清洁肠道,以免气体或粪便影响摄片效果。⑤孕妇和儿童尽量不做透视检查。

2. 造影检查前的准备 ①详细了解病情,严格掌握造影的适应证和禁忌证。②向受检者说明检查的目的、方法及注意事项以取得合作。③依据造影检查的部位、目的和要求,认真做好各项准备工作,如胃肠钡剂造影前嘱受检者禁食 12 小时、静脉肾盂造影检查前 3 天禁服重金属药物(钙、铁、铋)等。④凡需用碘剂造影时,应提前做碘过敏试验,并做好抢救准备。碘过敏试验虽有一定的参考意义,但实践中曾有做碘过敏试验时无症状而在造影检查时出现反应的情况发生,因此,每次注射碘剂时都应准备急救药品以防不测。如果在造影检查过程中出现严重症状,应立即终止造影检查并进行抗过敏、抗休克和其他对症治疗;若有心脏停搏则需立即给予心肺复苏等紧急处理。

知识链接

碘过敏试验方法

碘过敏试验的方法有三种:

1. 口服试验 检查前 2 天服用一定量的造影剂,观察受检者的反应,如出现结膜红肿、恶心、呕吐、手足麻木及皮疹等为阳性。

2. 皮内试验 用 3% 碘剂 0.1ml 进行皮内注射,观察 20 分钟,若皮肤局部出现红肿、硬结,直径达 1cm 以上者为阳性。

3. 静脉注射试验 检查前 1 天用同剂型碘造影剂 1ml 进行静脉注射,观察 15 分钟,若出现胸闷、心悸、气急、咳嗽、恶心、呕吐、头晕、头痛、荨麻疹等不适为阳性。

三、X 线检查的防护

(一)医务工作者的防护

1. 工作人员不得将身体任何部位暴露在原发 X 线之中,尽可能避免直接用手在透视下操作,如骨折复位、异物定位及胃肠检查等。

2. 在 X 线环境中工作要穿戴铅围裙、铅围脖、铅帽、铅眼镜、铅手套、铅面罩及性腺防护用具等,并利用距离防护原则,加强自我防护。

3. 摄片时注意避免接触散射线,一般以铅屏风遮挡。如摄像工作量大,宜在摄像室内另设一个防护较好的控制室(用铅皮、水泥或厚砖砌成)。

4. 定期接受射线剂量检测。

(二)患者的防护

1. 避免短期内反复多次检查及不必要的复查。如诊断治疗要求必须做 X 线检查,则应穿戴铅保护用品。在接受检查时,可主动要求对非受检部位(特别是性腺、甲状腺、眼球等对 X 射线反应敏感的部位)使用防护用品(如铅围裙、铅围脖、铅帽、铅眼镜、铅手套、牙科防护裙等)遮盖。尤其重视对儿童、孕妇的防护。

2. X 线机处于工作状态时,放射室门上的警告指示灯会亮起,此时候检者一律在防护门外等候。候检者和陪检者(必须被扶持才能进行检查者除外)不得在无屏蔽防护的情况下在 X 线机房内停留,检查结束后及时离开检查场所。

四、X 线检查的临床应用

(一)胸部 X 线检查

1. 普通检查 主要用于肺部炎性实变、纤维化、钙化、肿块、肺不张、肺间质病变、肺气肿、空洞、支气管炎症及扩张、胸腔积液、肋骨骨折、气胸、胸膜肥厚粘连和纵隔肿瘤等疾病的检查，对于大部分肺部疾病不能确诊，还需要选择进一步检查方法。X 线检查只能大致了解心脏大血管的大小、形态、位置、搏动和肺部血液循环改变，不能完全明确诊断心血管病。

2. 乳腺 X 射线摄影　俗称钼靶摄影，是利用专用 X 射线机，以低能 X 射线摄取乳房软组织影像的一种 X 射线摄影技术。乳腺 X 射线摄影是一种无创的检查手段，痛苦相对较小，简便易行，且分辨率高，重复性好，留取的图像可供前后对比，不受年龄、体型的限制，是传统的乳腺癌检查方法之一，现已成为乳腺癌普查的首选影像学方法。乳腺 X 射线摄影能够显示肿块的大小、数目、位置、密度、边缘、形态、有无钙化及钙化的形态及周边晕环、皮肤改变等，提供定位及定性征象，帮助判断病变的性质。缺点是对接近胸壁和致密型乳腺的小癌灶易于漏诊，乳腺腺体丰富时与病变重叠，不能显示病变全貌，甚至可为假阴性，有时不能提供明确的定性诊断。

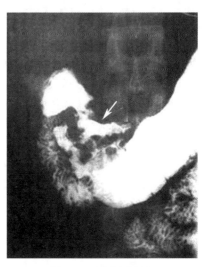

图 7-3　溃疡型胃癌
龛影呈半月形，周围绕以环堤，可见指压迹状充盈缺损

（二）腹部 X 线检查

1. 普通检查　主要是腹部平片，用于诊断阳性结石和急腹症。

2. 造影检查　主要有消化道造影和胆囊造影，适用于食管静脉曲张、食管裂孔疝、消化道炎症、溃疡、肿瘤、息肉、结核、肠梗阻、胆囊炎症、胆道蛔虫病等疾病的诊断（图 7-3）。

（三）骨、关节 X 线检查

主要用于各种骨折和关节脱位的诊断（图 7-4～图 7-6），适用于炎性和退行性骨关节病、化脓性骨髓炎、骨与关节肿瘤及结核、脊柱形态改变的检查（图 7-7）。

（四）泌尿系统 X 线检查

1. 普通检查　主要用于诊断泌尿系统阳性结石。

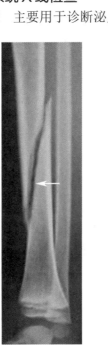

图 7-4　胫骨骨折
可见斜行骨折线

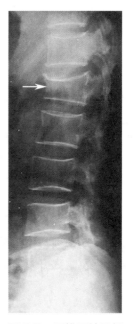

图 7-5　腰椎压缩骨折
椎体受压变扁呈楔形

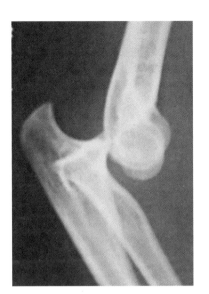

图7-6　肘关节脱位

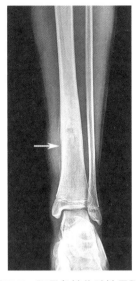

图7-7　胫骨急性化脓性骨髓炎
骨皮质呈虫蚀样破坏，骨膜增生

2. 造影检查　主要为静脉尿路造影，适用于泌尿系统结核、肿瘤、囊肿、先天畸形和慢性炎症、肾盂扩张积水等检查。

（五）鼻窦 X 线检查

主要用于慢性鼻窦炎、鼻窦肿瘤的诊断。

第二节　超声检查

超声检查是运用超声波的物理特性和人体器官组织声学性质上的差异，对人体组织的物理特征、形态结构和功能状态做出判断而进行疾病诊断的一种非创伤性检查方法。超声检查具有操作简便、可多次重复、能及时获得结论、无特殊禁忌证及无放射性损伤等优点，在影像学诊断中占有重要地位。

一、超声诊断的原理

（一）超声波的产生与特性

超声波是振动频率在 20 000Hz 以上的、超过人耳听觉范围（16～20 000Hz）的声波，以纵波的形式在介质内传播。医学诊断用超声波的频率在 2～10MHz 之间。

1. 超声波的产生和接收

（1）压电效应：目前医学诊断用超声波发生装置多根据压电效应原理制造。在某些晶体的一定方向上施加压力或拉力时，晶体的两个表面将分别出现正、负电荷，即机械能转变为电能，此现象称为正压电效应；把压电晶体置于交变电场中，晶体就沿一定的方向压缩或膨胀，即电能转变为机械能，此现象称为逆压电效应。

（2）超声波的产生和接收：医用超声诊断仪主要由两部分组成，即主机和探头。探头即换能器，由压电晶体组成，用来产生和接收超声波。超声波的产生是利用压电晶体的逆压电效应，当压电晶体受到仪器产生的高频交变电压作用时，压电晶体将在厚度方向上产生胀缩现象，即机械振动，这个振动的晶片即成为超声波的声源。该振动引起邻近介质形成疏密相间的波，即超声波。超声波的接收则是利用压电晶体的正压电效应。当回声信号作用于压电晶体上，相当于对其施加一个外力(机械能)，在正压电效应晶体两边产生携带回声信息的微弱电压信号，这种电信号经过放大、处理之后，即能显示出用于诊断的声像图。

2. 超声波的物理特性

(1) 方向性：超声波与一般声波不同，由于频率极高，波长很短，远远小于换能器(探头压电晶体片)的直径，故在传播时发射的超声波集中于一个方向，类似平面波，声场分布呈狭窄的圆柱状，声场宽度与换能器压电晶体片的大小相近，因有明显的方向性，故称为超声束。

(2) 反射、散射、透射、折射和绕射：超声波在密度均匀的介质中传播，不产生反射和散射。在传播过程中，经过两种不同介质的界面时，一部分能量由界面处返回第一介质，此即反射，其方向与声束和界面间的夹角有关，反射角和入射角相等，如两者垂直，即沿原入射声束的途径返回；另一部分能量能穿过界面，进入第二介质，此即透射。两介质声阻相差越小，则界面处反射越少，透射入第二介质的超声波越多，甚至可以没有反射只有透射，如超声波在水中的传播就是如此。超声诊断常利用超声波的这一特性来鉴别病变的囊性、实质性及结构是否均匀。反之，两种不同介质的声阻相差越大，则界面处的反射越强，透射入第二介质的超声波越少，甚至难以透过，超声波的这一特性限制了其在肺和骨的应用。

超声波在传播时，遇到与其波长近似或小于波长(小界面)的介质时，产生散射与绕射。散射为小介质向四周发散超声波，又成为新的声源。绕射是超声波绕过障碍物的边缘，继续向前传播。散射的回声强度与超声波的入射角度无关。穿过大界面的透射波如果发生声束前进方向的改变，称为折射。折射是由于两种介质声速不同引起的。

超声检查时，通过人体内各组织器官的界面反射和散射回声，不仅能显示器官的轮廓及毗邻关系，而且能显示其细微结构及运动状态，故界面的反射和散射回声是超声成像的基础。

(3) 吸收与衰减：当声波在弹性介质中传播时，由于"内摩擦"(或"黏滞性")使声能逐渐减小、声波的振幅逐渐减低，介质对声能的此种作用即为吸收，声波由强变弱的过程即为衰减。吸收与衰减的多少与超声波的频率、介质的黏滞性、导热性、温度及传播的距离等因素有密切关系。超声波在介质中传播时，入射声能随传播距离增加而减少的现象称超声衰减，其原因为反射、散射、声束的扩散及吸收。介质的吸收是超声波衰减的主要原因之一，声能被吸收之后，能量减小，显示的反射亦减弱，故深部结构有时探查比较困难。

(4) 多普勒效应：振动源以固定频率发射声波，当遇界面时即发生反射或散射。如果界面静止不动，则返回声波的频率与发射频率相同，无频差出现。反之，如界面活动，则返回声波的频率与发射频率即有所不同，界面向振动源移近时，返回声波频率增加，界面远离振动源时，频率即减少，这种频率增加和减少的现象称为多普勒效应。因此，根据频差的有无及大小，可以了解界面的活动情况。这一物理特性已广泛应用于心血管等活动器官疾病的检查。

(二) 超声成像的基本原理

1. 声像图的形成 人体结构对超声波而言是一个复杂的介质，各种器官与组织(包括病理组织)有特定的声阻抗和衰减特性。超声波射入体内，由表面到深部，经过不同声阻抗和不同衰减特性的器官与组织，从而产生不同的反射与衰减。这种不同的反射与衰减是构成超声图像的基础。将接收到的回声，根据其强弱，用明暗不同的光点依次显示在显示屏上，则可呈现人体的断面超声图像，称为声像图。声像图是层面图像，改变探头位置可得任意方位的声像图，并可观察活动器官的运动情况。声像图是以明(白)暗(黑)之间不同的灰度来反映回声的有无和强弱，无回声则为暗区(黑影)，强回声则为亮区(白影)。

2. 人体组织的声学分型 超声波经过不同正常器官或病变的内部，其内部回声分为无回声、低回声和不同程度的强回声。

（1）无回声：超声波经过的区域没有反射，则为无回声的暗区（黑影）。

1）液性暗区：均质的液体声阻抗无差别或差别很小，不构成反射界面，形成液性暗区，如血液、胆汁、尿和羊水等。因此，血管、胆囊、膀胱和羊膜腔等呈液性暗区。胸腔积液、心包积液、腹水、脓液、肾盂积水、含液体的囊性肿物及包虫囊肿等也呈液性暗区。在暗区后方常见回声增强，出现亮的光带（白影）。

2）衰减暗区：由于肿瘤对超声波的吸收，造成明显衰减而没有回声，出现衰减暗区。

3）实质暗区：均质的实质声阻抗差别小，可出现无回声暗区。肾实质、脾等正常组织和肾癌及透明变性等病变组织可表现为实质暗区。

（2）低回声：实质器官（如肝脏、脾脏）内部为分布均匀的点状回声，在发生急性炎症而出现渗出时，其声阻抗比正常组织小，透声增高，而出现低回声区（灰影）。

（3）强回声：分为较强回声、强回声和极强回声。

1）较强回声：组织致密的实质器官或血管增多的肿瘤声阻抗差别大，反射界面增多，使局部回声增强，呈密集的光点或光团（灰白影），如癌、肌瘤及血管瘤等。

2）强回声：介质内部结构致密，与邻近的软组织或液体有明显的声阻抗差，引起强反射。如骨质、结石、钙化可出现带状或块状强回声区（白影），由于透声差，下方声能衰减，而出现无回声暗区，即声影。

3）极强回声：含气器官（如肺、充气的胃肠）因与邻近软组织的声阻抗差别极大，声能几乎全部被反射回来，不能透射，而出现极强的光带。

二、超声检查的方法及临床应用

（一）超声检查的方法

1. A 型超声　即幅度调制型。此法以波幅的高低代表界面反射信号的强弱，借此鉴别病变的物理特性；以反射波之间的距离探测界面距离，测量器官径线。可用于对组织结构的定位及定性。由于此法过分粗略，目前已基本淘汰，仅应用于眼科生物辅助测量。

2. B 型超声　即辉度调制型。此法以不同亮度的光点表示界面反射信号的强弱，反射强则亮，反射弱则暗，称灰阶成像。B 型超声采用多声束连续扫描，每一单条声束上的光点连续地分布成一幅切面图像，可以显示器官的二维图像（图 7-8）。图像纵轴表示人体组织的深度，即界面至探头的距离；横轴表示超声束在扫描方向上的位置，反映切面图像的宽度。当扫描的回声信号构成图像的速度超过 24 帧/s 时，则能显示器官的实际活动状态，称为实时显像。根据探头及扫描方式不同，又可分为线型扫描、扇型扫描、凸弧扫描等。

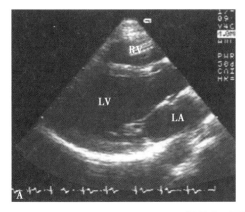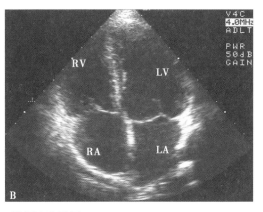

图 7-8　正常二维超声心动图

B 型超声可清晰显示器官的外形、与毗邻组织的关系，以及软组织的内部回声、内部结构、血管与其他管道的分布情况等，因此，B 型超声诊断法是其他超声诊断的基础。

3. M 型超声　即超声光点扫描法。此法是将单声束超声波所经过的人体各层解剖结构的回声以运动曲线的形式从时间和空间上加以展开显示的一种方法。其图像的纵轴代表回声界面空间位置关系和深度，横轴代表扫描时间。此法主要用于探测心脏，称 M 型超声心动图，常与心脏实时显像结合使用。

4. D 型超声　即多普勒超声。当声源与接收器做相对运动时，声波的频率会发生变化，此种现象即多普勒效应。频率的变化称频移，频移即多普勒信号，经仪器处理后，以波、色彩等形式表现出来。D 型超声利用多普勒效应的基本原理来探测血管、心脏内血液流动反射回来的各种频移信息，以频谱或色彩的形式显示，从而进行疾病诊断。

目前常用的 D 型超声有频谱多普勒超声成像和彩色多普勒血流成像两种。频谱多普勒超声成像是将血流的信息以波形（即频谱）的形式显示，横轴代表时间，纵轴代表频移或流速，同时可监听血液流动状态的声音，称多普勒音，正常为悦耳的声音。彩色多普勒血流成像是在二维显像的基础上，对血流的多普勒信号进行彩色编码，以色彩形式显示血流的方法，有很强的直观感和空间感。目前多用红色表示血流方向朝向探头，蓝色表示血流方向背离探头，湍流则以绿色或多彩表示。应用 D 型超声可检测血流的方向、速度、性质、分布范围、有无反流及异常分流等，具有重要的临床应用价值。

5. 三维及多维度超声成像　立体彩色超声图像信息更丰富和直观，近几年在临床已被广泛应用。

新式的一台彩色多普勒超声仪可以包括上述多种成像技术，彩色多普勒超声检查是临床最为常用的一种检查方法。

（二）超声检查的临床应用

超声检查方便、简单、快捷、无创、性价比高，已成为实质性器官、软组织和心脏大血管病变的首选检查方法。彩色多普勒超声能够显示组织器官的解剖结构和某些功能状态，临床广泛应用于心血管、肝脏、胆囊、脾脏、胰腺、肾脏、膀胱、前列腺、肾上腺、子宫、卵巢、眼球、甲状腺等组织器官的探查及肺脏和胃肠道某些疾病的筛查和诊断。超声检查尤其对结石和液体的探查具有不可取代的价值。

超声检查临床应用的主要目的有：①检测实质性器官的大小、形态及物理特性；②检测囊性器官的大小、形状、走行及某些功能状态；③检测心脏、大血管及外周血管的结构、功能与血流动力学状态；④鉴定器官内占位性病变的物理特性，部分可鉴别良、恶性；⑤检测是否存在积液，并对积液量做出初步估计；⑥随访经药物或手术治疗后各种病变的动态变化；⑦引导穿刺、活检或导管置入，进行辅助诊断及超声介入治疗。

三、超声检查前准备

（一）肝、胆及胰腺常规检查

通常需空腹。必要时饮水 400～500ml，使胃充盈作为声窗，以充分显示胃后方的胰腺及腹部血管等结构。胃的超声检查需饮水及口服造影剂，以显示胃黏膜及胃腔。胆囊检查需要评价胆囊收缩或了解胆管有无梗阻时，应备用脂肪餐。腹部检查前 2 天内应避免行胃肠钡剂造影和胆系造影，因钡剂可能干扰超声检查。

（二）早孕、妇科、肾、膀胱及前列腺检查

检查前 2 小时饮水 400～500ml 使膀胱适量充盈。经阴道超声检查前，必须确认受检者为已婚（有性生活史），一般于非月经期检查。

（三）婴幼儿及不合作者

可给予 10% 水合氯醛灌肠，待安静入睡后再行检查。

（四）其他

1. 心脏、大血管及外周血管、浅表器官及组织、颅脑等组织器官的超声检查一般不需特殊准备。经食管超声心动图检查前 8 小时禁食水，检查后 2 小时禁水，并嘱受检者签署知情同意书。

2. 介入性超声、术中超声等需做好相应的检查前准备，并说明可能的并发症，嘱受检者签署知情同意书。

第三节　其他常用影像学检查

一、计算机体层成像

计算机体层成像（computed tomography，CT）不同于 X 线成像，它是用 X 线束对人体层面进行扫描，透过人体的 X 线强度由探测器测量并转变为可见光，经光电转换、模数转换等信号转换装置得到相应的数字化信号，再输入电子计算机系统进行处理而获得的重建图像。其密度分辨力明显优于 X 线图像，显著扩大了检查范围，提高了病变的检出率和诊断的准确率。

（一）基本知识

1. 诊断原理　CT 是用 X 线束对人体某部位一定厚度的层面进行扫描，由探测器接收透过该层面的 X 线，转变为可见光后，由光电转换器转变为电信号，再经模数转换器转为数字，输入计算机处理。扫描所得的信息经计算而获得每个体素（人为地将扫描的层面分为若干个体积相同的长方体，每一个长方体为一个体素）的 X 线衰减系数或吸收系数，再排列成矩阵，即数字矩阵，可存储于磁盘或光盘中。经模数转换器把数字矩阵中的每个数字转为由黑到白灰度不等的小方块，即像素，并按矩阵排列构成 CT 图像。CT 图像的密度可用 CT 值表示，CT 值对应人体不同密度组织的 X 线吸收系数，单位为 Hu。人体组织密度越大，X 线吸收系数越高，CT 值越大，图像越白；反之，组织密度越小，X 线吸收系数越低，CT 值越小，图像越黑。水的吸收系数为 1.0，CT 值定为 0Hu；骨的密度最大，为 +1 000Hu；气体密度最小，为 -1 000Hu。CT 能分辨的 CT 值为 2 000Hu，而人的肉眼只能分辨 16 个灰阶，所以人为地引入窗宽和窗位的概念。窗宽（window width，WW）指数字影像所显示像素值的范围。窗宽越大，影像层次越多；窗宽越小，对比度越大，但影像层次也越少。窗位（window level，WL）指影像显示的灰阶中心值。CT 图像要有适当的窗宽和窗位才能有利于观察病变。

2. CT 设备

（1）普通 CT：检查时间长，分辨率不高，已基本淘汰。

（2）螺旋 CT（SCT）：X 线焦点相对受检者做旋转运动，以容积方式采集数据。其优点是检查时间短，避免了运动的干扰，提高了图像质量，有助于早期发现病变，且可行三维重建及注射造影剂行 CT 血管造影（CTA）。

（3）电子束 CT（EBCT）：又称超高速 CT（UFCT）或第五代 CT，用电子枪发射电子束轰击 4 个环靶所产生的 X 线进行扫描。扫描时间可短至 40ms 以下，每秒可获得多帧图像。由于快速扫描减少运动伪影，且扫描范围广，主要用于心血管造影及小儿、老人和外伤等不能很好合作者的检查。

（4）能谱 CT：指利用多能谱信息提高图像质量或提供新的图像信息的成像方式，是近年来出现的成像技术。

（二）临床应用

CT 的诊断价值较高，成为 X 线和超声不能确诊疾病的进一步检查方法。

1. 中枢神经系统疾病　对颅内肿瘤、脓肿、外伤性血肿与脑损伤、脑梗死、脑出血以及椎管内肿瘤、椎间盘突出症等疾病的诊断较为可靠（图 7-9）。

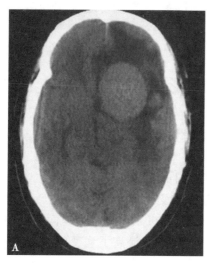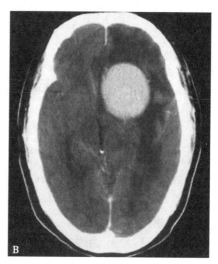

图 7-9　脑膜瘤

2. 胸部疾病　用于了解纵隔和肺门有无包块或淋巴结肿大、支气管有无狭窄或阻塞，协助中心型肺癌、纵隔肿瘤等的诊断，还可显示冠状动脉和心瓣膜的钙化、大血管壁的钙化等。

3. 腹部及盆腔疾病　主要用于肝、胆、胰腺、腹膜腔和腹膜后间隙及泌尿和生殖系统疾病的诊断（图 7-10）。

4. 五官科疾病　有助于眶内占位性病变、鼻窦癌早期、中耳小表皮样瘤、听骨破坏与脱位、内耳骨迷路轻微破坏、耳先天发育异常及鼻咽癌等疾病的诊断。

（三）CT 检查的准备与处理

1. 平扫检查　重点为受检者准备。

（1）检查前需将详细的病情资料提供给影像医生以备参考。

（2）检查前去除受检部位衣物上的金属物品或饰品。

（3）胸、腹部检查前，指导受检者进行平静呼吸及屏气训练。

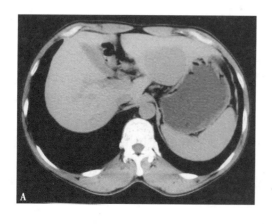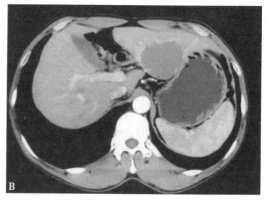

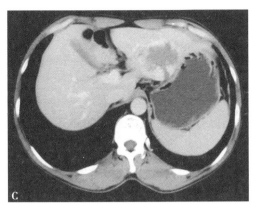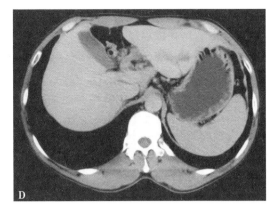

图 7-10　肝海绵状血管瘤

（4）病情危重的受检者须在医护人员监护下进行检查。

（5）不能配合的患儿可采用镇静措施（如水合氯醛灌肠）后进行检查。

（6）妊娠女性、情绪不稳定或急性持续痉挛者不宜做本检查。

（7）受检部位是上腹部者，检查前 1 周内不可行钡剂造影检查；检查前禁食水 4～6 小时；检查前 30 分钟口服 1.5%～3% 泛影葡胺溶液 500～800ml，临检查前再口服 200ml，使造影剂充盈胃、十二指肠及近端小肠。

（8）受检部位为盆腔者，检查前晚口服缓泻剂；检查前嘱受检者饮水，使膀胱充盈以利检查。

2. 增强扫描检查　受检者需要注射碘剂，因此，除做好平扫检查前的准备外，还应做好碘剂造影检查的相应准备与处理。

二、磁共振成像

磁共振成像（magnetic resonance imaging，MRI）是利用人体内固有的氢原子核（质子）在外加磁场作用下产生共振现象，产生振荡磁场并形成感应信号，将其采集并作为成像源，经计算机处理后，形成人体的断面图像。

（一）基本知识

1. 图像特点　只有单一质子的氢原子核最易受外来磁场的影响，并且氢质子在人体内分布最广，含量最高，因此，医用 MRI 多选用 H 为靶原子核。人体内的每一个氢质子可被视为一个小磁体，正常情况下，这些小磁体自旋轴的分布和排列是杂乱无章的，若此时将人体置于一个强大的磁场中，这些小磁体的自旋轴将按磁场磁力线的方向重新排列，如果再施加特定的射频脉冲，将发生一系列的物理学现象，并产生磁共振信号。磁共振信号有 T_1、T_2 和质子密度（Pd）等参数，并由这些参数构成磁共振的图像。MRI 为多参数灰阶图像，采用不同的扫描序列和成像参数，可获得 T_1WI、T_2WI 和 PdWI。主要依赖 T_1 参数重建的图像称为 T_1 加权像（T_1WI），T_1WI 有利于观察解剖结构；主要依赖 T_2 参数重建的图像称为 T_2 加权像（T_2WI），T_2WI 能较好地显示病变组织；主要由组织内质子密度构成的图像称为质子密度加权像（PdWI）。

MRI 具有良好的组织信号分辨率，多方位、多序列成像，无电离辐射损害，是重要的检查手段。MRI 能很好地显示各种正常软组织（如脂肪、肌肉、韧带、肌腱、软骨、骨髓等）和肿块、坏死、出血、水肿等病变，较 X 线和 CT 更具诊断优势。

2. MRI 设备　MRI 设备由主磁体、梯度线圈、射频系统及计算机系统组成。

（1）主磁体：可产生均匀稳定的静磁场，使组织磁化。有永磁型、常导型和超导型三种类型。通常用磁体类型和强度来说明MRI设备的类型。

（2）梯度线圈：改变主磁场，产生梯度磁场，用作选层和信息的空间定位。磁共振成像中，有三个方向的梯度磁场，分别以G_x、G_y、G_z表示。

（3）射频系统：主要包括射频发射器和磁共振信号接收器。射频发射器可产生不同的脉冲序列，以激发人体内氢原子核产生磁共振信号。磁共振信号接收器将接收到的磁共振信号处理后送入计算机处理。

（4）计算机系统：由硬件和软件两大部分组成，可进行系统控制，完成系统扫描和图像采集、重建、显示和存储等。

（二）临床应用

MRI的检查范围基本覆盖了全身各系统，但对不含氢原子的组织显示不佳。

1. 中枢神经系统疾病　对脑干、幕下区、枕骨大孔区、脊髓与椎间盘的显示明显优于CT。对脑与脊髓肿瘤、多发性硬化、脑梗死、脑血肿、脑囊虫病、脊髓先天异常与脊髓空洞症的诊断有较高价值。

2. 胸部疾病　有助于纵隔肿物的诊断及中心型肺癌的诊断与分期。但对肺内结节性病灶的诊断不如CT。

3. 心脏及大血管疾病　用于心肌梗死、先天性心脏病、心肌病、主动脉夹层等的诊断。

4. 腹部与盆腔疾病　用于检查肝、肾、膀胱、前列腺和子宫有较高价值。对恶性肿瘤的早期显示及在评价血管受侵犯情况、肿瘤分期方面优于CT。但在显示胃肠方面有一定限制。

5. 头颈部疾病　对头颈部肿瘤的诊断优于CT，并可明确区分血管断面和淋巴结。

6. 骨与关节疾病　对股骨头缺血性坏死的早期诊断优于CT。用于检查膝关节，优于关节造影及关节镜检查。对于软组织肿瘤，能提供有关肌肉、神经和血管受侵的信息，并可评价手术疗效。

（三）注意事项

MRI的磁场强度不致对人体健康带来不良影响，所以MRI是一种非损伤性检查，但应注意以下事项：

1. 检查前清理受检者随身携带的金属物品，如手表、手机、腰带扣等。

2. 妊娠3个月以内者不能进行MRI检查。

3. 由于磁体可以将金属磁化，不仅影响图像质量，还可能造成影响健康的严重后果，故体内有金属植入物者[如植入心脏起搏器、置换人工金属瓣膜、颅脑手术后动脉夹存留、铁磁性异物存留（如枪炮伤后弹片存留及眼内金属异物等）、安装金属假肢、置换金属关节、植入神经刺激器等]，均不能进行MRI检查。

三、介入放射学

介入放射学是在医学影像技术（如X射线摄影、超声、CT、MRI）的引导下，通过经皮穿刺途径或人体原有孔道，将特制的导管或器械插至病变部位，进行诊断性造影和治疗的学科。根据介入途径的不同，将介入放射学分为血管介入技术和非血管介入技术。血管介入技术是在血管内进行的治疗和诊断性操作，非血管介入技术是对血管外的组织器官进行的治疗和诊断性操作。

（一）基本知识

1. 介入放射学的设备、器材及材料

（1）导向设备：主要有X线电视透视、DSA、CT、MRI和超声等。

（2）器材及材料：介入放射学的基本器材有穿刺针、导管、导丝等。穿刺针主要用于穿刺进入体内以建立通道，通过通道插入导丝及导管，或直接采取病理组织、抽吸内容物、注入药物等。导管可分为造影导管、引流导管、球囊扩张导管等，分别用于造影、引流、扩张狭窄的管腔等。导丝主要用于引入导管并将其选择性插送到体内一定的位置。

介入放射学的材料主要有金属支架、内涵管、栓塞物（自体血凝块、明胶海绵、不锈钢螺圈、组织粘合剂等）、药物等。金属支架由金属或合金制成，用于扩张和支撑狭窄的血管和血管外狭窄的腔道（如食管狭窄）。内涵管由合成材料制成，仅用于扩张和支撑血管外狭窄的腔道（如胆道狭窄）。栓塞物可以阻断血流、阻塞血管，用于止血及治疗恶性肿瘤、动脉瘤、动静脉畸形等。药物包括血管收缩药、溶栓药、抗肿瘤药，分别用于止血、溶栓、治疗恶性肿瘤等。

2. 介入放射学的技术与应用价值

（1）介入放射学的技术：主要包括：①成形术；②灌注栓塞术；③穿刺引流术；④其他：经皮腔内异物取出术、经皮穿刺椎间盘切除术、结石介入处理。

（2）介入放射学的应用价值：介入放射学具有微创的特点和肯定的治疗效果，目前已成为与内科、外科并列的三大治疗学之一。其主要临床应用价值体现在：①诊断比较准确；②治疗作用快，疗效显著；③创伤小，可重复使用；④可使一些内科、外科治疗无效或难以解决的疾病（如血管病变、晚期恶性肿瘤）获得有效治疗。

（二）临床应用

1. 血管介入技术

（1）经导管栓塞术：主要用于控制多种出血、治疗肿瘤和包括动静脉畸形、动静脉瘘和动脉瘤在内的血管性疾病。

（2）经皮腔内血管成形术（percutaneous transluminal angioplasty, PTA）：①球囊血管成形术，主要用于治疗冠心病、四肢动脉硬化、四肢动脉栓塞等；②血管内支架，主要用于治疗冠状动脉、肾动脉、肢体动脉等血管狭窄和闭塞；③激光血管成形术和动脉粥样斑块切除术，主要用于治疗四肢血管和冠状动脉粥样硬化或血栓形成。

（3）经皮腔内球囊瓣膜成形术：主要用于治疗二尖瓣、三尖瓣、肺动脉瓣和主动脉瓣狭窄。

（4）经导管灌注术：在相应血管内灌注血管收缩药，用于治疗食管静脉曲张出血、出血性胃炎、消化性溃疡出血、小肠及结肠出血等；靶动脉内灌注抗肿瘤药，用于治疗原发性肺癌、肝癌、头颈部肿瘤、消化道肿瘤、盆腔肿瘤及骨肿瘤等；相应血管内灌注溶栓药，用于冠状动脉溶栓、脑动脉溶栓、周围血管溶栓，常用药物有尿激酶、链激酶、蛇毒和组织型纤维蛋白溶酶原激活剂。

2. 非血管介入技术

（1）管道狭窄扩张术：通过球囊扩张术和支架植入术治疗食管狭窄、胆道狭窄、气管及支气管狭窄等。

（2）经皮穿刺引流与抽吸术：①抽取标本做细胞学、细菌学及生化等检查，以明确病变性质；②用于治疗脓肿、囊肿、血肿及积液。

（3）结石的介入处理：穿刺建立通道后，使用内镜或其他介入器材进行粉碎取石、注入溶解剂局部溶石或直接取石，常用于治疗胆管结石和尿路结石。

（4）经皮穿刺椎间盘切除术：用于治疗经影像确诊，并有明显症状的椎间盘突出症。

（5）经皮穿刺活检：经皮穿刺取得活组织标本，行病理学检查。已广泛应用于各部位、各器官病变的诊断。

四、数字减影血管造影

数字减影血管造影（digital subtraction angiography，DSA）是通过人工的方法将造影剂注射到目标血管内进行 X 射线成像，利用计算机处理造影剂注入前后所得到的数字化影像信息，以消除周围组织结构而使血管影像清晰显示的一种成像技术。

（一）基本知识

1. 诊断原理　数字荧光成像是 DSA 成像的基础，DSA 利用数字减影方式消除了骨骼和软组织影。目前常用的数字减影血管造影方法是时间减影法。先经导管快速注入造影剂，在造影剂到达受检血管的前后，分别使受检部位连续成像，同时进行数字化采集并输送到计算机，在这些系列图像中，取一帧血管内不含造影剂的图像和一帧血管内含造影剂最多的图像，经计算机行数字减影处理，使含造影剂的图像中骨骼及软组织等影像被消除，从而得到只有血管的影像。

2. DSA 设备　DSA 设备主要包括影像增强器、高分辨力摄像管、计算机、磁盘、阴极线管和操作台等。

（二）临床应用

DSA 能够观察血流的动态变化及血管的器质性病变。由于没有骨骼和软组织影重叠，血管显示清晰。如应用选择性插管或超选择性插管，也能很好地显示直径 200μm 以下的小血管及小病变。

1. 数字减影血管造影检查的注意事项

（1）检查前须做碘过敏试验，碘过敏试验阴性者方可行 DSA 检查。

（2）检查前应完善相应实验室检查（血常规、凝血功能、肝功能和肾功能）和心电图检查，有严重心、肝、肾功能不全和出血倾向者不宜行 DSA 检查。

（3）检查前 1 天晚餐后开始禁食，以防止检查过程中发生恶心、呕吐及呕吐物误吸。

（4）向受检者及家属说明检查过程和可能出现的并发症，以取得理解和配合，并签署知情同意书。

2. 数字减影血管造影的临床应用

（1）心脏及大血管：对心内解剖结构异常、主动脉夹层、主动脉瘤、主动脉缩窄或主动脉发育异常等显示清楚，对冠状动脉显示亦较好。

（2）中枢神经系统：主要用于脑动脉硬化、颅内动脉瘤、脑动静脉畸形、脑膜瘤、脑胶质瘤和转移瘤等的诊断（图 7-11）。

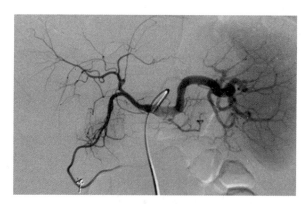

图 7-11　脑血管 DSA 影像

（3）腹部血管：主要用于直接观察腹主动脉及其大分支的管腔狭窄情况。

（4）四肢血管：主要用于四肢血管疾病（如血栓闭塞性脉管炎、血栓性静脉炎等）的诊断。

五、核 医 学

核医学（nuclear medicine）是利用放射性核素及其标记物进行临床诊断、疾病治疗及生物医学研究的学科。近年来，核医学取得了飞速发展，其检查方法分为两类：不需将放射性核素引入体内者称为体外检查法，如放射免疫分析；需要将放射性核素引入体内者称为体内检查法，根据是否成像又分为显像和非显像两种。

（一）基本知识

1. 诊断及治疗原理

（1）体内检查法的诊断原理：放射性核素或其标记物被引入人体后，被组织、器官摄取并在其中停留足够的时间，利用曲线图、平面或断层显像，了解组织、器官的功能、代谢或血流灌注等情况。

（2）体外检查法的诊断原理：利用放射性标记的配体为示踪剂，以竞争结合反应为基础，在试管内完成对微量生物活性物质的检测，最有代表性的是放射免疫分析。

（3）放射性核素治疗的原理：放射性核素或其标记物被引入人体后，被病变组织高度浓集，并释放 β 射线，产生电离辐射生物学效应，从而抑制或破坏病变组织。

2. 常用放射性药物及核医学仪器

（1）放射性药物：指能够安全用于诊断或治疗疾病的放射性核素和放射性标记化合物。其中用于非显像检查者称为示踪剂，用于显像检查者称为显像剂。临床常用的放射性核素有 ^{99m} 锝、^{131} 碘等。

（2）核医学仪器：核医学目前常用的发射计算机断层显像（emission computed tomography，ECT）包括单光子发射计算机断层显像（single photon emission computed tomography，SPECT）和正电子发射断层显像（positron emission tomography，PET）。SPECT 在病变的早期发现、观察病变累及范围及检查器官功能方面有独特优势，但图像分辨率低是其固有的缺点。随着 PET 的临床应用，在一定程度上提高了核医学图像的分辨率，使核医学的发展进入了新的阶段，成为临床医学不可缺少的重要学科。

3. 核素成像的基本步骤及图像特点

（1）核素成像的基本步骤：①用短半衰期的核素标记某些特殊的化合物，经静脉注入人体；②探测聚集于人体一定器官、组织内，标记于化合物上的核素衰变所发出的 γ 射线；③将 γ 射线转化为电信号并输入计算机，经计算机断层重建为反映人体某一器官生理状况的断面或三维图像。ECT 既可以形成平面影像，也可以绕人体旋转采集、重建为高分辨率的断层图像。

（2）核素显像的特点：放射性核素显像法是以器官内外或器官内正常与病变组织之间的放射性核素浓度差为基础的显像方法，放射性核素的浓度差主要取决于器官和病变组织的血流量、细胞功能、代谢率和排泄、引流等因素，因此，放射性核素显像法不仅可显示器官和病变的位置、形态、大小等解剖图像，更重要的是能同时提供器官和病变的血流、功能、代谢等信息，具有动态和定量显示的优点，有助于疾病的早期诊断。与以显示形态结构为主的 X 线、CT、MRI 和超声检查相比，放射性核素显像法除具有提示器官动态功能信息的突出特点外，还具有较高的特异性，如对异位甲状腺、肾上腺嗜铬细胞瘤的确诊等，但本法受引入放射性物质活度的限制，成像的信息量不够充分，致成像清晰度不如其他影像学检查方法。因此，应根据临床需要，将各种影像学检查方法结合应用，发挥各家之长，以期对疾病做出早期、全面、正确的诊断。

（二）注意事项

1. 放射性核素显像检查设备昂贵，检查费用高，检查所需时间长，所用药物具有放射性，应严格掌握检查适应证。

2. 先做 CT 检查，选择符合 ECT 探测的断层进行显像。

3. 注射药物前应禁食 6 小时，注射药物前后要保持安静，注射后卧床休息，不走动、少说话。显像中保持平卧约 1 小时，不能移动。

4. 糖尿病患者注射检查药物前需测血糖、注射胰岛素；腹腔、盆腔检查前需清洁肠道、排空膀胱。

5. 疼痛或烦躁者需止痛或镇静。

6. 全身骨显像者在静脉注射检查药物后 1 小时宜适量饮水。

7. 心脏负荷试验应注意严格掌握适应证，做好急救准备，试验量要达标，但要严密观察、及时终止。

（三）临床应用

1. 器官功能检查

（1）甲状腺摄 ^{131} 碘功能检查：用于甲状腺功能亢进症、甲状腺功能减退症、地方性甲状腺肿等疾病的诊断。

（2）^{131} 碘 - 邻碘马尿酸钠肾图检查：用于判断两侧肾脏的功能及尿路的通畅情况。

2. 器官显像

（1）内分泌系统：用于诊断甲状腺结节、寻找异位甲状腺、定位甲状腺癌转移灶及判断甲状腺的大小和重量等。

（2）循环系统：放射性核素心血管显像可用于诊断先天性心脏病、上腔静脉梗阻等。心肌血流灌注显像可用于诊断冠心病、诊断心肌梗死及判断其范围、判断心功能等。

（3）骨骼系统：可用于诊断转移性骨肿瘤、原发性骨肿瘤、骨折、股骨头缺血性坏死及植骨术后监测等。

（4）神经系统：脑静态显像可用于评估颈动脉血流状态（有无阻塞、弯曲或严重狭窄）、诊断脑血管病（如脑梗死、脑出血）等。脑动态显像可用于诊断偏头痛、帕金森病、癫痫、脑梗死等。脑代谢显像可用于诊断脑梗死、中枢神经变性疾病、癫痫、脑肿瘤等。脑脊液显像可用于诊断交通性脑积水、脑脊液漏等。

（5）呼吸系统：包括肺灌注显像、肺通气显像和肺肿瘤显像，临床应用于诊断肺栓塞、肺癌、肺部感染等。

（6）消化系统：肝动态显像用于肝内肿瘤的鉴别诊断。肝静态显像用于肝内占位性病变的发现、定位诊断及肝功能的判断。肝胆动态显像可了解肝胆系统的功能、形态及胆道通畅情况，用于诊断急性胆囊炎、肝内胆管扩张、胆汁淤积及鉴别黄疸的病因等。

（7）泌尿系统：肾动态显像可用于诊断肾功能受损、尿路梗阻、移植肾监测等。肾静态显像可用于诊断双肾位置形态异常和先天畸形、肾动脉狭窄、移植肾监测等。

（8）血液系统：骨髓显像可用于诊断再生障碍性贫血、白血病、骨髓纤维化、骨髓瘤等。

六、不同影像学检查方法的分析、优选和综合应用

随着科学技术的发展，影像学检查的方法越来越多、越来越先进，怎样合理地选择影像学检查方法，用最低的检查费用做出正确的诊断，是临床必须面对的问题。检查费用的多少取决于影像设备的价格和运行成本，与疾病诊断的准确度、敏感度和特异度无正比关系。不同的检查技术在诊断中有各自的优缺点和适用范围，每一种检查技术都不是万能的。对于某些疾病的鉴别诊

断,将有些检查技术联合使用,可互为补充。而对于某些疾病的筛查,应首选效价比高的检查方法,如 X 线和超声检查。由此可见,只有掌握各种影像学技术的成像原理、作用及优缺点后,才能正确选择检查方法,不仅可节约医疗费用,而且可提高疾病诊断的准确率。

(一)呼吸系统

最佳的检查方法是 X 线和 CT 检查。X 线可检出大部分呼吸系统病变,是筛查和动态观察病变最有效和最经济的方法,其缺点是容易漏诊小病灶和被重叠的病灶。CT 的密度分辨力高,无结构重叠,能发现直径>2mm 的病灶。CT 仿真内镜能模拟纤维支气管镜的效果,用于探查气管和支气管内的占位性病变。CT 肺功能成像除能了解形态学改变外,还能定性和定量地了解肺通气功能。对 X 线检查不能确诊的呼吸系统疾病,均应行 CT 检查。

MRI 有助于对纵隔病变的定位和定性诊断,且不需造影剂增强就可清楚地显示肺门及纵隔淋巴结;磁共振血管成像(magnetic resonance angiography,MRA)能清楚显示心脏、大血管及肺与纵隔肿瘤的关系,有助于术前判断肿瘤分期和制订治疗计划。

超声检查一般不用于诊断呼吸系统疾病,但它是胸腔积液或心包积液穿刺引流的最佳导向工具。

血管造影对呼吸系统病变无诊断价值,仅作为导向工具用于肿瘤的介入治疗和咯血的治疗。

(二)循环系统

X 线检查是心脏疾病较常用的检查方法,可大致了解心脏及大血管的大小、形态、位置、搏动和肺血改变,但不能完全明确诊断心血管病。超声心动图可实时观察心脏大血管的形态结构与搏动、心脏舒缩功能和瓣膜活动,以及心血管内血流状态。通过综合运用各种超声检查方法,可明确诊断大部分心血管疾病。超声检查的局限性在于不能详细了解冠状动脉的病变情况,DSA 可弥补其不足。普通 CT 不用于心脏疾病检查,但多层螺旋 CT 因成像速度快,现已作为筛查冠状动脉病变的方法。增强后,利用图像重建技术,有时可直接显示冠状动脉狭窄或闭塞。与冠状动脉造影相比,CT 属非创伤性检查方法。MRI 可清楚显示心脏及大血管结构,其成像分辨率高于超声,且可多方位观察。心脏磁共振电影成像效果现已如同导管法心脏造影检查,且无影像重叠,有取代有创性心脏造影之势。检查不合作的婴幼儿和病情危重者,不适于做 MRI 检查。有创性心血管造影(DSA)的诊断作用日益减弱,但它仍是诊断心血管系统疾病的金标准,目前主要用于心血管疾病的介入治疗,如房室间隔缺损、动脉导管未闭的堵塞术,冠状动脉或外周血管狭窄或闭塞的球囊支架成形术。

(三)骨骼肌肉系统

主要以 X 线摄片检查为主,是筛查病变最有效和最简单的方法,不仅能显示病变的范围和程度,还能做出定性诊断。但 X 线平片不能直接显示肌肉、肌腱、半月板和椎间盘等软组织病变,亦不易发现骨关节和软组织的早期病变,CT 在此方面则具有优势,能多方位显示骨关节解剖结构的空间关系。ECT 可用于疾病的早期诊断,如对股骨头缺血性坏死的早期诊断,优于 X 线、MRI 和 CT。MRI 在显示软组织病变(如肿块、出血、水肿、坏死等)方面优于 CT,但在显示骨化和钙化方面不及 CT 和 X 线平片。膝关节 MRI 主要用于检查外伤所致的半月板和韧带撕裂。MRI 诊断的准确率可超过 90%,比关节造影和关节镜敏感。髋关节 MRI 主要用于诊断早期股骨头缺血性坏死和观察疗效,征象出现早于 X 线和 CT,且具有一定的特异性。MRI 是直接观察骨髓病变的最佳成像方法,优于 X 线、ECT 和 CT。MRI 对骨髓瘤、淋巴瘤和骨肉瘤的诊断比 X 线与 CT 敏感和可靠。MRI 可清楚地显示椎管狭窄,包括椎体与脊椎小关节增生、韧带肥厚和椎间盘突出等。超声在显示软组织病变方面有一定的优势,但图像分辨率不及 CT 和 MRI,亦缺乏特异性,但其价廉、无创,故可作为筛查方法。血管造影仅用于骨关节及软组织恶性肿瘤的介入治疗。

（四）腹部

胃肠道疾病的首选检查方法为胃肠钡剂造影，可诊断胃肠道畸形、炎症、溃疡和肿物，应用气钡双重对比造影有助于发现轻微的和早期的胃肠道病变。腹部X线平片和超声检查不用于诊断急腹症以外的胃肠道疾病。血管造影可用于寻找和治疗消化道出血，发现胃肠道血管性病变。CT和MRI可对腹部恶性肿瘤进行临床分期和为制订治疗计划提供参考依据。超声诊断胆系疾病的效价比最高，亦能发现肝、脾、胰腺的病变，故常作为首选的检查方法，亦特别适合对腹部实质性器官疾病的普检、筛查和追踪观察。CT具有良好的组织分辨力和直观清晰的解剖学图像，随着CT扫描速度加快、扫描方式和图像重建功能的增加，使其在肝、胆、胰腺、脾疾病的诊断和鉴别诊断中起主导作用，与超声检查相结合，能对绝大多数疾病做出正确诊断。MRI除可提供清晰的解剖学图像外，还可根据信号特征分析病变性质，故常用于超声和CT鉴别诊断有困难的病例。在显示胆管、胰管梗阻性病变方面，MRI优于超声和CT。血管造影仅用于某些疾病的鉴别诊断，如肝海绵状血管瘤、动静脉畸形和动脉瘤，以及腹部肿瘤的介入治疗。

腹部平片仅可显示泌尿系阳性结石，排泄性造影既可显示肾盂、输尿管的解剖学形态，又可判断肾排泄功能，故是泌尿系统疾病的常用检查方法之一。超声与CT已广泛应用于泌尿生殖系统检查，且效果远优于常规X线，特别是超声检查在妇产科疾病诊疗中已起主导作用。超声、CT、ECT和MRI均适用于对肾上腺疾病的探查，但从临床效价比的角度考虑，应首选CT。磁共振水成像技术在显示泌尿系统梗阻性疾病方面有独特的价值。此外，MRI对软组织、肝、胆、脾、胰腺、肾、子宫、卵巢、前列腺等部位的检查性能优越，在对泌尿生殖系统肿瘤分期方面优于其他检查方法。

（五）中枢神经系统

首选的检查方法为CT与MRI，两者均能对颅内或椎管内病变的部位、大小、数目等做出定量和定性诊断。与CT比较，MRI显示解剖结构清晰而逼真，可很好地观察器官的大小、形状和位置等方面的情况，故对于引起器官形态变化的疾病可优先选择MRI检查。亚急性颅内血肿在MRI上显示为高信号区，易于诊断，而在CT图像上可为等密度灶；急性外伤性颅内出血在T_1WI和T_2WI上多为等信号，不易与血肿周围脑组织区别，而在CT图像上，急性血肿均为高密度灶，易于观察。因此，急性期血肿选择CT扫描为宜，亚急性或慢性血肿则选择MRI较好。此外，少量的颅底出血、轻微的脑挫伤水肿MRI比CT敏感。MRI发现脑梗死较CT早，一般起病后6小时MRI即可出现异常。对脑干和小脑腔隙性梗死灶的探测MRI也明显优于CT。脑梗死灶在T_1WI上呈低信号，在T_2WI上呈高信号，易于诊断。磁共振弥散加权成像可发现2小时以内的超急性脑梗死，这对患者的早期治疗和预后有着重要作用。MRI的软组织分辨率比CT高，矢状面扫描图像可直观地显示脊髓病变的全貌及与周围组织结构的关系，是目前诊断脊髓疾病的最佳选择。MRA可替代有创性脑血管造影来诊断颅内或椎管内血管性病变。脑血管造影属创伤性检查方法，目前已少用于诊断颅内疾病，而多用于颅内血管性疾病的介入治疗。

综上所述，临床选择影像学检查方法时主要遵循效价比的原则。呼吸系统和骨骼系统首选X线检查；胃肠道首选钡剂造影；心血管系统首选超声和DSA；泌尿生殖系统、腹部实质性器官、腺体和软组织首选超声检查；中枢神经系统首选CT和MRI；ECT检查费用较高，在疾病的诊断中不作优先考虑，但在某些疾病的早期确诊和精确诊断中，具有其他方法不可替代的优势，如甲状腺疾病、恶性肿瘤转移、心肌梗死等。必须强调的是，做出正确的影像学诊断必须结合患者的其他临床资料，这对影像学的诊断和鉴别诊断具有重要的参考意义。

（辛先贵）

？复习思考题

1. X线的特性有哪些？
2. X线的检查方法有哪些？
3. 超声检查的临床应用有哪些？D型超声诊断原理是什么？
4. 如何做好超声检查前的准备？
5. 什么是介入放射学？其主要内容包括哪些？

ER-7-3

扫一扫，测一测

第八章 实验室检查

学习目标

掌握常用实验室检查标本采集的方法与处理。熟悉常用实验室检查的内容与临床意义。了解实验室检查的新技术、新进展。

实验室检查指通过化学、生理学、病理学、生物学、微生物学、免疫学、细胞学、血液学等多种实验技术,对血液、体液、分泌物、排泄物及组织细胞等标本进行检查分析,以获得反映机体功能状态及与疾病发生发展密切相关的数据,从而为疾病的诊治和护理提供有效的科学依据。

实验室检查与临床护理有着十分密切的关系。大部分检查项目的标本采集工作由护士执行。标本采集前的解释沟通是否到位、采集方法是否正确、采集后的标本处理是否正确、送检是否及时均可直接影响检查结果的准确性。同时,检查结果作为重要的临床客观资料,又可协助和指导护理人员及时正确地观察、判断病情,提出护理诊断,制订护理措施。因此,必须掌握常用实验室检查的目的、标本采集和处理的方法,熟悉参考值及其临床意义。

第一节 血液检查

一、血液标本采集与处理

正确采集和处理血液标本是获得准确可靠的检验结果的关键,在自动化分析仪器普遍应用的实验室中,血液标本的采集和处理是检查前质量保证的主要环节。检查前质量保证包括检查申请、患者准备、标本采集、标本运送等环节。

(一)血液标本的类型

根据检查目的的不同,血液标本可分为全血、血浆、血清和分离或浓集的血细胞等(表8-1)。

表8-1 血液标本的类型与评价

类型	评价
全血	由血细胞和血浆组成,保留了血液的全部成分。主要用于血液学检查,如血细胞计数、白细胞分类计数、血细胞形态学检查和红细胞沉降率测定等
血浆	全血抗凝后经离心除去血细胞的成分,主要用于化学成分检查。除钙离子外,血浆含有其他全部凝血因子,适用于血栓与止血检查
血清	血液离体后凝固析出的液体部分,除纤维蛋白原和相关凝血因子在血液凝固过程中被消耗和变性外,其他成分与血浆基本相同。适用于多数血液化学和免疫学检查
血细胞	有些检查项目要求将特定的细胞作为检查对象,如相对浓集的粒细胞、纯化的淋巴细胞、分离的单核细胞、富集的血小板、浓集的白血病细胞等

（二）血液标本的采集部位

血液标本可采自毛细血管、静脉或动脉。

1. 毛细血管采血 主要用于静脉采血困难而需血量较少的床边检查项目和急诊项目,其结果代表局部的状态。婴幼儿可在拇指和足跟处采血,成人毛细血管采血部位首选指端,烧伤患者可选择皮肤完整处采血。采血部位应无炎症或水肿,采血时穿刺深度要适当,切忌用力挤压,以免影响结果。因毛细血管血液循环较差,且易受外界气温影响,故血细胞计数结果不稳定,与静脉血细胞计数存在较大差异。

2. 静脉采血 需血量较多时采用。采血部位多在肘部静脉、腕部静脉或手背静脉。成人采血部位首选肘前区静脉,肘部静脉不明显时,可选择腕部或踝部等处静脉。

3. 动脉采血 主要用于血气分析。穿刺部位包括肱动脉、桡动脉和股动脉,多在股动脉处采血。采集的血液标本必须与空气隔离,立即送检。

（三）血液标本的采集时间

不同检查项目对血液标本的采集时间有不同要求。

1. 空腹采血 一般指禁食 8 小时后采血,多在晨起早餐前采血,常用于大部分血液生化检查。优点是可避免饮食成分和白天生理活动对检验结果的影响,同时因每次均在固定时间采血,便于比较检查结果。但过度空腹可导致某些检查结果异常,如血糖等。

2. 特定时间采血 指在特定的时间段内采血。人体的生物节律在昼夜有周期变化,在一天中不同时间所采的血液标本其检查结果会因此而不同。常用于口服葡萄糖耐量试验、血药浓度监测和激素测定等。

3. 随时或急诊采血 采血时间不受限制或无法限制,主要用于体内代谢较稳定或受体内代谢干扰较少的检查项目。采血时申请单上需要注明采血时间,以利于解释检查结果的临床意义。

（四）真空采血系统的正确使用

真空定量采血系统包括持针器、采血针和真空采血管,真空采血管内已根据不同检查目的添加了适当的添加剂(表 8-2)。这种采血方式具有计量准确、传送方便、标识醒目、容易保存、一次进针多管采血等优点。

表 8-2 真空采血管的种类

采血管帽颜色	添加剂	主要用途
红色(玻璃管)	无促凝剂(血凝活化剂)	生成血清,生化、免疫学检查
红色(塑料管)	促凝剂	生成血清,生化、免疫学检查
金黄色	促凝剂、分离胶(惰性分离胶)	生成血清,生化、免疫学检查
绿色	肝素锂(或肝素钠)	生成血浆,生化检查
浅绿色	肝素锂、分离胶	生成血浆,生化检查
棕色	肝素钠	生化检查、细胞遗传学检查
紫色	乙二胺四乙酸盐(EDTA-K_2)	血常规检查
灰色	葡萄糖酵解抑制剂、抗凝剂	葡萄糖检查
浅蓝色	枸橼酸钠:血液 =1:9	凝血检查、血小板功能检查
黑色	枸橼酸钠:血液 =1:4	红细胞沉降率检查
黄色	枸橼酸、葡萄糖	HLA 组织分型、亲子鉴定、DNA 检查
深蓝色	肝素锂、血凝活化剂、乙二胺四乙酸	微量元素检查

应用真空采血管采血后应立即颠倒采血管使试剂与血液标本混匀,其中浅蓝色帽采血管应

颠倒3~4次，其余采血管颠倒5~8次。此外，还应特别注意一管内的血液不能污染到另一管内，否则会造成测定结果错误。

由于不同采血管内添加剂不同及检查项目要求不同，一针穿刺多管采血时推荐的采血顺序为：血培养管→枸橼酸钠抗凝采血管（蓝、黑）→血清采血管有促凝剂和／或分离胶（红、黄）→含有或不含分离胶的肝素抗凝采血管（绿）→含有或不含分离胶的 EDTA 抗凝采血管（紫）→葡萄糖酵解抑制采血管（灰）。

二、血液一般检查

血液一般检查包括血液细胞成分的常规检查（简称血常规检查）、网织红细胞检查和红细胞沉降率检查。血常规检查包括红细胞计数、血红蛋白测定、红细胞平均值测定、红细胞形态检查、白细胞计数及白细胞分类计数、血小板计数、血小板平均值测定和血小板形态检查。

（一）红细胞计数和血红蛋白

【参考值】

健康人红细胞计数和血红蛋白参考值见表8-3。

表8-3　健康人红细胞计数（RBC）和血红蛋白（Hb）参考值

	RBC（×10^{12}/L）	Hb（g/L）
成年女性	3.5~5.0	110~150
成年男性	4.0~5.5	120~160
新生儿	6.0~7.0	170~200

【临床意义】

1. 增多　单位容积血液中红细胞计数和血红蛋白值高于正常参考值上限。

（1）相对增多：见于血液浓缩，如频繁吐泻、多尿、大量出汗、大面积烧伤、糖尿病酮症酸中毒、甲状腺危象等。

（2）绝对增多：①生理性，如高原居民、胎儿及新生儿；②病理性，如严重慢性心肺疾病、发绀型先天性心脏病、真性红细胞增多症等。

2. 减少　红细胞计数和血红蛋白值低于正常参考值下限，即贫血。血红蛋白测定是诊断贫血及判断其严重程度的可靠指标。贫血严重程度的划分见表8-4。

（1）生理性减少：见于婴幼儿、15岁以下的儿童、老年人和妊娠中、后期。

（2）病理性减少：见于各种贫血，如缺铁性贫血、再生障碍性贫血、溶血性贫血和失血性贫血等。

表8-4　贫血严重程度的划分标准

分度	血红蛋白（g/L）	临床表现
轻度	>90且低于正常参考值的下限	症状轻微
中度	61~90	活动后感心悸气促
重度	31~60	静息状态下仍感心悸气促
极重度	≤30	常并发贫血性心脏病

（二）红细胞形态

【参考值】

正常红细胞呈双凹圆盘状，大小较一致，直径6~9μm，瑞氏染色后为淡粉红色，中央淡染区大小约为红细胞的1/3，胞质内无其他异常结构。

【临床意义】

1. 红细胞大小异常

（1）小红细胞：直径<6μm，见于缺铁性贫血和地中海贫血。

（2）大红细胞：直径>10μm，见于溶血性贫血、急性失血性贫血、巨幼细胞贫血。

（3）巨红细胞：直径>15μm，见于巨幼细胞贫血.

（4）红细胞大小不均：红细胞之间直径可相差1倍以上，见于病理造血，以巨幼细胞贫血尤为明显。

2. 红细胞形态异常

（1）球形红细胞：见于遗传性球形细胞增多症、自身免疫性溶血性贫血等。

（2）椭圆形红细胞：见于遗传性椭圆形红细胞增多症，这种红细胞一般高于25%～50%才有诊断价值。

（3）口形红细胞：见于遗传性口形红细胞增多症，少量也可见于弥散性血管内凝血（DIC）。

（4）靶形红细胞：见于地中海贫血、异常血红蛋白病。

（5）镰状细胞：见于镰状细胞贫血。

（6）泪滴状红细胞：见于骨髓纤维化、溶血性贫血等。

（7）棘形红细胞及刺状红细胞：见于棘形红细胞增多、脾切除后、酒精性肝病、尿毒症等。

（8）红细胞缗钱状形成：见于多发性骨髓瘤、原发性巨球蛋白血症等。

3. 红细胞染色反应异常

（1）低色素性：见于缺铁性贫血、地中海贫血、铁粒幼细胞贫血等。

（2）高色素性：见于巨幼细胞贫血。

（3）嗜多色性：反映骨髓造血功能活跃，红细胞系增生旺盛。常见于溶血性贫血、巨幼细胞贫血、缺铁性贫血等增生性贫血。

4. 红细胞结构异常

（1）嗜碱性点彩（点彩红细胞）：多见于铅中毒、巨幼细胞贫血等。

（2）染色质小体、卡波环：两者常并存，见于溶血性贫血、巨幼细胞贫血、红白血病及其他增生性贫血。

（3）有核红细胞：见于各种溶血性贫血、红白血病、骨髓纤维化、骨髓转移癌、严重缺氧等。

（三）白细胞计数与白细胞分类计数

【参考值】

1. 白细胞计数　成人：$(4\sim10)\times10^9$/L；儿童：$(8\sim10)\times10^9$/L；6个月～2岁：$(11\sim12)\times10^9$/L；新生儿：$(15\sim20)\times10^9$/L。

2. 白细胞分类计数　见表8-5。

表8-5　成人白细胞分类计数参考值

细胞类型	绝对值（$\times10^9$/L）	百分比（%）
中性粒细胞（N）		
杆状核（st）	0.04～0.05	0～5
分叶核（sg）	2～7	50～70
嗜酸性粒细胞（E）	0.05～0.5	0.5～5
嗜碱性粒细胞（B）	0～0.1	0～1
淋巴细胞（L）	0.8～4	20～40
单核细胞（M）	0.12～0.8	3～8

【临床意义】

白细胞计数高于 $10 \times 10^9/L$ 称白细胞增多，低于 $4 \times 10^9/L$ 称白细胞减少。白细胞计数的增多或减少与中性粒细胞数量密切相关。

1. 中性粒细胞

（1）增多：中性粒细胞增多常伴有白细胞计数增多。生理性增多常见于新生儿、妊娠及分娩时、经期、寒冷、饱餐、剧烈运动后、冷水浴后、激动与剧痛等。病理性增多见于：①急性感染，尤其是化脓性细菌引起的急性局部或全身感染，是中性粒细胞病理性增多最常见的病因；②严重组织损伤与坏死，如严重创伤、心肌梗死等；③急性失血，特别是内出血时，中性粒细胞常迅速增多；④急性中毒，如化学药物或生物毒素中毒；⑤恶性肿瘤、白血病或骨髓增生性疾病。

（2）减少：①感染，尤其是革兰氏阴性杆菌感染，如伤寒、副伤寒，也可见于某些病毒感染，如流行性感冒、病毒性肝炎、水痘等；某些原虫感染（如疟疾、黑热病）时，中性粒细胞亦可减少；②部分血液病，如再生障碍性贫血、粒细胞缺乏症、部分急性白血病、骨髓转移癌等；③化学药物副作用或放射性损伤等；④脾功能亢进、过敏性休克等；⑤某些自身免疫病等。

2. 嗜酸性粒细胞

（1）增多：①过敏性疾病：支气管哮喘、食物或药物过敏、荨麻疹、血清病等；②寄生虫病：血吸虫病、钩虫病、蛔虫病等；③皮肤病：湿疹、银屑病、过敏性皮炎等；④其他：慢性粒细胞白血病、嗜酸粒细胞白血病、淋巴瘤、脾切除术后等。

（2）减少：见于伤寒、副伤寒、某些传染病早期，烧伤、大手术等应激状态，肾上腺皮质功能亢进或长期应用肾上腺皮质激素等。

3. 嗜碱性粒细胞

（1）增多：见于过敏性疾病、慢性粒细胞白血病、嗜碱性粒细胞白血病、真性红细胞增多症、恶性肿瘤尤其是转移癌、骨髓纤维化等。

（2）减少：无临床意义。

4. 淋巴细胞

（1）增多：生理性增多见于儿童期；病理性增多主要见于病毒感染、结核、伤寒、传染性单核细胞增多症等感染性疾病，以及淋巴细胞白血病、淋巴瘤、移植物抗宿主反应或移植物抗宿主病。

（2）减少：见于放射病、免疫缺陷病、长期应用肾上腺皮质激素及烷化剂。

5. 单核细胞

（1）增多：见于某些感染，如疟疾、感染性心内膜炎、活动性肺结核、急性感染恢复期等；亦可见于某些血液病，如单核细胞白血病、多发性骨髓瘤、淋巴瘤等。

（2）减少：一般无临床意义。

（四）白细胞形态

1. 中性粒细胞形态异常 严重传染病、化脓性感染、恶性肿瘤、中毒、大面积烧伤时，中性粒细胞可发生中毒性变和退行性变。包括：

（1）大小不均：胞体增大，细胞大小悬殊，见于病程较长的化脓性炎症或慢性感染。

（2）中毒颗粒：胞质中出现粗大、染色呈深紫红色或紫黑色的中毒颗粒，见于严重感染、大面积烧伤等。

（3）空泡形成：胞质或胞核中出现单个或多个空泡，常见于严重感染及败血症等。

（4）杜勒小体：胞质内呈淡蓝色或灰蓝色，圆形、梨形或云雾状的嗜碱性区域，常与中毒颗粒同时出现，见于严重感染等。

（5）奥氏小体：又称棒状小体，胞质中出现的红色细杆状物质。奥氏小体一旦出现在白细胞中,就可拟诊为急性白血病。奥氏小体在鉴别急性白血病类型时有重要价值,主要见于急性粒细胞白血病和急性单核细胞白血病,而急性淋巴细胞白血病则无奥氏小体。

2. 中性粒细胞核象变化　正常周围血中的中性粒细胞以 3 叶的分叶核占多数,可有少量杆状核粒细胞出现,它与分叶核粒细胞的比例为 1:13(图 8-1)。

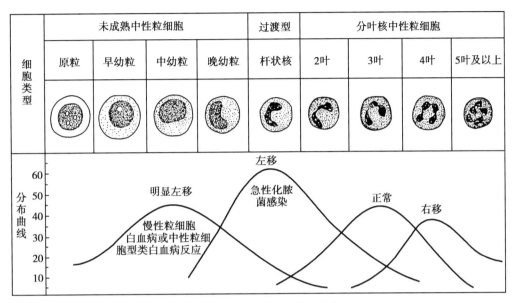

图 8-1　中性粒细胞的核象变化

(1) 核左移:指外周血中杆状核粒细胞和/或出现晚幼粒细胞、中幼粒细胞及早幼粒细胞等幼稚粒细胞数大于中性粒细胞总数的 5%。按程度分为三度:轻度左移(杆状核粒细胞 >6%),提示轻度感染,患者抵抗力强;中度左移(杆状核粒细胞 >10%,并常伴有少数晚幼粒细胞),提示中度或重度感染;重度左移(杆状核粒细胞 >25%,且出现更幼稚阶段的中性粒细胞),伴白细胞计数不增高或减低,提示感染极为严重,亦可见于类白血病反应或急性粒细胞白血病。

(2) 核右移:指外周血中 5 叶核中性粒细胞超过中性粒细胞总数的 3%,提示造血功能衰退或造血物质缺乏。常见于巨幼细胞贫血和使用抗代谢药后。在疾病的进展期若突然出现核右移,常提示预后不良。

(五)血小板计数

【参考值】

$(100 \sim 300) \times 10^9/L$。

【临床意义】

1. 血小板减少　指血小板计数 $<100 \times 10^9/L$。见于:①造血功能障碍,如再生障碍性贫血、急性白血病、骨髓纤维化等;②血小板破坏过多,如特发性血小板减少性紫癜、脾功能亢进、系统性红斑狼疮等;③血小板消耗亢进,如弥散性血管内凝血;④血小板分布异常,见于肝硬化、血液被稀释等。

2. 血小板增多　指血小板计数 $>400 \times 10^9/L$。见于:①骨髓增殖性肿瘤,如慢性粒细胞白血病、真性红细胞增多症、原发性血小板增多症;②反应性增多,如急性感染、急性失血或溶血等。

(六)平均血小板体积和血小板体积分布宽度

平均血小板体积(mean platelet volume,MPV)指血液中单个血小板体积的平均值,与血小板数量呈非线性负相关,与血小板功能呈正相关。血小板体积分布宽度(platelet distribution width,

PDW)是反映血小板体积异质性的参数,用于描述血小板体积大小的均匀程度。

【参考值】

MPV:7~11fl。

PDW:15%~17%。

【临床意义】

1. MPV

(1)增高:见于:①血小板破坏增加但骨髓代偿功能良好者;②造血功能抑制解除后,MPV增加是造血功能恢复的首要表现。

(2)减低:见于:①骨髓造血功能不良致血小板生成减少;②约半数白血病患者MPV减低;③MPV随血小板计数减少而持续下降,是骨髓造血功能衰竭的指标之一。

2. PDW

(1)增高:说明血小板大小悬殊,见于巨幼细胞贫血、急性髓系白血病、慢性粒细胞白血病等。

(2)减低:说明血小板体积的均一性高。

(七)血小板形态

1. 血小板大小异常　巨大的血小板主要见于特发性血小板减少性紫癜、粒细胞白血病、血小板无力症及某些反应性骨髓增生旺盛的疾病,可以见到大量蓝色、巨大的血小板。小血小板主要见于缺铁性贫血、再生障碍性贫血等。

2. 血小板形态异常　正常人血小板为成熟型,形态不规则或畸形血小板比值小于2%。异常血小板的比值超过1%时则有临床意义。正常幼稚型增多常见于急性失血后;病理性幼稚型增多常见于特发性和反应性血小板疾病。

3. 血小板分布异常　功能正常的血小板在外周血涂片上表现为聚集成团或成簇。原发性血小板增多症,血小板聚集成团可以占满整个油镜视野;血小板无力症不出现聚集成团的血小板;再生障碍性贫血时血小板明显减少。

(八)网织红细胞计数

【参考值】

百分数:成人为0.005~0.015(0.5%~1.5%),新生儿为0.02~0.06(2.0%~6.0%)。

绝对数:$(24~84)×10^9/L$。

【临床意义】

1. 判断骨髓造血情况

(1)增多:表示骨髓红细胞系增生旺盛,常见于溶血性贫血、急性失血。

(2)减少:表示骨髓造血功能减低,常见于再生障碍性贫血。网织红细胞计数$<15×10^9/L$为急性再生障碍性贫血的诊断标准之一。

2. 疗效观察　缺铁性贫血、巨幼细胞贫血及某些贫血治疗后,网织红细胞计数在1周左右可达高峰,而且其升高往往在红细胞计数恢复正常之前。如治疗后网织红细胞计数不见升高,则说明治疗无效或骨髓造血功能障碍。

(九)血细胞比容

【参考值】

男:0.40~0.50L/L(40~50vol%);女:0.37~0.48L/L(37~48vol%)(温氏法)。

【临床意义】

1. 增高　见于各种原因所致的血液浓缩、红细胞绝对增多等。

2. 减低　见于各种原因所致的贫血。由于不同类型贫血时红细胞的体积大小不同,血细胞比容的减低与红细胞数量减少不一定成正比,故应将红细胞计数、血红蛋白和血细胞比容三项检查结果相结合，计算红细胞各项平均值，为贫血的形态学分类提供依据。

（十）红细胞平均值

常用的红细胞平均值有：①平均红细胞体积（MCV），即红细胞群体中单个红细胞体积的平均值，以飞升（fl）为单位，计算公式为：MCV= 每升血液中血细胞比容 / 每升血液中红细胞数；②平均红细胞血红蛋白含量（MCH），即细胞群体中单个红细胞血红蛋白含量的平均值，以皮克（pg）为单位，计算公式为：MCH= 每升血液中血红蛋白量 / 每升血液中红细胞数；③平均红细胞血红蛋白浓度（MCHC），即单位体积红细胞平均所含血红蛋白浓度，以克 / 升（g/L）为单位，计算公式为：MCHC= 每升血液中血红蛋白量 / 每升血液中血细胞比容。

【参考值】

MCV、MCH、MCHC 的参考值见表 8-6。

表 8-6　MCV、MCH、MCHC 的参考值

人群	MCV(fl)	MCH(pg)	MCHC(g/L)
成年人	80～100	26～34	320～360
新生儿	86～120	27～36	250～370

【临床意义】

主要用于贫血的细胞形态学分类（表 8-7）。

表 8-7　贫血的细胞形态学分类

形态学分类	MCV(fl)	MCH(pg)	MCHC(g/L)	病因
正常细胞性贫血	80～100	26～34	320～360	急性失血、急性溶血、再生障碍性贫血等
大细胞性贫血	>100	>34	320～360	恶性贫血、巨幼细胞贫血等
小细胞性贫血	<80	<26	320～360	慢性感染、慢性肝肾疾病性贫血等
小细胞低色素性贫血	<80	<26	<320	缺铁性贫血、铁粒幼细胞贫血等

（十一）红细胞沉降率

红细胞在一定条件下沉降的速度称为红细胞沉降率（ESR），简称血沉，常以红细胞在第一小时下沉的距离表示。

【参考值】

成年男性：0～15mm/h；成年女性：0～20mm/h。

【临床意义】

1. 增快

（1）生理性增快：见于女性月经期、妊娠 3 个月以上，12 岁以下儿童和 60 岁以上老年人。

（2）病理性增快：见于炎症、组织损伤及坏死、高球蛋白血症、恶性肿瘤、贫血、高胆固醇血症等。

2. 减慢　血沉减慢的临床意义一般较小。

ESR 在临床诊断中无特异性，常用于下列情况：①鉴别某些疾病，如心肌梗死和心绞痛、盆腔炎性包块和卵巢囊肿、胃癌和胃溃疡等，均是前者血沉明显增快，后者正常或略增快；②观察结核病、风湿病等有无活动及其动态变化，血沉增快提示病情活动或复发，血沉逐渐恢复正常提示病情静止或好转；③贫血的鉴别，贫血时血沉多增快，但严重贫血、遗传性球形细胞增多症、镰状细胞贫血时血沉可减慢；④健康普查，血沉测定虽无特异性，但与体温、血压、白细胞计数一样，可以了解机体健康状况的一般信息。

三、溶血性贫血的检查

（一）红细胞渗透脆性试验

【参考值】

开始溶血：3.8～4.6g/L NaCl 溶液。

完全溶血：2.8～3.4g/L NaCl 溶液。

【临床意义】

1. 脆性增高　主要见于遗传性球形细胞增多症、卵圆形红细胞增多症、温抗体型自身免疫性溶血性贫血、丙酮酸激酶缺乏症等酶缺陷溶血性贫血。

2. 脆性减低　常见于地中海贫血、缺铁性贫血、某些肝硬化、梗阻性黄疸等。

（二）酸化血清溶血试验[又称哈姆试验（Ham test）]

【参考值】

阴性。

【临床意义】

阳性主要见于阵发性睡眠性血红蛋白尿，为确诊试验。某些自身免疫性溶血性贫血发作严重时也呈阳性。

（三）抗球蛋白试验[又称库姆斯试验（Coombs test）]

【参考值】

直接或间接抗球蛋白试验均呈阴性。

【临床意义】

1. 直接抗球蛋白试验阳性　见于新生儿溶血、自身免疫性溶血性贫血、甲基多巴及青霉素等药物性溶血，亦可见于系统性红斑狼疮、类风湿关节炎、恶性淋巴瘤等。

2. 间接抗球蛋白试验阳性　主要用于 Rh 或 ABO 妊娠免疫性新生儿溶血病母体血清中不完全抗体的检查。

（四）血浆游离血红蛋白

【参考值】

<50mg/L（1～5mg/dl）。

【临床意义】

用于溶血性贫血的筛查。血管内溶血时，血浆游离血红蛋白明显增高；血管外溶血时则正常；自身免疫性溶血性贫血、地中海贫血时可轻度增高。

四、出血与凝血检查

（一）出血时间（BT）

出血时间指将皮肤刺破后，血液自然流出到出血自然停止所需的时间。

【参考值】

WHO 推荐用模板法或出血时间测定器法（TBT），参考值为（6.9±2.1）分钟，超过 9 分钟为异常。

【临床意义】

1. 出血时间延长　见于：①血管异常，如遗传性出血性毛细血管扩张症；②血小板减少或功能异常，如特发性和继发性血小板减少性紫癜、血小板无力症等；③严重缺乏某些血浆凝血因子，如弥散性血管内凝血、血管性血友病等；④某些药物影响，如服用抗凝药、抗血小板药或溶栓药等。

2. 出血时间缩短　临床意义不大,可见于血栓前状态或血栓性疾病。

(二)凝血时间(CT)

凝血时间指离体的血液发生凝固所需的时间,用于了解内源性凝血机制有无异常。

【参考值】

试管法:4~12分钟;硅管法:15~32分钟;塑料管法:10~19分钟。

【临床意义】

1. 凝血时间延长　见于血友病、严重的肝损害、梗阻性黄疸、弥散性血管内凝血失代偿期、应用肝素或双香豆素等抗凝药物。

2. 凝血时间缩短　见于血液高凝状态、高血糖及高脂血症。

(三)毛细血管脆性试验(CFT)

毛细血管脆性试验又称束臂试验,通过给手臂局部加压(标准压力)使静脉回流部分受阻,根据一定范围内新出现的出血点数目来评估毛细血管脆性,主要反映血管壁结构功能是否正常,血小板及凝血因子对试验结果也有影响。

【方法】

在上臂束好血压计袖带,用色笔于肘下4cm处画一直径为5cm的圆圈,袖带内充气使血压计的压力保持在收缩压与舒张压之间,一般不超过100mmHg,维持8分钟后解除袖带压力,再等5分钟后计算圆圈内新鲜出血点的数目。

【参考值】

新鲜出血点成年男性少于5个,儿童和成年女性少于10个。多于10个出血点为阳性。

【临床意义】

阳性提示:①毛细血管壁结构和/或功能异常,如遗传性出血性毛细血管扩张症、过敏性紫癜、单纯性紫癜等;②血小板减少或功能异常,如特发性和继发性血小板减少性紫癜、再生障碍性贫血、血小板无力症等;③血管性血友病;④其他,如严重肝肾疾病、高血压、糖尿病、维生素C缺乏症及服用大量抗血小板药等。

(四)凝血酶原时间(PT)

凝血酶原时间指在缺乏血小板的血浆中加入过量的钙离子和组织凝血活酶,凝血酶原转化为凝血酶,导致血浆凝固所需的时间。PT是外源性凝血系统较灵敏和最常用的筛查试验,影响PT的凝血因子有Ⅰ、Ⅱ、Ⅴ、Ⅶ、Ⅹ等。

【参考值】

11~15秒,应设正常对照值。检查结果超过正常对照值3秒以上有意义。

【临床意义】

1. 延长　见于先天性Ⅰ、Ⅱ、Ⅴ、Ⅶ、Ⅹ凝血因子缺乏症,以及肝实质性损伤、抗凝物质过多、维生素K缺乏病、纤溶亢进、DIC晚期等。

2. 缩短　血液高凝状态,见于DIC早期、心肌梗死、脑血栓形成等。

(五)活化部分凝血活酶时间(APTT)

活化部分凝血活酶时间指在体外模拟体内内源性凝血的全部条件(接触因子激活剂、部分磷脂和钙离子),测定血浆凝固所需的时间。APTT是内源性凝血系统较为灵敏和最常用的综合性筛查试验。

【参考值】

35~45秒,应设正常对照值。与正常对照值比较,延长10秒以上为异常。

【临床意义】

1. 延长　见于凝血因子Ⅻ、Ⅺ、Ⅸ、Ⅷ、Ⅹ、Ⅴ、Ⅱ及激肽释放酶原(PK)、高分子量激肽原

（HMWK）、纤维蛋白原缺乏，尤其用于Ⅷ、Ⅸ、Ⅺ缺乏及其抗凝物质增多。此外，APTT 是监测普通肝素抗凝治疗的常用试验，患者在应用普通肝素治疗后 APTT 会延长，维持在正常对照值的 1.5～2.5 倍比较适宜。

2. 缩短 可见于 DIC 高凝期及其他血栓性疾病等。

第二节 尿 液 检 查

尿液是血液经肾小球滤过、肾小管和集合管重吸收及排泌产生的终末代谢产物。其变化可反映机体的代谢状况，并受肾脏和其他系统功能状况的影响。尿液检查结果是泌尿系统疾病诊治的重要依据，对机体其他系统疾病的诊断及预后判断也有重要意义。

一、尿液标本采集

（一）尿液标本采集方法

尿液标本采集是影响尿液检验结果准确性的重要环节。患者留取尿液标本之前，医护人员必须对其进行留尿指导。临床常用尿液标本的采集要求及用途见表8-8。

表8-8 尿液标本的采集要求及用途

标本种类	采集要求	用途
晨尿	采集清晨起床第一次尿液标本	浓缩、酸化，有形成分含量高。适用于有形成分、化学成分和早孕检查
随机尿	采集任意时间的尿液标本	采集方便，标本新鲜易得，但影响因素多。适合门诊、急诊检查
3 小时尿	采集上午 6：00—9：00 的尿液标本	适用于尿液有形成分排泄率检查，如白细胞排泄率等
12 小时尿	采集晚 8：00 至次日晨 8：00 的全部尿液	用于有形成分计数，已较少应用
24 小时尿	采集晨 8：00 至次日晨 8：00 的全部尿液	用于化学成分定量检查
餐后尿	采集午餐后 2 小时的尿液标本	适用于检查病理性蛋白尿、尿糖、尿胆原
培养用尿	清洗外阴后，不间断排尿，用无菌容器留取中段尿液	适用于细菌培养

（二）尿液标本采集注意事项

采集尿液标本前，应告知受检者尿液标本采集的注意事项：①标本留取于清洁、干燥的容器内及时送检；②不能配合的婴幼儿应先消毒会阴部，将塑料采集袋粘附于尿道外口收集尿液，避免粪便混入；③女性受检者应冲洗外阴后留取中段尿，防止混入阴道分泌物或经血；④男性受检者应避免精液、前列腺液混入尿液；⑤标本留取后应立即送检，以免因光照、细菌生长等造成化学物质或有形成分的改变和破坏；⑥若不能在 1 小时内及时送检，可将尿液置于 4℃冷藏保存 6～8 小时或加入适当防腐剂。

二、尿液一般检查

（一）一般性状检查

1. 尿量 正常成人尿量为一昼夜 1 000～2 000ml，儿童每千克体重较成人多 3～4 倍。成人

24 小时尿量持续少于 400ml 为少尿，少于 100ml 或 12 小时无尿液排出为无尿，多于 2 500ml 为多尿。

（1）尿量增多：生理性增多见于饮水、饮茶、饮酒过量，以及精神紧张、受凉、服利尿剂后、静脉输液过多等。病理性增多见于糖尿病、慢性肾小球肾炎、尿崩症、急性肾衰竭多尿期等。

（2）尿量减少：肾前性少尿见于各种原因所致的休克、心力衰竭、严重脱水等；肾性少尿见于急性肾小球肾炎、急性肾衰竭少尿期、慢性肾衰竭等；肾后性少尿见于各种原因所致的尿路梗阻。

2. 颜色　正常新鲜尿液呈淡黄色或黄色。尿液颜色的改变易受尿量、食物、药物的影响。常见的尿液颜色异常有以下几种：

（1）无色：见于糖尿病、尿崩症，也可见于饮水或输液量过多。

（2）深黄色：又称胆红素尿，见于梗阻性黄疸及肝细胞性黄疸。此外，尿液浓缩及服用呋喃唑酮、核黄素、大黄等药物后尿液也可呈深黄色，但胆红素定性试验阴性。

（3）淡红色或红色：为肉眼血尿，此时尿中含血量超过 1ml/L，见于肾结核、肾肿瘤、尿路结石、急性肾小球肾炎、出血性疾病、外伤等。

（4）浓茶色或酱油色：为血红蛋白尿，见于溶血性贫血、恶性疟疾、严重烧伤和血型不合的输血反应等。

（5）白色混浊：为脓尿或菌尿，见于急性肾盂肾炎、膀胱炎等。

（6）乳白色：为乳糜尿，主要见于丝虫病。

3. 透明度　正常新鲜尿液清晰透明，放置后可出现少量絮状沉淀，是由少量上皮细胞和黏蛋白组成。新鲜尿液混浊说明尿中含有盐类结晶或红细胞、脓细胞、脂肪等物质。

4. 气味　尿液的气味主要来自尿中的挥发性酸性物质，久置后因尿素分解而有氨臭味。新鲜尿液有氨臭味，见于慢性膀胱炎、尿潴留等；蒜臭味见于有机磷中毒；烂苹果味见于糖尿病酮症酸中毒；鼠臭味提示苯丙酮尿症。

5. pH 值　正常尿液一般为弱酸性，pH 值 6.5 左右，放置过久因尿素分解产氨而呈弱碱性。尿液酸碱度受饮食的影响较大，肉食为主者偏酸性，素食为主者偏碱性。强酸性见于酸中毒、发热、糖尿病、痛风或服用氯化铵、维生素 C 等药物后；强碱性见于碱中毒、膀胱炎、服用噻嗪类利尿剂或碱性药物后。

6. 比重　正常成人尿比重为 1.015～1.025，晨尿比重最高，最大波动范围在 1.003～1.030 之间。比重增高见于急性肾炎、高热、脱水、心力衰竭、糖尿病等；比重降低见于慢性肾衰竭、尿崩症等。

（二）化学检查

1. 尿蛋白定性试验

【参考值】

阴性。

【临床意义】

（1）生理性蛋白尿：尿蛋白定性一般不超过 1+，定量 <0.5g/24h。见于：①功能性蛋白尿：机体剧烈运动、发热、低温刺激、精神紧张、交感神经兴奋等应激状态下，引起肾血管痉挛或充血等暂时性功能性改变，而使肾小球毛细血管通透性增高，导致暂时性、轻度的蛋白尿；②体位性蛋白尿：也称直立性蛋白尿，由于直立体位，前凸的脊柱压迫肾静脉，或因直立过久肾脏下移造成肾静脉扭曲继而肾静脉淤血，淋巴、血液循环受阻而引起蛋白尿，特点是卧位时尿蛋白阴性，起床活动或站立过久后尿蛋白阳性，平卧休息后又为阴性，多见于青少年。

（2）病理性蛋白尿：①肾小球性蛋白尿：最常见，见于肾小球肾炎、肾病综合征、糖尿病肾病、狼疮肾炎等；②肾小管性蛋白尿：见于肾盂肾炎、间质性肾炎、肾小管性酸中毒及重金属中毒等；③混合性蛋白尿：肾小球和肾小管同时受损，见于肾小球肾炎或肾盂肾炎后期、糖尿病、系统性红斑狼疮等；④溢出性蛋白尿：血红蛋白尿见于溶血性贫血和挤压综合征，本周蛋白尿见于多发性骨髓瘤等；⑤假性蛋白尿：见于膀胱炎、尿道炎等，因尿液中含大量脓、血、黏液等含蛋白质成分的物质，导致尿蛋白阳性。

2. 尿糖定性试验 生理情况下，葡萄糖可在肾小球自由滤过，在近曲小管几乎全部被主动重吸收，终尿内葡萄糖<2.8mmol/24h，定性试验为阴性。当血浆葡萄糖含量超过肾糖阈（>8.88mmol/L）或肾小管的重吸收能力下降时，尿液葡萄糖即可增加，定性试验呈阳性，称为糖尿（glucosuria）。

【参考值】

阴性。

【临床意义】

（1）生理性糖尿：①饮食性糖尿：摄入糖过多或输注葡萄糖溶液过快过多所致；②精神性糖尿：由于精神过度紧张、情绪激动，使交感神经兴奋，肾上腺素分泌过多，引起一过性高血糖所致；③妊娠糖尿：正常妊娠晚期，由于细胞外液容量增加，近曲小管的重吸收功能受到抑制，肾糖阈下降所致。

（2）病理性糖尿：①血糖增高性糖尿：主要原因为血糖超过肾糖阈，常见于糖尿病、库欣综合征、甲状腺功能亢进等；②血糖正常性糖尿：又称肾性糖尿，在血糖正常的情况下，由于肾小管对葡萄糖的重吸收能力减低，致肾糖阈下降产生糖尿，见于慢性肾小球肾炎、肾病综合征等；③应激性糖尿：应激情况下延脑血糖中枢受刺激，导致肾上腺素、胰高血糖素分泌增多，出现暂时性高血糖和一过性糖尿，见于脑血管意外、颅脑外伤、急性心肌梗死、情绪激动等。

3. 尿胆红素定性试验 因胆红素在强光下易变为胆绿素，所以该试验应采用新鲜晨尿标本，不加防腐剂。由于正常人血中结合胆红素含量很低，滤过量极少，因此尿中检不出胆红素。

【参考值】

阴性。

【临床意义】

阳性见于：①肝内外胆管梗阻，如胆石症、胰头癌等；②肝细胞损害，如病毒性肝炎、药物或中毒性肝炎、酒精性肝炎等；③遗传性高胆红素血症。

4. 尿胆原定性试验

【参考值】

阴性或弱阳性。

【临床意义】

尿胆原定性试验阳性见于肝细胞性黄疸、溶血性黄疸、肠梗阻使尿胆原重吸收增加等。尿胆原阴性见于胆道梗阻，如胆石症、胰头癌等，也可见于新生儿或长期服用广谱抗生素者，肠道细菌缺乏使尿胆原生成减少。

5. 尿酮体检查 酮体是β羟丁酸、乙酰乙酸和丙酮的总称，为体内脂肪代谢的中间产物。

【参考值】

正常人尿内含有微量酮体，定性试验呈阴性。

【临床意义】

阳性见于糖尿病酮症酸中毒、严重呕吐、腹泻、发热、饥饿、剧烈运动、高脂饮食等。

（三）显微镜检验

尿液显微镜检验是利用显微镜对尿液中的细胞、管型、结晶及病原生物等有形成分进行识别及计数，结合尿液理化检验结果，用于泌尿系统疾病的诊断、鉴别诊断、疗效观察和预后判断。尿液的显微镜检验可以发现一般性状检查或化学检查中难以发现的异常变化，是尿液有形成分检验的金标准。

1. 细胞（图 8-2）

（1）红细胞

【参考值】

玻片法：平均 0～3 个/HP；定量检查：0～5 个/μl。

【临床意义】

离心沉淀后的尿沉渣每高倍视野中红细胞数超过 3 个，尿液外观正常者，称为镜下血尿。包括：①肾小球性血尿：多形性红细胞>80%，见于急性或慢性肾小球肾炎、狼疮肾炎等；②非肾小球性血尿：多形性红细胞<50%，见于泌尿系统肿瘤、肾结石、肾结核、肾盂肾炎、急性膀胱炎等。

（2）白细胞（脓细胞）

【参考值】

玻片法：平均 0～5 个/HP；定量检查：0～10 个/μl。

【临床意义】

离心沉淀后的尿沉渣每高倍视野中白细胞数超过 5 个，称脓尿。主要见于尿路感染，如尿道炎、急性膀胱炎、急性肾盂肾炎等，亦可见于各种肾脏疾病、肾移植术后。

（3）上皮细胞

【参考值】

正常人尿中可见少量鳞状上皮细胞和移行上皮细胞，肾小管上皮细胞极少见。

【临床意义】

1）肾小管上皮细胞：提示肾小管病变，如肾病综合征、肾小管间质性肾炎、急性肾小管坏死等。

2）鳞状上皮细胞：即扁平上皮细胞。女性尿液中有时会混有来自阴道的鳞状上皮细胞，无临床意义。鳞状上皮细胞大量出现且伴有白细胞、脓细胞提示尿道炎。

3）移行上皮细胞：如果移行上皮细胞升高，一般表示输尿管、膀胱或尿道有炎症。如果大量出现移行上皮细胞，应该警惕上皮细胞癌。

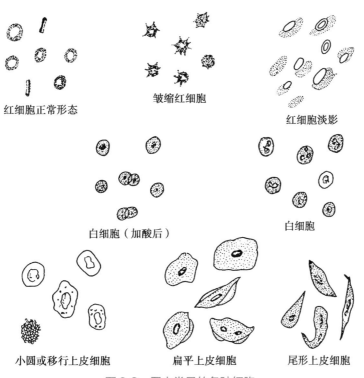

红细胞正常形态　　皱缩红细胞　　红细胞淡影

白细胞（加酸后）　　白细胞

小圆或移行上皮细胞　　扁平上皮细胞　　尾形上皮细胞

图 8-2　尿内常见的各种细胞

2. 管型　是蛋白质、细胞或碎片在肾小管、集合管内凝集而成的圆柱体。正常人尿中无管型或偶见少量透明管型(0～1 个 /HP),当尿中出现多量管型时,提示有肾实质病变。常见的管型有:

(1) 透明管型:偶见于正常人清晨浓缩尿中。剧烈运动、发热、麻醉、使用利尿剂时可有一过性增多;当肾实质病变时可明显增多,如急慢性肾小球肾炎、肾病综合征、肾盂肾炎或肾淤血等。

(2) 细胞管型:管型内所含细胞量超过管型体积的 1/3 时称细胞管型,常表示肾脏病变处于急性期。尿中出现红细胞管型,提示肾小球有急性病理性改变;尿中出现白细胞管型,提示急性肾盂肾炎;尿中出现上皮细胞管型,提示有肾小管损伤。

(3) 颗粒管型:提示肾小管有严重损伤。粗颗粒管型见于慢性肾小球肾炎、肾盂肾炎或药物中毒;细颗粒管型见于慢性肾小球肾炎、急性肾小球肾炎后期。

(4) 蜡样管型:提示严重的肾小管病变,预后差,见于肾小球肾炎晚期、肾衰竭。

(5) 脂肪管型:内含有许多脂肪滴,多见于肾病综合征、慢性肾小球肾炎。

3. 结晶　在正常酸性尿中可出现无定形尿酸盐、尿酸结晶及草酸钙结晶;在正常碱性尿中可出现无定形磷酸盐、碳酸钙及尿酸钙结晶等,加醋酸可溶解。其他结晶,如磺胺类药物结晶易在酸性尿中形成,从而诱发尿路结石及肾损害,因此用药时应嘱患者多饮水并采取碱化尿液的措施。

4. 其他有形成分　在乳糜尿中有时可查到微丝蚴;在滴虫感染患者的尿液中可查到阴道毛滴虫;在成年男性的尿液中有时可查到精子;尿液在体外受污染后可查到酵母菌等微生物。

三、尿液的其他检查

(一)尿微量清蛋白

【参考值】

成人:<30mg/24h。

【临床意义】

尿微量清蛋白检查主要用于早期肾损害的诊断,见于大多数肾小球疾病、狼疮肾炎等,高血压、肥胖、高脂血症、吸烟、剧烈运动、饮酒也可致微量清蛋白尿。糖尿病患者用放射免疫分析法测定的微量清蛋白排出率持续大于 20～200µg/min(相当于 30～300mg/24h),为早期糖尿病肾病的诊断指标。

(二)尿本周蛋白

【参考值】

阴性。

【临床意义】

阳性见于多发性骨髓瘤、巨球蛋白血症和肾淀粉样变性等。

(三)尿淀粉酶

【参考值】

<1 200U/L(酶偶联法,37℃)。

【临床意义】

1. 增高　见于急性胰腺炎、流行性腮腺炎、胰腺癌、急性胆囊炎、胰腺外伤、消化道穿孔等。

2. 减低　意义较小,可见于严重肾功能不全等。巨淀粉酶血症时,血淀粉酶增高,尿淀粉酶减少。

附：自动尿液分析仪报告单（表8-9）

表8-9　尿液自动分析仪检查项目、参考值及临床意义

项目（代码）	参考值	临床意义
酸碱度（pH）	5～7	增高常见于频繁呕吐、呼吸性碱中毒；降低常见于酸中毒、慢性肾小球肾炎、糖尿病等
蛋白质（PRO）	阴性（<0.1g/L）	阳性提示可能有急性肾小球肾炎、糖尿病肾病
葡萄糖（GLU）	阴性（<2mmol/L）	阳性提示可能有糖尿病、甲状腺功能亢进、肢端肥大症等
酮体（KET）	阴性	阳性提示可能有酸中毒、糖尿病、呕吐、腹泻
红细胞（BLD）	阴性（红细胞<10 个 /μl）	阳性同时有蛋白者要考虑肾脏病和出血
胆红素（BIL）	阴性（1mg/L）	阳性提示可能有肝细胞性或梗阻性黄疸
尿胆原（UBG）	<1mg/dl，<16μmol/L	超过参考值说明有黄疸
亚硝酸盐（NIT）	阴性	阳性说明尿路感染
白细胞（LEU）	阴性（白细胞<15 个 /μl）	阳性说明尿路感染
比重（SG）	1.015～1.025	增高多见于高热、心功能不全、糖尿病；降低多见于慢性肾小球肾炎和肾盂肾炎等
维生素 C（VC）	阴性（<10mg/L）	阳性提示尿液红细胞、胆红素、亚硝酸盐、葡萄糖可能出现假阳性

第三节　粪便检查

粪便是食物在体内经消化后的最终产物，由食物残渣、胃肠道分泌物、脱落物、细菌和水分混合而成。对粪便进行检查可了解消化道有无炎症、出血、寄生虫感染、恶性肿瘤等；了解消化情况，判断胃肠、胰腺、肝胆的功能状态；检查致病菌等。

一、粪便标本采集

在医护人员指导下，由患者按照粪便标本采集的要求自行留取粪便标本。

（一）粪便标本采集方法

1. 常规检验标本　采集新鲜、无污染、不混入尿液和消毒剂的粪便，异常粪便用干净的竹签或标本勺取含有血液、黏液、脓等部分，外观无异常的粪便须从表面、深部多部位取材。

2. 标本采集量　常规检验采集指头大小（3～5g，稀水便 2ml 左右）。查日本血吸虫卵孵化毛蚴时至少留取 30g 新鲜粪便。粪胆原定量检查应连续收集 3 天粪便标本，混合称重，从中取约 20g 送检。

3. 寄生虫检验标本　检查痢疾阿米巴原虫或滋养体时应于排便后立即采集标本，寒冷季节标本运送及检验时均须保温；查日本血吸虫卵时应取脓血、黏液部分，须尽快处理；查蛲虫卵须用透明薄膜拭子或棉拭子于晚 12：00 或清晨排便前自肛门周围皮肤皱襞处拭取并立即镜检。

4. 化学法隐血试验　嘱患者于收集标本前 3 天起禁食动物血、肉类、肝脏和含过氧化物酶类食物（如萝卜、西红柿、韭菜、黄瓜、苹果、香蕉等），并禁服铁剂及维生素 C 等。

（二）粪便标本采集注意事项

1. 采集自然排便后的标本，不宜采用肛诊法和灌肠后的粪便标本；无粪便排出而又必须检查时，可经直肠指诊或采便管采集标本。

2. 容器要清洁、干燥、有盖，无渗漏和吸水。用于细菌学检查的标本应采集于无菌容器内。

3. 标本要新鲜，不得混有尿液、消毒剂和污水等，以免破坏有形成分和病原体等。

4. 及时送检，并于 1 小时内检查完毕，否则由于消化酶和酸碱度变化等影响，导致有形成分破坏。

二、一般性状检查

（一）量

正常人每天排便 1～2 次，排便量 100～300g，可随食物种类、进食量及消化器官功能情况而变化。

（二）颜色与性状

正常粪便为成形便，因粪胆素所致呈黄褐色，婴儿略呈金黄。病理情况时常有以下改变：

1. 食糜样或稀水便　见于各种原因引起的腹泻。

2. 黏液、脓样或脓血便　见于痢疾、溃疡性结肠炎、直肠癌。若黏液均匀混在粪便中，提示小肠炎症，大肠病变时黏液不易与粪便混合，而来自直肠的黏液多附于粪便表面。阿米巴痢疾时，粪便中血液较多呈暗红色，有特殊的臭味。细菌性痢疾时，粪便以含黏液、脓液为主，可混有少量新鲜血液。

3. 冻状便　见于过敏性结肠炎，也可见于慢性细菌性痢疾。

4. 柏油便　血红蛋白所含的铁与肠道内的硫化物结合生成黑色的硫化铁，并刺激小肠分泌过多黏液致大便有光泽。柏油便见于各种原因引起的上消化道出血。服用活性炭、铋剂、铁剂时粪便也可呈黑色，但无光泽且隐血试验阴性。

5. 鲜血便　见于可引起肠道下段出血的疾病，如痔疮、结肠癌、肛裂等。

6. 白陶土样便　因粪便中粪胆素减少或缺如所致，见于梗阻性黄疸或钡剂造影后。

7. 绿色乳凝块便　提示小儿脂肪、蛋白质等消化不完全，见于小儿消化不良。

8. 细条状便　多见于直肠癌及肠道狭窄。

9. 米泔样便　呈白色淘米水样，见于霍乱和副霍乱。

（三）气味

正常粪便中含有蛋白质分解产物，如吲哚及粪臭素等，故有臭味。食肉者粪便臭味加重，慢性肠炎、胰腺疾病及直肠癌溃烂继发感染时呈恶臭。

（四）寄生虫体

肉眼可见蛔虫、蛲虫、姜片虫等虫体及绦虫片。

三、显微镜检查

（一）细胞

1. 红细胞　正常粪便中无红细胞，若粪便镜检见到形态完整的红细胞，提示肠道下段炎症或出血。阿米巴痢疾患者粪便中的红细胞多粘连成堆并有残破现象。

2. 白细胞　正常粪便中无或偶见少量白细胞，主要是中性分叶核粒细胞。肠炎患者粪便于镜下可见少量白细胞，细菌性痢疾患者粪便于镜下可见大量与黏液相混的脓细胞和巨噬细胞，过敏性肠炎、肠道寄生虫患者粪便中白细胞主要为嗜酸性粒细胞。

3. 上皮细胞 正常粪便中可有少量扁平上皮细胞,大量出现常见于慢性结肠炎等。

4. 巨噬细胞 常与脓细胞同时出现,见于溃疡性结肠炎等。

(二)原虫

粪便中常见的原虫有变形虫、鞭毛虫和纤毛虫(包括滋养体及包囊)等。

(三)寄生虫卵

粪便中常见的寄生虫卵有蛔虫卵、钩虫卵、鞭虫卵、姜片虫卵等。

(四)食物残渣

观察食物残渣,以了解胃肠道消化功能。

四、化 学 检 查

粪便隐血试验(fecal occult blood test,FOBT)指消化道少量出血时,粪便外观无异常改变,肉眼和显微镜均不能证实出血,而用化学方法检查呈阳性反应。指导患者大便隐血试验前 3 天素食,不能食用动物血、肉类、动物肝脏、铁剂、大量富含叶绿素的食物(如菠菜、韭菜等),也不可大量服用维生素 C,以及其他有还原作用的食物。如有牙龈出血,勿咽下血性唾液,以防粪便隐血试验呈假阳性。

【参考值】

阴性。

【临床意义】

粪便隐血试验对诊断消化道出血有重要价值,阳性说明有消化道出血。粪便隐血试验常作为消化道恶性肿瘤的筛查指标,如胃癌、结肠癌时,粪便隐血试验呈持续阳性,而消化性溃疡出血多为间断阳性。

第四节 肝功能检查

肝脏的功能包括糖、蛋白质、脂肪的代谢,胆汁的分泌和排泄,多种凝血因子的生成,酶的合成,激素的灭活与排泄,胆红素代谢,维生素的活化和贮藏等。肝功能检查在肝脏疾病的诊治中起着重要的参考作用。

一、蛋白质代谢功能检查

肝脏是合成蛋白质的重要器官,血浆中全部清蛋白及部分 α、β 球蛋白等均由肝脏合成。当肝细胞受损时,清蛋白合成减少,网状内皮系统合成 γ 球蛋白的作用增强。因此,血清蛋白质水平及各蛋白质的比例主要反映肝脏合成蛋白质的功能。

(一)血清蛋白量测定

【参考值】

血清总蛋白:60~80g/L。

清蛋白:40~55g/L。

球蛋白:20~30g/L。

清蛋白与球蛋白的比值(A/G):(1.5~2.5):1。

【临床意义】

1. 清蛋白显著降低 ①肝脏疾病:表示肝细胞有严重损伤,预后欠佳,见于严重肝炎及失代偿性肝硬化。②肝外疾病：见于营养不良及消耗性疾病、肾炎、肾病综合征、慢性胃肠道疾病。

2. 球蛋白增高 ①肝脏疾病：见于慢性肝炎、肝硬化，此时 A/G 可倒置。②肝外疾病：见于血吸虫病、疟疾、系统性红斑狼疮等。

3. A/G 异常 慢性肝炎、肝硬化常出现清蛋白降低、球蛋白增高，且随病情加重而明显，以致 A/G 的比值倒置。病情好转后，清蛋白回升，A/G 的比值可趋于正常。若清蛋白持续低于 30g/L，则预后较差。

（二）血清蛋白电泳

血清蛋白为一种胶体物质，由于各种蛋白质分子大小、分子质量和等电点的差异，在同一 pH 环境中所带电荷不同，所以在同一电场中电泳迁移率也不一样，分子小而带电荷多者迁移速度较快，分子大而带电荷少者移动较慢。这样可将蛋白质分为清蛋白、α_1 球蛋白、α_2 球蛋白、β 球蛋白及 γ 球蛋白 5 条区带，自正极端起依次为 A、α_1、α_2、β 及 γ，经染色可计算出各种蛋白质含量的比例。

【参考值】（醋酸纤维膜法）

清蛋白：62%～71%。

α_1 球蛋白：3%～4%。

α_2 球蛋白：6%～10%。

β 球蛋白：7%～11%。

γ 球蛋白：9%～18%。

【临床意义】

1. 肝炎 轻症急性肝炎时电泳结果几乎无变化，病情加重后，即有清蛋白和 α、β 球蛋白降低及 γ 球蛋白增高。γ 球蛋白增高与肝炎的严重程度相平行，常随肝炎的慢性化而显著增加。

2. 肝硬化 清蛋白中度或高度降低，α_1、α_2、β 球蛋白也有降低倾向，γ 球蛋白明显增高。

二、胆红素代谢功能检查

肝脏是胆红素代谢的重要场所。测定血中总胆红素、结合和非结合胆红素，粪便和尿液中的胆红素、粪胆原及尿胆原，可鉴别黄疸的类型和判断肝、胆在胆红素代谢中的功能状态。

（一）血清总胆红素测定

血清结合胆红素（CB）和非结合胆红素（UCB）的总量即为血清总胆红素（STB）。

【参考值】

新生儿：0～1 天　34～103μmol/L。

　　　　1～2 天　103～171μmol/L。

　　　　3～5 天　68～137μmol/L。

成人：3.4～17.1μmol/L。

【临床意义】

1. 诊断黄疸及判断其程度 当 STB>17.1μmol/L 时，即可诊断为黄疸。STB 在 17.1～34.2μmol/L 时，患者皮肤、巩膜尚未见黄染，称为隐性黄疸。STB 在 34.2～171μmol/L 为轻度黄疸；171～342μmol/L 为中度黄疸；高于 342μmol/L 为重度黄疸。

2. 根据黄疸程度推断病因 一般梗阻性黄疸总胆红素升高最明显；肝细胞性黄疸次之，总胆红素在 17.1～171μmol/L；溶血性黄疸总胆红素仅轻度升高，很少超过 85.5μmol/L。

3. 鉴别黄疸类型 血清总胆红素及结合胆红素升高为梗阻性黄疸；总胆红素及非结合胆红素升高为溶血性黄疸；三者皆升高为肝细胞性黄疸。

（二）结合胆红素与非结合胆红素测定

【参考值】

结合胆红素：0～6.8μmol/L。

非结合胆红素：1.7～10.2μmol/L。

【临床意义】

根据结合胆红素与总胆红素的比值，可协助鉴别黄疸类型，如 CB/STB<20% 提示为溶血性黄疸，CB/STB 在 20%～50% 之间常为肝细胞性黄疸，CB/STB>50% 为胆汁淤积性黄疸。结合胆红素测定可能有助于某些肝胆疾病的早期诊断。肝炎的黄疸前期、无黄疸性肝炎、失代偿性肝硬化、肝癌等，30%～50% 患者表现为 CB 增加，而 STB 正常。

（三）尿胆红素及尿胆原检查

【参考值】

尿胆红素定性试验：阴性。

尿胆原定性试验：阴性或弱阳性。

尿胆原定量试验：0.84～4.2μmol/（L·24h）。

【临床意义】

尿胆红素和尿胆原检查有助于黄疸的诊断和鉴别诊断，见表 8-10。

表 8-10　三种黄疸的鉴别

	血清胆红素（μmol/L）		尿液检查	
	CB	UCB	尿胆红素	尿胆原（μmol/L）
正常人	0～6.8	1.7～10.2	阴性	0.84～4.2
溶血性黄疸	轻度增高	明显增高	阴性	明显增高
肝细胞性黄疸	中度增高	中度增高	阳性	正常或轻度增高
梗阻性黄疸	明显增高	轻度增高	强阳性	减低

三、血清酶检查

肝内含有丰富的酶，这些酶在肝细胞中产生、储存、释放或灭活。当肝脏发生实质性损害时，肝细胞变性坏死或细胞膜通透性改变，可使部分酶逸出入血，造成血清中酶活性增高。胆道病变可影响某些酶的排出。因此，通过检查血清酶的变化可了解肝脏病变情况，但酶也存在各组织器官中，所以在分析检查结果时，应注意肝外影响。

（一）血清氨基转移酶测定

1. 谷丙转氨酶（GPT）　又称丙氨酸转氨酶（ALT），广泛存在于肝、心、脑、肾、肠等组织细胞内，以肝细胞内含量最高，肝细胞稍有损伤，血清中 ALT 即增高，是最敏感的肝功能检查指标。

2. 谷草转氨酶（GOT）　又称天冬氨酸转氨酶（AST），在心肌中含量最高，其次是肝脏。

【参考值】（速率法，37℃）

ALT：5～40U/L。

AST：8～40U/L。

AST/ALT：1.15。

【临床意义】

1. ALT 增高　ALT 显著增高见于急性肝炎，急性肝炎早期 ALT 即可增高，故对早期诊断较有价值,在肝炎病毒感染后 1～2 周,转氨酶达高峰,ALT/AST>1,第 3～5 周逐渐下降,ALT/AST 比值逐渐恢复正常;ALT 中度增高见于肝硬化、肝癌、慢性肝炎;ALT 轻度增高见于胆道疾病、心肌炎、脑血管病等。

2. AST 增高　主要见于急性心肌梗死、酒精性肝病,也可见于急性肝炎、肌肉挤压伤、大手术后等。

(二)γ-谷氨酰转移酶测定

γ-谷氨酰转移酶(GGT)主要来自肝脏,肝脏合成此酶后经胆管排入小肠内。

【参考值】

成年男性:11～50U/L(37℃);成年女性:7～32U/L(37℃)。

【临床意义】

主要用于诊断肝胆疾病。

1. 原发性或转移性肝癌　GGT 显著升高,幅度与癌组织大小呈正相关。由于 GGT 具有部分癌胚抗原的特性,临床可作为早期发现肝癌、鉴别病情发展变化及术后复发的指标。

2. 胆道梗阻　GGT 升高幅度与梗阻性黄疸的程度相平行。

3. 肝炎及肝硬化　急性肝炎恢复期,若其他指标已恢复正常但 GGT 迟迟未降,提示肝炎尚未痊愈,若 GGT 居高不下提示肝炎有转为慢性的可能;慢性肝炎肝硬化如出现 GGT 攀升是病情恶化的标志;GGT 显著升高是酒精性肝损害的特征之一。

(三)血清碱性磷酸酶测定

碱性磷酸酶(ALP)广泛存在于体内各种组织,而以骨、肝、肾及肠中含量较多,其中以肝源性和肾源性为主。

【参考值】(连续监测法,37℃)

男性:1～12 岁<500U/L,12～15 岁<750U/L,15 岁以上 40～150U/L。

女性:1～12 岁<500U/L,15 岁以上 40～150U/L。

【临床意义】

1. 辅助诊断肝胆和骨骼系统疾病　增高可见于肝胆疾病、骨骼疾病等,如梗阻性黄疸、肝癌、佝偻病、纤维性骨炎等。

2. 黄疸的鉴别诊断　同时测定 ALP 和 ALT 有助于黄疸鉴别。梗阻性黄疸 ALP 多明显增高,而 ALT 仅轻度增高;ALT 活性很高,ALP 正常或稍高,可能为肝细胞性黄疸;ALP 明显增高,胆红素不增高,多为肝内局限性胆管阻塞,常可见于肝癌;淤胆型肝炎 ALP 和 ALT 均明显增高;溶血性黄疸 ALP 可正常。

(四)单胺氧化酶测定

单胺氧化酶(MAO)为一种含铜的酶,分布在肝、肾、胰腺、心等器官,主要存在于线粒体中,在有氧情况下,催化各种单胺的氧化脱氢反应。血清 MAO 活性与体内结缔组织增生呈正相关,因此临床上常用 MAO 活性测定来观察肝脏纤维化的程度。

【参考值】

0～3U/L(速率法,37℃)。

【临床意义】

1. 肝脏病变　80% 以上的重症肝硬化患者及伴有肝硬化的肝癌患者 MAO 活性增高,但 MAO 对早期肝硬化反应不敏感。急性肝炎 MAO 大多正常,但若伴有暴发性肝衰竭时,MAO 从坏死的肝细胞逸出使血清中 MAO 增高。轻度慢性肝炎 MAO 大多正常,中、重度慢性肝炎有 50% 患者血清 MAO 增高,表明有肝细胞坏死和纤维化形成。

2. 肝外疾病　慢性充血性心力衰竭、糖尿病、甲状腺功能亢进症、肢端肥大症、系统性硬化等 MAO 也可增高。

第五节 肾功能检查

肾脏是排泄机体代谢产物的重要器官,肾脏功能主要通过肾小球滤过和肾小管重吸收完成,通过对肾小球滤过和肾小管重吸收功能的实验室检查,可了解肾脏的功能是否受到损害。

一、肾小球功能检查

肾小球的功能主要是滤过,评估肾小球滤过功能最重要的客观指标是肾小球滤过率(glomerular filtration rate,GFR),即单位时间(每分钟)内经两肾肾小球滤出的血浆滤液量(ml/min)。肾清除率指肾脏清除血浆中所含某一物质的能力,以单位时间(每分钟)内被完全清除该物质的血浆数表示(ml/min)。

(一)内生肌酐清除率

肌酐是肌酸的代谢产物。血浆内肌酐分为外源性和内源性两种,外源性肌酐主要来自肉类食物的摄入,内源性肌酐主要来自机体肌肉的分解。当进食"无肌酐饮食"并保持肌肉活动相对稳定时,外源性肌酐被排出,血浆肌酐的生成量和尿的排出量较恒定,其含量变化主要受内源性肌酐的影响,且肌酐大部分从肾小球滤过,不被肾小管重吸收或排泌,故肾脏在单位时间内将若干毫升血浆中的内生肌酐全部清除出去,称内生肌酐清除率(endogenous creatinine clearance rate,Ccr),相当于肾小球滤过率。

【参考值】

成人:80~120ml/min;新生儿:40~65ml/min。

【临床意义】

1.**判断肾小球功能损害的早期敏感指标** 当成人Ccr<80ml/min,提示肾小球滤过功能已有损害,而此时血清尿素氮、肌酐测定可仍在正常范围。

2.**评估肾小球滤过功能损害程度** Ccr 51~70ml/min为轻度损害,Ccr 31~50ml/min为中度损害,Ccr<30ml/min为重度损害。

3.**根据Ccr将慢性肾衰竭分为4期** 肾衰竭代偿期Ccr 51~80ml/min,肾衰竭失代偿期(氮质血症期)Ccr 20~50ml/min,肾衰竭期Ccr 10~19ml/min,尿毒症期(终末期肾衰竭)Ccr<10ml/min。

4.**指导临床治疗及护理** Ccr<30~40ml/min应限制蛋白质摄入;Ccr<30ml/min应用噻嗪类利尿剂常无效;Ccr<10ml/min应进行人工透析治疗。

5.**为慢性肾小球肾炎的分型提供参考** 慢性肾小球肾炎Ccr常降低;肾病综合征由于肾小管基底膜的通透性增加,部分肌酐从肾小管排出,故Ccr无明显降低。

6.**动态观察肾移植术是否成功** 移植术后Ccr应回升,若回升后又下降,提示可能有急性排斥反应。

(二)血清尿素氮测定

血尿素氮(blood urea nitrogen,BUN)为蛋白质代谢产物,大部分由肾脏排出。测定血液中尿素氮含量,有助于了解肾小球滤过功能及有无氮质潴留。

【参考值】

成人:3.2~7.1mmol/L;婴儿、儿童:1.8~6.5mmol/L。

【临床意义】

1.**判断肾实质损害程度** 肾脏有较强的代偿能力,在肾功能不全早期,虽然肾小球滤过功能已下降,但 BUN 可无变化。当 GFR 下降至 50% 以下时,BUN 才能升高。因此,BUN 增高是反映肾实质损害的中晚期指标。

2. 判断肾前性少尿 大量腹水、脱水、心功能不全、休克等致显著少尿或无尿均可使 BUN 增高,但此时其他肾功能检查结果多正常。

3. 反映蛋白质分解或摄入过多 上消化道大出血、大面积烧伤、严重创伤、大手术后、甲状腺功能亢进、高蛋白饮食等可使 BUN 增高。以上情况矫正后,BUN 可下降。

4. 作为肾衰竭透析充分性指标。

(三)血清肌酐测定

血中肌酐(creatinine,Cr)主要由肾小球滤过排出体外,肾小管基本不重吸收且排泌量较少,在外源性肌酐摄入量稳定的情况下,血肌酐的浓度取决于肾小球滤过能力。当肾实质损害、GFR 下降 1/3 以上时,血 Cr 浓度就会明显上升,故测定血肌酐浓度可作为判断 GFR 受损的指标,其敏感性较 BUN 好,但并非早期诊断指标。

【参考值】

全血肌酐:88.4～176.8μmol/L。

血清或血浆肌酐:男性 53～106μmol/L;女性 44～97μmol/L。

【临床意义】

1. 评价肾小球滤过功能 血 Cr 浓度增高见于各种原因引起的肾小球滤过功能减退。

(1)急性肾衰竭:血 Cr 进行性增高为器质性损害的指标,可伴或不伴少尿。

(2)慢性肾衰竭:血 Cr 升高程度与病变严重程度一致。

2. 鉴别肾前性和肾实质性少尿

(1)器质性肾衰竭:血 Cr 常超过 200μmol/L。

(2)肾前性少尿:心力衰竭、脱水、肝肾综合征、肾病综合征等所致的有效血容量下降,使肾血流量减少,血 Cr 上升多不超过 200μmol/L。

3. 反映肾功能情况 血 Cr 受饮食等因素影响较少,基本上能反映肾功能情况,血 Cr 明显增高提示预后差。

4. 与 BUN 结合判定肾功能受损程度 同时测定血 Cr 和 BUN,若两者都增高,提示肾功能已严重受损。

(四)血清半胱氨酸蛋白酶抑制剂 C 测定

半胱氨酸蛋白酶抑制剂 C(cystatin C,cys C)是一组能抑制半胱氨酸内肽酶的蛋白质,广泛存在于各种组织的有核细胞和体液中,是一种低分子量、碱性非糖化蛋白质,可由机体所有有核细胞产生,产生率恒定。原尿中的 cys C 几乎完全被肾小球滤过,然后由肾小管重吸收,重吸收后被完全代谢分解,不返回血液,并且肾小管不分泌,也不通过肾小管排泄,不受炎症反应、性别、肌肉及年龄变化的影响,因此,cys C 血中浓度由肾小球滤过决定,是反映肾小球滤过功能的灵敏又特异的指标。在肾功能仅轻度减退时,血半胱氨酸蛋白酶抑制剂 C 的敏感性高于血肌酐。血清半胱氨酸蛋白酶抑制剂 C 测定有取代传统血肌酐、尿素氮检查的趋势。

【参考值】

成人:0.6～2.5mg/L;新生儿:1.64～2.59mg/L,4 个月以后则明显下降,1 岁以后至 18 岁都较恒定,与成人接近。

【临床意义】

1. GFR 下降,cys C 在血液中的浓度可增加 10 多倍。

2. GFR 正常而肾小管功能失常时,会阻碍 cys C 在肾小管吸收并迅速分解,使尿中的浓度增加 100 多倍。

（五）血 β_2- 微球蛋白测定

正常人 β_2- 微球蛋白（β_2-microglobulin，β_2-MG）的合成率及从细胞膜上的释放量相当恒定，β_2- 微球蛋白可从肾小球自由滤过，99.9% 在近端小管吸收，并在肾小管上皮细胞中分解破坏，故在正常情况下 β_2- 微球蛋白的排出是很微量的。

【参考值】

$1\sim2$mg/L。

【临床意义】

1. 评价肾小球功能　评价肾小球滤过功能时，血 β_2-MG 升高甚至比血肌酐更灵敏，在 Ccr 低于 80ml/min 时即可出现，而此时血肌酐浓度多无改变。若同时出现血和尿 β_2-MG 升高，则提示肾小球和肾小管功能均有损伤。

2. 其他　可见于恶性肿瘤和自身免疫病，如系统性红斑狼疮、类风湿关节炎、干燥综合征等，在疾病活动期升高。

二、肾小管功能检查

（一）浓缩稀释试验

浓缩稀释试验又称改良 Mosenthal 试验，是判断肾脏远曲小管和集合管浓缩和稀释功能的敏感指标。肾脏通过肾小球滤过，根据血容量及肾髓质渗透梯度的改变，通过抗利尿激素调节远曲小管和集合管对水的重吸收，从而完成浓缩和稀释尿液的功能，使人体在生理变化中保持正常的水平衡。如大量饮水时肾小球滤过加强，肾小管重吸收减少，尿量增加，比重减低，此为肾的稀释功能；如饮水少，肾小管重吸收加强，肾小球滤过率减少，尿量少而比重增高，这是肾的浓缩功能。当肾实质损伤时，肾脏的浓缩和稀释功能减退。

【参考值】

尿量：昼尿量与夜尿量之比不应小于（$3\sim4$）：1；12 小时夜尿量不应超过 750ml。

密度：最高尿比重应在 1.020 以上，最高比重与最低比重之差>0.009。

【临床意义】

1. 早期肾功能不全　夜尿量>750ml，夜尿量超过昼尿量是反映肾小管功能的早期敏感指标。

2. 肾浓缩功能不全　最高尿比重<1.020，比重差<0.009；若各次标本的比重相差很小，尿比重大多固定在 1.010 左右，提示肾浓缩功能严重障碍。

3. 肾稀释功能不全　昼尿比重恒定在 1.018 以上。

（二）渗量（尿渗透压）测定

渗量即渗透摩尔量，是一种表示液体中粒子渗透压大小的单位，与粒子的种类及性质无关。因此，只要溶液的渗量相同，不论其成分如何，都具有相同的渗透压。尿渗量（Osm）指尿液中全部溶质的渗透压。尿比重和尿渗量都能反映尿中溶质的含量，但尿比重易受溶质微粒大小和分子量大小的影响，如蛋白质、葡萄糖等均可使尿比重增高；而尿渗量受溶质离子数量的影响，如尿中 NaCl 离子化后成为 Na^+ 及 Cl^-，而 $CaCl_2$ 离子化后则成为 1 个 Ca^{2+} 和 2 个 Cl^-，共 3 个离子，故 NaCl 的渗量比 $CaCl_2$ 小。不能离子化的物质（如蛋白质、葡萄糖等）对尿渗量影响小，故测定尿渗量更切合实际，真正反映肾浓缩和稀释功能。目前一般采用冰点渗透压测定仪检查尿液及血浆渗量。

【参考值】

禁水尿渗量：$600\sim1\,000$mOsm/（kg·H_2O），平均 800mOsm/（kg·H_2O）。

血浆渗量：$275\sim305$mOsm/（kg·H_2O），平均 300mOsm/（kg·H_2O）。

尿/血浆渗量比:(3~4.5):1。

【临床意义】

1. 判断肾浓缩及稀释功能 禁水尿渗量在 300mOsm/$(kg \cdot H_2O)$ 左右时,即与正常血浆渗量相等,称为等渗尿;禁水尿渗量<300mOsm/$(kg \cdot H_2O)$,称低渗尿;正常人禁水 8 小时后尿渗量<600mOsm/$(kg \cdot H_2O)$,且尿/血浆渗量比值≤1,均表明肾浓缩功能障碍。见于慢性肾盂肾炎、多囊肾、高尿酸血症肾病等慢性间质性病变,也可见于慢性肾小球肾炎后期,以及急、慢性肾衰竭累及肾小管和间质。

2. 一次性尿渗量检查用于鉴别肾前性、肾性少尿 肾前性少尿时,肾小管浓缩功能完好,故尿渗量较高,常大于 450mOsm/$(kg \cdot H_2O)$;肾小管坏死致肾性少尿时,尿渗量降低,常小于 350mOsm/$(kg \cdot H_2O)$。

(三) 尿 β_2- 微球蛋白测定

正常人 β_2- 微球蛋白(β_2-MG)的合成率及从细胞膜上的释放量相当恒定,β_2- 微球蛋白可从肾小球自由滤过,99.9% 在近端小管吸收,并在肾小管上皮细胞中分解破坏,故在正常情况下 β_2- 微球蛋白的排出是很微量的。

【参考值】

成人:<0.3mg/L。

【临床意义】

尿 β_2- 微球蛋白升高见于近端小管重吸收功能受损。由于肾小管重吸收 β_2-MG 的阈值为 5mg/L,超过阈值时,出现非重吸收功能受损的大量尿 β_2-MG 排泄,故应同时检查血 β_2-MG,只有当血 β_2-MG<5mg/L 时,尿 β_2-MG 升高才能反映肾小管损伤。

(四) 尿 α_1- 微球蛋白测定

α_1- 微球蛋白(α_1-MG)主要由肝细胞和淋巴细胞产生,广泛分布于体液及淋巴细胞膜表面。血浆中 α_1-MG 以两种形式存在,即游离型或与 IgG、清蛋白结合型。结合型 α_1-MG 不能通过肾小球滤过膜;游离型 α_1-MG 可自由通过肾小球,但约 99% 被近曲小管上皮细胞以胞饮形式重吸收并分解,故仅微量 α_1-MG 可从尿中排泄。

【参考值】

成人:<15mg/24h。

【临床意义】

1. 增高 α_1-MG 是反映和评价各种原因(包括肾移植后排斥反应)所致的早期近端小管功能损伤的特异、灵敏指标。与 β_2-MG 相比较,α_1-MG 不受恶性肿瘤的影响,酸性尿中不会出现假阴性,故结果更为可靠。血清和尿 α_1-MG 都增高,表明肾小球滤过功能和肾小管重吸收功能均受损,故测定血清 α_1-MG 比检查血肌酐或 β_2-MG 在反映肾小球滤过功能和肾小管重吸收功能方面更灵敏。

2. 降低 结合血清 α_1-MG 降低,提示重度肝损害,见于肝病患者。

第六节 浆膜腔积液检查

人体的胸腔、腹腔、心包腔统称为浆膜腔,在生理状态下,腔内有少量液体,据估计,正常成人胸腔液<20ml,腹腔液<50ml,心包腔液为 10~50ml,关节腔液为 0.1~2.0ml,主要起润滑作用。病理状态下,腔内有多量液体潴留,称为浆膜腔积液。根据产生的原因及性质,将浆膜腔积液分为漏出液和渗出液两大类。

一、一般性状检查

（一）外观

　　漏出液多为淡黄色，清晰透明；渗出液因含有大量细胞、细菌而呈不同程度的混浊。渗出液的颜色随病因而变化，红色多为血性积液，见于恶性肿瘤、结核病急性期、风湿病、出血性疾病、外伤或内脏损伤等，淡黄色脓性积液见于化脓性菌感染，绿色积液可能系铜绿假单胞菌感染，乳白色积液系淋巴管阻塞引起的真性乳糜液。

（二）凝固性

　　漏出液中纤维蛋白原含量少，一般不易凝固；渗出液因含有纤维蛋白原等凝血因子、细菌和组织裂解产物，往往自行凝固或有凝块出现。

（三）性质

　　漏出液为非炎性积液，pH>7.4；渗出液为炎性积液，pH<6.8。

（四）比重

　　漏出液比重<1.018；渗出液因含有多量蛋白质及细胞，比重多>1.018。

二、化学检查

（一）黏蛋白定性试验（Rivalta试验）

　　漏出液多呈阴性反应；渗出液多呈阳性反应。

（二）蛋白质定量检查

　　漏出液蛋白质总量常<25g/L，而渗出液的蛋白质总量常在30g/L以上。如蛋白质总量为25～30g/L，则难以判明其性质。

（三）葡萄糖检查

　　漏出液中葡萄糖含量与血糖近似；渗出液中葡萄糖可被某些细菌或细胞酶分解而减少，如为化脓性炎症，则积液中葡萄糖含量明显减少，甚至无糖。结核性与癌性渗出液中葡萄糖含量常减少；类风湿性浆膜腔积液葡萄糖含量减少，红斑狼疮积液葡萄糖基本正常。

（四）乳酸测定

　　乳酸测定有助于鉴别细菌感染性与非细菌感染性积液，当乳酸含量>10mmol/L时，高度提示细菌感染。应用抗生素治疗后的胸腔积液，在一般细菌检查为阴性时，乳酸测定更有价值。

（五）乳酸脱氢酶（LDH）测定

　　化脓性胸膜炎LDH显著增高，可达正常血清的30倍；癌性积液中度增高；结核性积液略高于正常。漏出液LDH与正常血清相近。

三、显微镜检查

（一）细胞计数与分类

1. 数量　漏出液白细胞计数常<100×10^{6}/L，渗出液白细胞计数常>500×10^{6}/L。

2. 分类　漏出液中细胞主要为淋巴细胞和间皮细胞；渗出液中各种细胞增多的临床意义不同：①中性粒细胞为主常见于化脓性积液及结核性积液的早期；②淋巴细胞为主多见于结核性或癌性积液；③嗜酸性粒细胞增多常见于过敏性疾病或寄生虫病。

（二）细菌学检查

若肯定或疑为渗出液，则应经无菌操作离心沉淀，取沉淀物涂片做革兰氏染色或抗酸染色镜检，查找病原菌，必要时可进行细菌培养。培养出细菌后做药物敏感试验，以供临床用药参考。

四、渗出液与漏出液的鉴别

区分积液性质对某些疾病的诊断和治疗至关重要，渗出液与漏出液的鉴别要点见表8-11。

表8-11　渗出液与漏出液的鉴别

检查项目	漏出液	渗出液
原因	非炎症所致	炎症、肿瘤、化学或物理性刺激
外观	淡黄色、浆液性	不定，可为血性、脓性、乳糜性等
透明度	透明或微浊	多混浊
比重	<1.018	>1.018
凝固性	不易自凝	易自凝
黏蛋白定性试验	阴性	阳性
蛋白质定量	<25g/L	>30g/L
葡萄糖定量	与血糖相近	常低于血糖
细胞计数	常<100×10^{6}/L	常>500×10^{6}/L
细胞分类	以淋巴细胞为主	不同病因分别以中性粒细胞或淋巴细胞为主
细菌学检查	阴性	可找到病原菌
LDH	<200IU	>200IU
积液/血清总蛋白	<0.5	>0.5
积液/血清LDH	<0.6	>0.6

第七节　脑脊液检查

脑脊液（cerebrospinal fluid，CSF）是由侧脑室、第三脑室和第四脑室的脉络丛分泌的无色透明液体，充满于蛛网膜下腔、脑室和脊髓中央管内，滋养神经组织，调节颅内压，保护脑免受震荡。正常成人脑脊液总量约为90~150ml，新生儿约10~60ml。

知识链接

脑脊液标本采集

脑脊液标本由临床医师进行腰椎穿刺采集，必要时从小脑延髓池或侧脑室采集。脑脊液标本分别收集于 3 个无菌试管中，每管 1～2ml，第一管做细菌学检查，第二管做生化和免疫学检查，第三管做细胞计数和分类。如怀疑恶性肿瘤，另留一管做脱落细胞学检查。标本收集后应立即送检，以免影响检查结果。

一、适应证与禁忌证

脑脊液检查的适应证包括脑膜刺激征阳性、颅内出血、脑膜白血病，以及不明原因的头痛、抽搐、昏迷或瘫痪者。禁忌证主要有高颅压、疑诊颅内占位性病变者。

二、一般性状检查

（一）颜色

正常脑脊液为无色透明液体。

1. 红色　常因出血引起，主要见于穿刺损伤或脑及蛛网膜下腔出血。

2. 黄色　见于脑及蛛网膜下腔陈旧性出血、蛛网膜下腔梗阻、重症黄疸。

3. 乳白色　多因白细胞增多所致，常见于各种化脓性细菌引起的化脓性脑膜炎。

4. 微绿色　见于铜绿假单胞菌、肺炎链球菌、甲型链球菌引起的脑膜炎等。

5. 褐色或黑色　见于脑膜黑色素瘤等。

（二）透明度

正常脑脊液清晰透明，脑脊液中细胞数增加时可出现混浊。

1. 清晰透明或微浊　见于病毒性脑膜炎、流行性乙型脑炎、神经梅毒等，细胞数仅轻度增加。

2. 毛玻璃样混浊　见于结核性脑膜炎，细胞数中度增加。

3. 乳白色混浊　见于化脓性脑膜炎，细胞数明显增加。

（三）凝结性

正常脑脊液不含纤维蛋白原，静置 24 小时不会凝固。

1. 急性化脓性脑膜炎脑脊液静置 1～2 小时即可出现凝块或沉淀物。

2. 结核性脑膜炎脑脊液静置 12～24 小时可见液面有纤细的薄膜形成，取此膜涂片检查结核分枝杆菌阳性率极高。

3. 蛛网膜下腔阻塞时，因阻塞远端脑脊液蛋白质含量常高达 15g/L，脑脊液可呈黄色胶冻状。

三、化 学 检 查

（一）蛋白定性试验（Pandy 试验）

正常人脑脊液中蛋白质含量甚微，不到血浆蛋白质含量的 1%，主要为清蛋白。病理情况下脑脊液中蛋白质含量增加。

【参考值】

阴性或弱阳性。

【临床意义】

详见蛋白质定量检查。

（二）蛋白质定量检查

【参考值】

腰椎穿刺：0.20～0.45g/L；小脑延髓池穿刺：0.10～0.25g/L；侧脑室穿刺：0.05～0.15g/L。

【临床意义】

蛋白质含量增加见于：

1. 中枢神经系统病变致血脑屏障通透性增加　常见原因有脑膜炎（化脓性脑膜炎时明显增加，结核性脑膜炎时中度增加，病毒性脑膜炎时轻度增加）、蛛网膜下腔出血和脑出血、内分泌或代谢性疾病（糖尿病性神经病、甲状腺及甲状旁腺功能减退、尿毒症及脱水等）、药物中毒等。

2. 脑脊液循环障碍　脑部肿瘤或椎管内梗阻（脊髓肿瘤、蛛网膜下腔粘连等）。

3. 鞘内免疫球蛋白合成增加伴血脑屏障通透性增加　如吉兰-巴雷综合征、慢性炎性脱髓鞘性多发性神经根病等，且伴有蛋白-细胞分离现象。

（三）葡萄糖测定

脑脊液中的葡萄糖来自血糖，其含量约为血糖的60%，较理想的脑脊液葡萄糖测定应在禁食4小时后做腰椎穿刺检查，方法同血糖测定。

【参考值】

2.5～4.5mmol/L（腰池）。

【临床意义】

1. 增高　见于病毒性神经系统感染、脑出血、下丘脑损害、糖尿病等。

2. 减低　见于急性化脓性脑膜炎、结核性脑膜炎、真菌性脑膜炎、脑肿瘤（尤其是恶性肿瘤）、神经梅毒、低血糖等，葡萄糖含量越低，则预后越差。

（四）氯化物测定

【参考值】

120～130mmol/L（腰池）。

【临床意义】

1. 增高　主要见于慢性肾功能不全、肾小球肾炎、尿毒症、呼吸性碱中毒等。

2. 减低　氯化物明显减低见于结核性脑膜炎（可降至102mmol/L以下）、化脓性脑膜炎（多为102～116mmol/L），非中枢神经系统疾病（如大量呕吐、腹泻、脱水等）造成血氯降低时，脑脊液中氯化物亦可减少。

（五）乳酸脱氢酶及其同工酶测定

乳酸脱氢酶（LDH）有5种同工酶，即LDH_1、LDH_2、LDH_3、LDH_4、LDH_5。

【参考值】

3～40U/L（成人）。

【临床意义】

乳酸脱氢酶增高见于细菌性脑膜炎、脑出血、蛛网膜下腔出血、脑肿瘤、脱髓鞘病急性期等。病毒感染时LDH多正常，少数可以轻度增高，以LDH_1和LDH_2为主；细菌性脑膜炎则以LDH_4、LDH_5增高为主。

四、显微镜检查

（一）细胞计数

正常脑脊液中无红细胞，仅有少量白细胞。

【参考值】

成人:$(0\sim8)\times10^6/L$。

儿童:$(0\sim15)\times10^6/L$。

【临床意义】

脑脊液中细胞增多见于:

1. 中枢神经系统感染性疾病 ①化脓性脑膜炎脑脊液中细胞计数显著增加,以中性粒细胞为主;②结核性脑膜炎脑脊液中细胞计数中度增加,多不超过$500\times10^6/L$,中性粒细胞、淋巴细胞及浆细胞同时存在是本病的特征;③病毒性脑炎、脑膜炎脑脊液中细胞计数仅轻度增加,以淋巴细胞为主;④新型隐球菌性脑膜炎脑脊液中细胞计数中度增加,以淋巴细胞为主。

2. 脑膜白血病 脑脊液中细胞计数可正常或稍高,以淋巴细胞为主,可找到白血病细胞。

3. 脑寄生虫病 脑脊液中以嗜酸性粒细胞为主。

4. 脑室和蛛网膜下腔出血 脑脊液中红细胞明显增加,还可见各种白细胞,但仍以中性粒细胞为主,出血时间超过2~3天可发现含有红细胞或含铁血黄素的吞噬细胞。

(二)细菌学检查

【参考值】

阴性。

【临床意义】

排除污染因素,脑脊液中检出细菌均视为病原菌感染。

第八节 临床常用生物化学检查

一、血清电解质检查

(一)血钾

【参考值】

3.5~5.5mmol/L。

【临床意义】

1. 增高 见于肾上腺皮质功能减退、急性或慢性肾功能不全、休克、尿少、尿闭、组织挤压伤、重度溶血、代谢性酸中毒、洋地黄中毒、胰岛素缺乏、摄钾过多而超出排钾能力等。

2. 减低 见于钾盐摄入不足、严重腹泻、呕吐、肾上腺皮质功能亢进、使用排钾利尿剂、代谢性碱中毒、胰岛素的作用等。

(二)血钠

【参考值】

135~145mmol/L。

【临床意义】

1. 增高 较少见,主要见于肾上腺皮质功能亢进、醛固酮增多症、严重脱水、尿崩症等。

2. 减低 是电解质紊乱中最常见的一种,见于严重呕吐、腹泻、大量出汗及大量应用排钠利尿剂等。

(三)血钙

【参考值】

总钙:2.25~2.58mmol/L。

离子钙：1.10～1.34mmol/L。

【临床意义】

1. 增高 常见于甲状旁腺功能亢进、多发性骨髓瘤、结节病引起肠道过量吸收钙、转移性骨肿瘤、维生素 D 中毒等。

2. 减低 见于甲状旁腺功能减退、慢性肾小球肾炎、尿毒症、佝偻病和软骨病、维生素 D 缺乏症等。

（四）血镁

【参考值】

0.74～1.0mmol/L。

【临床意义】

1. 增高 见于急慢性肾小球肾炎少尿期、甲状旁腺功能减退、糖尿病酮症酸中毒、多发性骨髓瘤、大量脱水等。

2. 减低 见于摄入不足、排泄增加、甲状旁腺功能亢进、醛固酮增多症、糖尿病昏迷经胰岛素治疗后、长期服用糖皮质激素及低白蛋白血症等。低镁时常伴有低钙、低钠、低磷。

（五）血氯

【参考值】

95～105mmol/L。

【临床意义】

1. 增高 见于排泄减少（急性肾小球肾炎少尿期、心功能不全等）、摄入过多、通气过度（如呼吸性碱中毒）等。

2. 减低 见于丢失过多、摄入减少、水摄入过多、呼吸性酸中毒等。

（六）血磷

【参考值】

0.97～1.61mmol/L。

【临床意义】

1. 增高 见于甲状旁腺功能减退、慢性肾小球肾炎晚期（因磷酸盐排出障碍所致）、维生素 D 过多（肠道吸收磷、钙增多）、多发性骨髓瘤、骨折愈合期、白血病等。

2. 减低 见于甲状旁腺功能亢进、佝偻病和软骨病、维生素 D 缺乏、胰岛素过多（磷转入细胞内）、重症糖尿病、大量食糖、妊娠等。

二、血清铁及其代谢产物检查

（一）血清铁测定

血清铁（SI）是血液中与运铁蛋白结合的铁，它能反应血清中铁离子的浓度。

【参考值】

男性：10.6～36.7μmol/L；女性：7.8～32.2μmol/L。

【临床意义】

1. 增高 见于：①铁利用障碍，如铁粒幼细胞贫血、再生障碍性贫血、铅中毒等；②释放增加，如溶血性贫血、急性肝炎、慢性活动性肝炎等；③铁摄入过多，如铁剂治疗过量等；④铁吸收增多，如白血病、含铁血黄素沉着症、反复输血等。

2. 减低 见于：①铁缺乏，如缺铁性贫血等；②慢性失血，如月经过多、恶性肿瘤、慢性炎症等；③摄入不足等。

（二）血清总铁结合力测定

血清总铁结合力（TIBC）指每升血清中的全部转铁蛋白所能结合的最大铁量，为血清铁与未饱和铁结合力之和。

【参考值】

男性：50～77μmol/L；女性：54～77μmol/L。

【临床意义】

1. 增高　见于：①转铁蛋白合成增加，如缺铁性贫血、妊娠后期等；②转铁蛋白释放增加，如急性肝炎、肝细胞坏死等。

2. 减低　见于：①转铁蛋白合成减少，如肝硬化、慢性肝损伤等；②转铁蛋白丢失，如肾病综合征等；③铁缺乏等。

（三）血清转铁蛋白饱和度测定

血清转铁蛋白饱和度（Tfs）简称铁饱和度，以血清铁占血清总铁结合力的百分比表示。

【参考值】

33%～55%。

【临床意义】

1. 增高　见于：①铁利用障碍，如再生障碍性贫血、铁粒幼细胞贫血；②血色病，Tfs＞70%为诊断血色病的可靠指标。

2. 减低　见于缺铁或缺铁性贫血。Tfs＜15%并结合病史可诊断缺铁或缺铁性贫血，其准确度仅次于铁蛋白，但较 TIBC 和血清铁灵敏。

（四）血清铁蛋白测定

血清铁蛋白（SF）是血清中去铁蛋白和铁核心（Fe^{3+}）形成的复合物，是铁的储存形式，SF 测定是诊断缺铁的敏感指标。

【参考值】

男性：15～200μg/L；女性：12～150μg/L。

【临床意义】

1. 增高　见于：①体内储存铁增加，如原发性血色病、反复输血等；②铁蛋白合成增加，如炎症、肿瘤、白血病、甲状腺功能亢进症等；③组织释放增加，如肝坏死、慢性肝病等。

2. 减低　见于缺铁性贫血、大量失血、长期腹泻、营养不良等。SF＜15μg/L 时，即可诊断铁缺乏。

三、血清脂质及脂蛋白检查

血脂是血浆脂类的总称，主要有胆固醇、甘油三酯、磷脂和游离脂肪酸，它们与血中的蛋白质结合形成各种脂蛋白分散在血液中。

（一）血清总胆固醇（TC）测定

【参考值】

合适水平：＜5.20mmol/L。

边缘水平：5.20～6.20mmol/L。

升高：＞6.20mmol/L。

【临床意义】

1. 增高　见于长期大量进食高胆固醇食物、胆管梗阻、冠状动脉粥样硬化、高血压、甲状腺功能减退、重症糖尿病、肾病综合征等。

2. 减低　见于严重肝病，使合成胆固醇的能力下降。亦可见于甲状腺功能亢进等。

（二）血清甘油三酯（TG）测定

【参考值】

0.56～1.70mmol/L。

【临床意义】

1. 增高 甘油三酯是导致冠状动脉粥样硬化的重要因素之一，80% 心肌梗死患者有血清甘油三酯升高。高脂血症、肥胖、胆道梗阻、甲状腺功能减退、糖尿病、胰腺炎等，均可引起 TG 增高。

2. 减低 见于甲状腺功能亢进、营养不良、先天性无 β 脂蛋白血症等。

（三）血清高密度脂蛋白和低密度脂蛋白测定

高密度脂蛋白（HDL）是血清中颗粒密度最大的一组脂蛋白，被认为是抗动脉粥样硬化因子，临床一般检查高密度脂蛋白胆固醇（HDL-Ch）的含量来反映 HDL 水平。低密度脂蛋白（LDL）是富含胆固醇的脂蛋白，是动脉粥样硬化的危险因素之一，临床上以低密度脂蛋白胆固醇（LDL-Ch）的含量反映 LDL 水平。近年来，临床观察证明血清 HDL-Ch 和 LDL-Ch 含量与冠心病发病率有明显关系，HDL-Ch 具有抗动脉粥样硬化作用，而 LDL-Ch 增高是冠心病的危险因素之一。

【参考值】

HDL-Ch：1.03～2.07mmol/L；合适水平：>1.04mmol/L；减低：≤1.0mmol/L。

LDL-Ch：合适水平：≤3.4mmol/L；边缘水平：3.4～4.1mmol/L；增高：>4.1mmol/L。

【临床意义】

HDL-Ch 减低、LDL-Ch 增高与冠心病发病呈正相关。

四、血糖及代谢物检查

（一）空腹血糖测定

空腹血糖（FBG）是诊断糖代谢紊乱最常用和最重要的指标。以空腹血浆葡萄糖（FPG）测定较为方便，且结果最可靠。

【参考值】

3.9～6.1mmol/L。

【临床意义】

血糖测定是目前诊断糖尿病的主要依据。

1. 增高 生理性高血糖见于饭后 1～2 小时，以及摄入高糖食物后或情绪紧张肾上腺素分泌增加时、剧烈运动、大量吸烟后等；病理性高血糖见于糖尿病，甲状腺功能亢进、肾上腺皮质功能亢进、腺垂体功能亢进、垂体瘤、嗜铬细胞瘤等也可出现血糖升高。

2. 减低 生理性低血糖见于饥饿、妊娠期、哺乳期等；病理性低血糖见于胰腺疾病（如胰岛功能亢进、胰岛细胞瘤、胰腺癌等）、对抗胰岛素的激素不足（如垂体前叶功能减退、肾上腺皮质功能减退和甲状腺功能减退而使生长激素、肾上腺皮质激素分泌减少）、严重肝病，可因肝糖原代谢不足、储存缺乏、异生障碍而导致低血糖。

（二）口服葡萄糖耐量试验

口服葡萄糖耐量试验（OGTT）是检查人体血糖调节功能的方法，现多采用 WHO 推荐的 75g 葡萄糖标准 OGTT，分别检查 FPG 和口服葡萄糖后 30 分钟、1 小时、2 小时、3 小时的血糖和尿糖。

正常人口服一定量葡萄糖后（75～100g），血糖浓度暂时升高，但一般小于 8.88mmol/L，2 小时内即可恢复正常，这种现象称为耐糖现象。糖代谢失调时，口服一定量葡萄糖后，血糖浓度急剧升高，或血糖升高不明显，但短时间内不能恢复到正常，称为糖耐量减低。

【参考值】

FPG：3.9～6.1mmol/L。

口服葡萄糖后30分钟～1小时，血糖达高峰（一般为7.8～9.0mmol/L），峰值<11.1mmol/L。

2小时血糖（2h PG）：<7.8mmol/L。

3小时血糖恢复至空腹水平。

各检查时间点的尿糖均为阴性。

【临床意义】

糖耐量减低常用于诊断无症状或轻型糖尿病。但严重肝病及甲状腺、垂体、肾上腺皮质功能亢进、感染等均可引起糖耐量减低。

（三）血清胰岛素测定和胰岛素释放试验

胰岛素是胰岛B细胞所分泌的蛋白质激素。糖尿病时，胰岛B细胞分泌功能障碍或胰岛素生物学效应不足（胰岛素抵抗），从而导致高血糖，也可伴有高胰岛素血症。在进行OGTT的同时，分别于空腹和口服葡萄糖后30分钟、1小时、2小时、3小时检查血清胰岛素浓度的变化，称为胰岛素释放试验，借以了解胰岛B细胞的基础功能状态和储备功能状态，间接了解血糖控制情况。

【参考值】

空腹胰岛素：5～20mU/L。

胰岛素释放试验：口服葡萄糖后胰岛素高峰在30分钟～1小时，峰值为空腹胰岛素的5～10倍。2小时胰岛素<30mU/L，3～4小时达到空腹水平。

【临床意义】

1. 鉴别糖尿病类型

（1）1型糖尿病：空腹胰岛素明显降低，口服葡萄糖后释放曲线低平。

（2）2型糖尿病：空腹胰岛素可正常、稍高或减低，口服葡萄糖后胰岛素呈延迟释放反应。

2. 诊断胰岛B细胞瘤　胰岛B细胞瘤常出现高胰岛素血症，胰岛素呈高水平曲线，但血糖降低。

3. 其他　肥胖、肝肾功能不全、肢端肥大症、巨人症等血清胰岛素水平增高；腺垂体功能减退、肾上腺皮质功能不全或饥饿等，血清胰岛素减低。

（四）血清C-肽检查

C-肽是胰岛素原在蛋白水解酶作用下分裂而成的与胰岛素等分子的肽类物质，其生成量不受外源性胰岛素的影响，检查C-肽也不受胰岛素抗体的干扰。因此，检查空腹C-肽水平、C-肽释放试验可更好地评价胰岛B细胞分泌功能和储备功能。

【参考值】

空腹C-肽：0.3～1.3nmol/L。

C-肽释放试验：口服葡萄糖后30分钟～1小时出现高峰，其峰值为空腹C-肽的5～6倍。

【临床意义】

C-肽检查常用于糖尿病的分型诊断，其意义与血清胰岛素一样，且C-肽可以真实反映实际胰岛素水平，故也可以指导临床治疗中胰岛素用量的调整。

1. 增高　见于：①胰岛B细胞瘤：空腹血清C-肽增高、C-肽释放试验呈高水平曲线；②肝硬化：血清C-肽增高，且C-肽/胰岛素比值降低。

2. 减低　①空腹血清C-肽减低，见于糖尿病；②口服葡萄糖1小时后血清C-肽水平降低，提示胰岛B细胞储备功能不足，C-肽释放试验曲线低平提示1型糖尿病，释放延迟或低水平见于2型糖尿病；③C-肽水平不升高而胰岛素增高，提示外源性高胰岛素血症，如胰岛素用量过多等。

（五）血清糖化血红蛋白检查

糖化血红蛋白（GHb）对高血糖，特别是血糖和尿糖波动较大时有特殊诊断价值，糖化血红蛋白是血红蛋白 A（HbA_1）中的组分 HbA_1c。

【参考值】

HbA_1c：4%～6%。

HbA_1：5%～8%。

【临床意义】

GHb 水平取决于血糖水平、高血糖持续时间，其生成量与血糖浓度成正比。GHb 的代谢周期与红细胞的寿命基本一致，故 GHb 水平反映近 2～3 个月的平均血糖水平。

1. 评价糖尿病控制程度　GHb 增高提示近 2～3 个月糖尿病控制不良，GHb 越高，血糖水平越高，病情越重。故 HbA_1c 可作为糖尿病长期控制的良好观察指标。糖尿病控制良好者，2～3 个月检查 1 次，控制欠佳者 1～2 个月检查 1 次。妊娠糖尿病、1 型糖尿病应每月检查 1 次，以便调整用药剂量。

2. 预测血管并发症　由于 GHb 与氧的亲和力强，可导致组织缺氧，故长期 GHb 增高可引起组织缺氧而发生血管并发症。$HbA_1 > 10\%$，提示并发症严重，预后较差。

3. 鉴别高血糖　糖尿病高血糖 GHb 增高，而应激性高血糖 GHb 则正常。

五、心肌酶及心肌蛋白检查

心肌缺血损伤时，心肌酶和心肌蛋白等可释放入血，血中浓度迅速增高，并持续较长时间，具有高度的心脏特异性，且检查方法简便快速，临床应用价值很高。

（一）肌酸激酶及其同工酶测定

肌酸激酶（creatine kinase，CK）又称肌酸磷酸激酶（creatine phosphokinase，CPK），主要存在于骨骼肌、心肌及脑组织中，以横纹肌含量最多，心肌及脑组织次之，血清中含量甚低。其同工酶有 MM（肌肉型）、BB（脑型）、MB（心肌型）3 种。

【参考值】

CK（速率法）：男性：50～310U/L；女性：40～200U/L。

CK 同工酶：CK-MM：94%～96%；CK-BB：极少或无；CK-MB：<5%。

【临床意义】

1. CK

（1）增高：见于心肌梗死、进行性肌萎缩、病毒性心肌炎、脑血管意外、脑膜炎、甲状腺功能减退及非疾病因素（如剧烈运动、各种插管、手术、使用抗生素等）。

（2）减低：见于长期卧床、甲状腺功能亢进症、激素治疗等。

2. CK 同工酶　CK-MM 增高是肌肉损伤最敏感的指标；CK-BB 增高与神经系统疾病的损伤严重程度、范围和预后呈正相关；CK-MB 增高是诊断心肌梗死最特异、敏感的指标。

（二）乳酸脱氢酶及其同工酶测定

乳酸脱氢酶（LDH）在心肌、骨骼肌和肾脏含量最丰富，其次为肝脏、脾脏、胰腺、肺脏和肿瘤组织，红细胞中 LDH 含量也极为丰富，故标本采集时应绝对避免溶血。LDH 有多种同工酶，包括 LDH_1、LDH_2、LDH_3、LDH_4、LDH_5 等，其中 LDH_1、LDH_2 在心肌中含量最高，LDH_3 主要来自肺、脾组织，LDH_4、LDH_5 主要来自肝脏，其次为骨骼肌。

【参考值】

120～250U/L（速率法）。

【临床意义】

1. LDH 增高　见于心脏疾病（如心肌梗死等）、肝脏疾病（如肝炎、肝硬化、梗阻性黄疸等）、恶性肿瘤（如恶性淋巴瘤、白血病等）及其他疾病（如进行性肌营养不良、肌炎等）。

2. LDH 同工酶增高　急性心肌梗死以 LDH_1 增高为主；肝脏疾病以 LDH_5 增高为主；肺癌以 LDH_3 增高为主；梗阻性黄疸以 LDH_4 增高为主。

（三）心肌肌钙蛋白测定

肌钙蛋白是肌肉收缩的调节蛋白。心肌肌钙蛋白包括心肌肌钙蛋白 I（cTnI）和心肌肌钙蛋白 T（cTnT），存在于心肌细胞胞质中，心肌损伤后 3～6 小时，血中两者开始升高，其释放的量与心肌细胞损伤的数量有关。故两者常被用来诊断急性心肌梗死。

【参考值】

cTnT：$0.02～0.13\mu g/L$；$>0.2\mu g/L$ 为临界值；$>0.5\mu g/L$ 可以诊断急性心肌梗死。

cTnI：$<0.2\mu g/L$；$>1.5\mu g/L$ 为临界值。

【临床意义】

cTnT、cTnI 是目前诊断心肌损伤的常用指标，尤其对微小病灶的心肌梗死诊断有重要价值。对急性心肌梗死、不稳定型心绞痛、围手术期心肌损伤等疾病的诊断、病情监测、疗效观察及预后评估，都具有较高的临床价值。cTnT、cTnI 与 CK-MB、肌红蛋白的检查结果相结合，是临床诊断急性心肌梗死最灵敏、最特异的方法。

（四）肌红蛋白测定

肌红蛋白（myoglobin，Mb）是一种存在于骨骼肌和心肌中的含氧结合蛋白，正常人血清 Mb 含量极少，当心肌或骨骼肌损伤时，血液中的 Mb 水平升高，对诊断急性心肌梗死和骨骼肌损害有一定价值。

【参考值】

定性：阴性。

定量：男性：$28～72\mu g/L$；女性：$25～58\mu g/L$。

【临床意义】

1. 急性心肌梗死　发病后 2 小时开始上升，5～12 小时达高峰值，18～30 小时恢复正常，如果此时 Mb 持续增高或反复波动，提示心肌梗死持续存在，或再发心肌梗死及心肌梗死范围扩展等。

2. 其他　骨骼肌损伤、休克、急慢性肾衰竭等亦可出现 Mb 增高。

六、内分泌激素测定

（一）血清甲状腺激素

甲状腺激素包括甲状腺素（thyroxine，T_4）和三碘甲腺原氨酸（triiodothyronine，T_3）。结合甲状腺素和游离甲状腺素（free thyroxine，FT_4）之和为总甲状腺素（total thyroxine，TT_4）；结合三碘甲腺原氨酸和游离三碘甲腺原氨酸（free triiodothyronine，FT_3）之和为总三碘甲腺原氨酸（total triiodothyronine，TT_3）。只有 FT_4 和 FT_3 才能进入细胞内发挥生理作用，故 FT_4 和 FT_3 比 TT_4 和 TT_3 更敏感。甲状腺激素合成受下丘脑、垂体及血液中甲状腺激素浓度的调节。

【参考值】

TT_3：$1.6～3.0nmol/L$。

FT_3：$6.0～11.4pmol/L$。

TT_4：$65～155nmol/L$。

FT_4：10.3～25.7pmol/L。

【临床意义】

1. FT_3、FT_4增高　主要见于甲状腺功能亢进症，亦可见于亚急性甲状腺炎、急性肝炎、妊娠、药物影响（使用雌激素、碘剂）等。

2. FT_3、FT_4降低　主要见于甲状腺功能减退症，亦可见于垂体前叶功能减退症、药物影响（使用抗甲状腺药物、糖皮质激素、多巴胺）等。

（二）甲状旁腺激素

甲状旁腺激素（parathyroid hormone，PTH）是由甲状旁腺主细胞分泌的一种肽类激素，其主要靶器官有肾脏、骨骼、肠道。PTH 的主要生理作用是拮抗降钙素、动员骨钙释放、加快磷酸盐的排泄和维生素 D 活化等。

【参考值】

1～10pmol/L。

【临床意义】

1. 增高　PTH 增高是诊断甲状旁腺功能亢进症的主要依据，也可见于肺癌、肾癌等。

2. 减低　主要见于甲状腺或甲状旁腺手术后、特发性甲状旁腺功能减退症等。

（三）促肾上腺皮质激素

促肾上腺皮质激素（adrenocorticotropic hormone，ACTH）是腺垂体分泌的一种多肽激素。ACTH 的分泌受促肾上腺皮质激素释放激素的调节，并受血清皮质醇浓度的反馈调节。另外，ACTH 分泌有昼夜节律性变化，上午 6：00—8：00 为分泌高峰，午夜 22：00—24：00 为分泌低谷。

【参考值】

上午 8：00：25～100ng/L；下午 6：00：10～80ng/L。

【临床意义】

1. 增高　常见于原发性肾上腺皮质功能减退症、先天性肾上腺皮质增生症、异位 ACTH 综合征等。测定 ACTH 可作为异位 ACTH 综合征疗效观察、预后及转归判断的指标。

2. 减低　常见于腺垂体功能减退症、原发性肾上腺皮质功能亢进等。

（四）血浆睾酮

睾酮（testosterone，T）是男性最重要的雄激素，脱氢异雄酮和雄烯二酮是女性的主要雄激素。血浆睾酮可反映睾丸的分泌功能，睾酮分泌具有昼夜节律性变化，上午 8：00 为分泌高峰，因此，测定上午 8：00 的睾酮浓度对评价男性睾丸分泌功能具有重要价值。

【参考值】

成年男性：300～1 000ng/L；成年女性：200～800ng/L。

【临床意义】

1. 增高　主要见于睾丸间质细胞瘤、男性性早熟、先天性肾上腺皮质增生症、肾上腺皮质功能亢进等。

2. 减低　主要见于精曲小管发育不全、精曲小管发育不全，也可见于睾丸炎症、肿瘤、外伤等。

（五）血浆孕酮

孕酮（progesterone，P）由黄体和卵巢分泌，卵巢大量分泌孕酮是在排卵后的黄体期，故又称黄体酮。孕酮的生理作用是使经雌激素作用已处于增殖期的子宫内膜继续发育增殖、增厚肥大、松软和分泌黏液，为受精卵着床做准备，这对维持正常月经周期及正常妊娠有重要作用。

【参考值】

时间	早期	晚期
卵泡期	(0.7±0.1)μg/L	(0.4±0.1)μg/L
排卵期	(1.6±0.2)μg/L	(1.6±0.2)μg/L
黄体期	(11.6±1.5)μg/L	(5.7±1.1)μg/L

【临床意义】

1. **增高** 主要见于葡萄胎、妊娠高血压综合征、原发性高血压、卵巢肿瘤等。

2. **减低** 主要见于黄体功能不足、多囊卵巢综合征、胎儿发育迟缓、死胎等。

（六）生长激素

生长激素（growth hormone，GH）是由腺垂体分泌的一种多肽激素。GH 释放受下丘脑生长激素释放激素和生长激素释放抑制激素的控制。由于 GH 分泌具有脉冲式节律，每 1～4 小时出现 1 次脉冲峰，睡眠后 GH 分泌增加，约在熟睡后 1 小时达高峰。因而宜在午夜采血测定 GH，且单项测定意义有限，应同时进行动态检查。

【参考值】

儿童：<20μg/L；男性：<2μg/L；女性：<10μg/L。

【临床意义】

1. **增高** 最常见于垂体肿瘤所致的巨人症或肢端肥大症，也可见于外科手术后、低血糖症、糖尿病等。

2. **减低** 主要见于生长激素缺乏性侏儒症、垂体功能减退症等。此外，高血糖、皮质醇增多症也可使 GH 减低。

七、血气分析

血气分析可以了解供氧及酸碱平衡状况，是抢救危重患者和手术中监护的重要指标之一。常用的血气分析指标有动脉血氧分压、动脉血二氧化碳分压、动脉血氧饱和度、动脉血 pH 值、标准碳酸氢盐、实际碳酸氢盐、碱剩余。可通过血气分析仪直接测定的指标有动脉血氧分压、动脉血二氧化碳分压和动脉血 pH 值，并据此测算出其他多项指标。

知识链接

血气分析标本采集

标本采集前患者需处于安静状态。一般选择股动脉（也可选择肱动脉或桡动脉）穿刺，采集动脉血 1ml 肝素抗凝，拔针后立即将针头刺入软木塞使血液与空气隔绝。标本应在 10 分钟内送检。

（一）动脉血氧分压（PaO_2）

【参考值】

95～100mmHg。

【临床意义】

判断有无缺氧和缺氧的程度、有无呼吸衰竭。缺氧时 PaO_2 降低，呼吸衰竭时 PaO_2 <60mmHg。

（二）动脉血二氧化碳分压（$PaCO_2$）

【参考值】

35～45mmHg。

【临床意义】

$PaCO_2$ 升高提示呼吸性酸中毒，降低提示呼吸性碱中毒。Ⅱ型呼吸衰竭时 $PaCO_2>50$mmHg。

（三）动脉血氧饱和度（SaO_2）

【参考值】

95%～98%。

【临床意义】

SaO_2 降低提示缺氧。PaO_2 在 60mmHg 以下时，SaO_2 快速下降。

（四）动脉血 pH 值

【参考值】

7.35～7.45。

【临床意义】

动脉血 pH 值<7.35 为失代偿性酸中毒；动脉血 pH 值>7.45 为失代偿性碱中毒；代偿性酸碱平衡失调、混合性酸碱平衡失调动脉血 pH 值可正常。

（五）标准碳酸氢盐（SB）

【参考值】

22～27mmol/L。

【临床意义】

SB 增高见于代谢性碱中毒，降低见于代谢性酸中毒，是准确反映代谢性酸碱平衡的指标。

（六）实际碳酸氢盐（AB）

【参考值】

22～27mmol/L。

【临床意义】

AB 增高见于代谢性碱中毒和代偿性呼吸性酸中毒，降低见于代谢性酸中毒和代偿性呼吸性碱中毒。

（七）碱剩余（BE）

【参考值】

（0±2.3）mmol/L。

【临床意义】

BE 增高提示代谢性碱中毒，降低提示代谢性酸中毒。

第九节　临床常用免疫学检查

一、血清免疫球蛋白检查

免疫球蛋白（Ig）是一种具有抗体活性或化学结构上与抗体相似的球蛋白，可分为 IgG、IgA、IgM、IgD 和 IgE 五大类。目前常用免疫比浊法测定 IgG、IgA、IgM，用酶联免疫吸附试验（ELISA）测定 IgE，一般实验室不进行 IgD 检查。

【参考值】

（免疫比浊法）IgG：7.0～16.6g/L；IgA：0.7～3.5g/L；IgM：0.5～2.6g/L。

（ELISA）成人血清 IgE：0.1～0.9mg/L。

【临床意义】

1. IgG、IgA、IgM 均增高　见于各种慢性感染、慢性肝病、淋巴瘤、系统性红斑狼疮、类风湿关节炎等自身免疫病。

2. 单一 Ig 增高　见于免疫增殖性疾病（如多发性骨髓瘤、巨球蛋白血症等）、各种过敏性疾病（IgE 增高）等。

3. Ig 减低　见于先天性免疫缺陷病、获得性体液免疫缺陷病、联合免疫缺陷病及长期使用免疫抑制剂者。

二、病毒性肝炎标志物检查

现已明确的病毒性肝炎病原体主要有 5 型，即甲型肝炎病毒（HAV）、乙型肝炎病毒（HBV）、丙型肝炎病毒（HCV）、丁型肝炎病毒（HDV）、戊型肝炎病毒（HEV）。

【参考值】

均为阴性。

【临床意义】

1. 甲型肝炎病毒抗体检查

（1）抗 -HAV IgM 阳性：机体正在感染 HAV，它是早期诊断甲型肝炎的特异性指标。

（2）抗 -HAV IgG 阳性：曾感染过 HAV 或接种过疫苗而获得了免疫力。

2. 乙型肝炎病毒血清标志物检查

（1）HBsAg 阳性：是传染性标志之一。

（2）抗 -HBs 阳性：机体已产生免疫力，不具传染性。

（3）HBeAg 阳性：乙型肝炎处于活动期，是病毒复制、传染性强的指标。

（4）抗 -HBe 阳性：见于 HBsAg 转阴、传染性减低的患者，以及部分慢性乙型肝炎、肝硬化、肝癌等。

（5）抗 -HBc 总抗体阳性：包括抗 -HBc IgM 和 IgG，是 HBsAg 阴性的乙型肝炎急性感染的早期、敏感指标。

（6）HBcAg 阳性：是乙型肝炎病毒复制的标志，传染性强，预后较差。但因它是一种核心蛋白，所以一般情况下血清中不易检查到游离的 HBcAg。

3. 丙型肝炎病毒标志物检查

（1）抗 -HCV IgM 阳性：见于急性 HCV 感染，是诊断丙型肝炎的早期敏感指标。

（2）抗 -HCV IgG 阳性：体内有 HCV 感染，且晚于抗 -HCV IgM 出现。

（3）丙型肝炎病毒 RNA（HCV RNA）阳性：HCV 复制活跃，传染性强。

4. 丁型肝炎病毒标志物检查　HDV 的致病性依赖于 HBV，可与 HBV 重叠感染或共同感染。

（1）抗 -HDV IgG 阳性：一般认为是既往感染。

（2）抗 -HDV IgM 阳性：一般认为是近期感染。

5. 戊型肝炎病毒标志物检查

（1）抗 -HEV IgM 阳性：是急性感染的诊断指标。

（2）抗 -HEV IgG 阳性：表示 HEV 新近感染。

三、补体检查

（一）总补体溶血活性测定

【参考值】

50～100kU/L（试管法）。

【临床意义】

1. 增高 见于急性炎症、急性组织损伤和某些恶性肿瘤。

2. 减低 见于肾小球肾炎、各种自身免疫病、感染性疾病、慢性肝病等。

（二）血清补体 C_3 测定

【参考值】

0.8～1.5g/L（免疫比浊法）。

【临床意义】

1. 增高 常见于一些急性时相反应，如急性炎症、传染病早期、肿瘤、排斥反应、急性组织损伤。

2. 减低 见于系统性红斑狼疮和类风湿关节炎活动期、大多数肾小球肾炎、慢性活动性肝炎、慢性肝病、肝硬化、肝坏死、先天性补体缺乏（如遗传性 C_3 缺乏症）等。

四、肿瘤标志物检查

肿瘤标志物（tumor marker，TM）是由肿瘤组织自身合成、释放，或机体对肿瘤细胞反应而产生或升高的一类物质，存在于血液、细胞、组织或体液中，反映肿瘤的存在和生长。肿瘤标志物测定对肿瘤的诊断、疗效和复发的监测、预后的判断具有一定价值。肿瘤标志物主要包括蛋白质类、糖类和酶类。

（一）蛋白质类肿瘤标志物

1. 甲胎蛋白（AFP）

【参考值】

<25µg/L（ELISA）。

【临床意义】

AFP 增高见于原发性肝癌，AFP>300µg/L 有诊断意义；病毒性肝炎、肝硬化、睾丸癌、畸胎瘤、卵巢癌、妊娠 3 个月后等亦可出现 AFP 增高。

2. 癌胚抗原（CEA）

【参考值】

<5µg/L（ELISA）。

【临床意义】

CEA 增高见于胰腺癌、结肠癌、直肠癌、乳腺癌、胃癌、肺癌等，病情好转时 CEA 浓度下降，病情加重时可升高；CEA 增高还可见于胰腺炎、结肠炎、肝硬化、肝炎等。

（二）糖脂类肿瘤标志物

1. 糖类抗原 15-3（CA15-3）

【参考值】

<2.5 万 U/L（ELISA）。

【临床意义】

CA15-3 增高主要见于乳腺癌，也可见于肺癌、胰腺癌、结肠癌、肾癌、原发性肝癌等。

2. 糖类抗原 19-9（CA19-9）

【参考值】

<3.7 万 U/L（ELISA）。

【临床意义】

CA19-9 增高见于消化道恶性肿瘤，如胰腺癌、胆囊癌、胃癌、结肠癌、肝癌等，也可见于急性胰腺炎、胆囊炎、肝硬化、肝炎等。

3. 糖类抗原 50（CA50）

【参考值】

<2.0 万 U/L（ELISA）。

【临床意义】

CA50 对肿瘤的诊断无器官特异性，其增高见于 87% 的胰腺癌，80% 的胆囊（道）癌，73% 的原发性肝癌，50% 的卵巢癌，20% 的结肠癌、乳腺癌、子宫癌等；慢性肝病、胰腺炎、胆管病等也可出现 CA50 增高。

4. 糖类抗原 125（CA125）

【参考值】

<3.5 万 U/L（ELISA）。

【临床意义】

CA125 增高见于：①卵巢癌，阳性率达 61.4%，手术和化疗有效者可迅速降低，复发者 CA125 增高早于临床症状出现；②其他恶性肿瘤，如宫颈癌、乳腺癌、胰腺癌、胆管癌、肝癌、胃癌、结肠癌、肺癌等；③其他，如子宫内膜异位症、盆腔炎、卵巢囊肿、肝炎、肝硬化等。

（三）酶类肿瘤标志物

1. 前列腺酸性磷酸酶（PAP）

【参考值】

≤2.0μg/L［放射免疫分析（RIA）、化学发光免疫测定（CLIA）］。

【临床意义】

PAP 明显增高见于前列腺癌，其增高程度与肿瘤发展基本呈平行关系。当病情好转时，PAP 浓度降低，增高常提示癌症复发、转移及预后不良。PAP 增高还可见于前列腺增生、前列腺炎等。

2. 血清神经元特异性烯醇化酶（NSE）

【参考值】

<15μg/L（RIA、ELISA）。

【临床意义】

NSE 增高见于小细胞肺癌，显著高于肺鳞癌、腺癌、大细胞癌的 NSE 水平，因此 NSE 对小细胞肺癌的诊断、鉴别诊断有较高价值，并可用于监测放疗、化疗的效果。NSE 是神经母细胞瘤的标志物，其灵敏度可达 90% 以上，发病时 NSE 水平明显增高，有效治疗后降低，复发后又增高。正常红细胞中存在 NSE，标本溶血会影响结果。

3. α-L-岩藻糖苷酶（AFU）

【参考值】

234～414μmol/L（ELISA 和分光光度连续监测法）。

【临床意义】

AFU 增高见于原发性肝癌，与 AFP 联合检查可提高原发性肝癌诊断阳性率达 93.1%。动态观察 AFU 对判断肝癌疗效、预后、复发有重要意义。血清 AFU 在转移性肝癌、肺癌、乳腺癌、卵巢癌、子宫癌也可增高，在肝硬化、慢性肝炎、消化道出血等也有轻度增高。

（四）肿瘤标志物的选用

同一种肿瘤可含多种标志物，一种标志物亦可出现于多种肿瘤。选择特异性标志物或最佳组合有利于提高肿瘤诊断的准确率。动态检查有利于肿瘤良恶性的鉴别，也有利于复发、转移和预后判断。

五、自身抗体检查

（一）类风湿因子

类风湿因子（rheumatoid factor，RF）是变性 IgG 刺激机体产生的一种自身抗体，主要存在于类风湿关节炎患者的血清和关节液内。

【参考值】

阴性。

【临床意义】

1. 类风湿关节炎　阳性率 70%，IgG 型与滑膜炎、血管炎和关节外症状有关，IgM 型与 IgA 型的效价与骨质破坏有关。

2. 其他自身免疫病　多发性肌炎、硬皮病、干燥综合征、系统性红斑狼疮、自身免疫性溶血、慢性活动性肝炎等也见 RF 阳性。

3. 其他感染性疾病　传染性单核细胞增多症、结核病、感染性心内膜炎等 RF 也多呈阳性。

（二）抗核抗体

抗核抗体（antinuclear antibody，ANA）是针对真核细胞核成分的自身抗体的总称，可分为抗双链 DNA 抗体、抗单链 DNA 抗体、抗 Z-DNA 抗体。

【参考值】

阴性。

【临床意义】

ANA 阳性见于系统性红斑狼疮、混合性结缔组织病、自身免疫性肝病、桥本甲状腺炎、重症肌无力、类风湿关节炎、皮肌炎等。

（三）抗组织细胞抗体

1. 抗肾小球基底膜抗体　肾小球基底膜有内、外透明层及中间致密层构成的网状结构，由 Ⅳ 型胶原蛋白、层粘连蛋白、纤维粘连蛋白和蛋白多糖组成。

【结果判定】

抗肾小球基底膜抗体阳性时，有 3 种荧光图形：在所有肾小球基底膜处显示非常尖锐、线状或花瓣状着染；颗粒状着染；斑点状着染。

【临床意义】

抗肾小球基底膜抗体是抗基底膜抗体型肾小球肾炎的特异性抗体。抗肾小球基底膜抗体阳性还见于药物诱导的间质性肾炎。约 50% 抗肾小球基底膜抗体阳性患者的病变局限于肾脏，另外 50% 有肾脏和肺部病变，仅有肺部病变者非常少见。

2. 抗胃壁细胞抗体

抗胃壁细胞抗体是器官及细胞特异性自身抗体，该抗体可直接与促胃液素受体结合。

【参考值】

2%～10%。

【临床意义】

90% 恶性贫血患者抗胃壁细胞抗体阳性；100% 慢性萎缩性胃炎患者抗胃壁细胞抗体阳性。抗胃壁细胞抗体的阳性率与胃黏膜病变的进展程度相关，但抗体效价与病变进展程度不相关，也不与治疗效果平行。抗胃壁细胞抗体也见于胃黏膜萎缩、某些缺铁性贫血、十二指肠溃疡、甲状腺疾病、原发性慢性肾上腺皮质功能减退症和1型糖尿病等。

3. 抗平滑肌抗体

抗平滑肌抗体主要为 IgG 类，也有 IgM 类。无器官和种属特异性，一般认为不结合补体。

【参考值】

<1:10（阴性）（间接免疫荧光法）。

【临床意义】

抗平滑肌抗体主要见于自身免疫性肝炎、原发性胆汁性肝硬化、急性病毒性肝炎。

4. 抗心肌抗体

【结果判定】

心肌细胞内与肌纤维走行方向垂直的横向带状着染。

【临床意义】

心肌炎、心力衰竭、风湿热、重症肌无力、心肌病和心脏手术后患者均可检查到抗心肌抗体。此外，0.4% 的正常人和某些风湿性心脏病患者也可见此抗体。

5. 抗甲状腺微粒体抗体

【参考值】

<15%（RIA）。

【临床意义】

抗甲状腺微粒体抗体异常见于桥本甲状腺炎、甲状腺功能减退症、甲状腺肿瘤、单纯性甲状腺肿、亚急性甲状腺炎、系统性红斑狼疮、其他风湿病等。

六、感染免疫检查

1. 梅毒血清学检查

【参考值】

阴性。

【临床意义】

梅毒螺旋体反应素试验敏感性高，在定性试验阳性的情况下，必须进行确诊试验，阳性可确诊梅毒。

2. 艾滋病血清学检查

【参考值】

筛查试验及确诊试验：HIV RNA 均阴性。

【临床意义】

筛查试验灵敏度高，但特异性不高，故筛查试验阳性时应用确诊试验证实。若确诊试验阳性，特别是反转录聚合酶链反应（RT-PCR）检查 HIV RNA 阳性，对确定诊断和早期诊断有价值。

3. 肥达反应 是一种利用伤寒、副伤寒沙门菌菌液为抗原，检查血清中有无相应抗体的凝集试验。

【参考值】（直接凝集法）

伤寒"H"：<1:160；伤寒"O"：<1:80；副伤寒甲、乙和丙：<1:80。

【临床意义】

单份血清抗体效价"O">1:80 及"H">1:160 有诊断意义；若动态观察，持续超过参考值或较原效价升高4倍以上更有价值。

（1）O、H 均升高：提示伤寒可能性大，多数患者在病程第2周出现阳性。

（2）O不高、H升高：可能是预防接种或不久前曾患过伤寒，或是非特异性回忆反应。

（3）O升高、H不高：可能是感染早期或与伤寒沙门菌"O"抗原有交叉反应的其他沙门菌感染。

4.抗链球菌溶血素O试验 以β链球菌溶血素O为抗原，检测待测血清中相应抗体滴度。

【参考值】

阴性[乳胶凝集法（LAT）]。

【临床意义】

阳性提示近期内有A组溶血性链球菌感染，如活动性风湿热、风湿性关节炎、急性肾小球肾炎、急性上呼吸道感染、皮肤和软组织感染等。溶血性链球菌感染1周后抗链球菌溶血素O（ASO）即开始升高，4～6周达高峰，持续数月或数年，因此ASO阳性未必是近期感染的指标，应多次动态观察。若确有A组溶血性链球菌感染，但ASO持续阴性，可能是发病早期用过大量抗生素或免疫抑制剂所致。

（闫晓华）

复习思考题

1. 简述红细胞及血红蛋白变化的临床意义。

2. 病理性中性粒细胞增多的原因有哪些？

3. 什么是中性粒细胞核左移？有何临床意义？

4. 如何利用网织红细胞进行贫血的疗效观察？

5. 三种黄疸的血清胆红素及尿胆原如何改变？

6. 如何鉴别渗出液和漏出液？

扫一扫，测一测

第九章　护理病历书写

PPT 课件

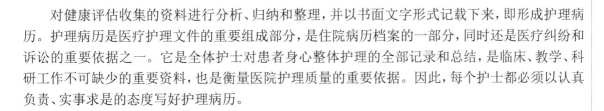

学习目标

　　掌握书写护理病历的基本要求；掌握护理病历首页、护理计划单、护理病程记录单、健康教育计划单的格式及书写要求。熟悉电子病历的书写要求。了解电子病历的功能与管理。

知识导览

　　对健康评估收集的资料进行分析、归纳和整理，并以书面文字形式记载下来，即形成护理病历。护理病历是医疗护理文件的重要组成部分，是住院病历档案的一部分，同时还是医疗纠纷和诉讼的重要依据之一。它是全体护士对患者身心整体护理的全部记录和总结，是临床、教学、科研工作不可缺少的重要资料，也是衡量医院护理质量的重要依据。因此，每个护士都必须以认真负责、实事求是的态度写好护理病历。

第一节　书写护理病历的基本要求

　　1. 内容要客观、真实、全面　护理病历必须真实、客观地反映患者的健康状况。要求护士认真、仔细、全面、系统地收集患者的有关资料，绝不能以主观臆断代替客观而真实的评估。

　　2. 描述要精练、准确　使用规范的中文医学词汇、术语，无正式中文译名的症状、体征、疾病名称等可使用外文。书写力求精练、准确、通顺、重点突出、条理清楚、标点符号正确。

　　3. 记录要及时　必须及时完成病历书写，以保证记录的时效性。一般新入院者，首次入院护理病历应在 24 小时内完成。因抢救急危重症患者未能及时书写的，应在抢救结束 6 小时内据实补记，并加以注明。

　　4. 格式要规范　目前各医疗单位尚无统一的护理病历格式，但都有自己的规定和要求，须按规定的格式书写，并注明日期和时间，然后签名或盖章，以示负责。除特殊说明外，应当使用蓝黑墨水或碳素墨水或签字笔书写，计算机打印的病历应当符合病历保存的要求。

　　5. 填写完整、字迹清晰　各个项目要填写完整，不可遗漏。字迹要规整、清晰。如果有书写错误，应当用双线划在错字上，保留字迹清楚、可辨，注明修改时间，并由修改人签全名。不得采用刮、粘、涂等方法掩盖或去除原来的字迹。

　　6. 责任与权限　上级护士有审查修改下级护士书写记录的责任。实习护士、试用期护士、未取得执业资格或未经注册护士书写的内容，须经本医疗机构具有合法执业资格的护士审阅、修改并签全名；进修护士经接收进修的医疗机构认定其工作能力后方可书写护理病历。

　　此外，实行电子病历的医疗机构，应根据相关规定规范录入护理病历，并按有关要求进行保存和归档。

第二节　护理病历的格式与内容

　　护理病历不仅体现了生物 - 心理 - 社会医学模式,还突出了以患者为中心、以解决问题为导向的护理程序基本要求。目前我国护理病历的书写主要限于住院患者,其内容包括护理病历首页、护理计划单、护理病程记录和健康教育计划。

一、护理病历首页

　　护理病历首页是患者入院后第一次进行系统健康评估的记录,其内容包括一般情况、健康史、体格检查、心理社会评估及相关辅助检查结果等。一般要求于患者入院后 24 小时内完成。

　　护理病历首页必须以相应的护理理论框架为指导而设计,目前多以戈登(Gordon)的功能性健康型态模式作为收集和组织资料的理论框架,其他还有生理 - 心理 - 社会模式、奥瑞姆(Orem)的自理模式、马斯洛(Maslow)的需求层次理论和人类反应型态分类等。

　　护理病历首页的书写格式有填写式、表格式及混合式 3 种,以混合式最常用。目前被普遍使用的是以表格式为主、填写式为辅的患者入院护理评估表。该表将需要评估的内容提示出来,指导护士全面系统地收集和记录患者的入院资料,避免遗漏,尤其适合初学者使用。将护理病历表格化,记录方式以在备选项中打"√"为主,可有效地减少书写的时间和负担。但由于其形式固定,在一定程度上限制了使用者的主动性和评判性思维能力的发挥。

　　表 9-1 所示护理病历首页是参照戈登的 11 个功能性健康型态设计的,以表格式为主,填写式为辅。

表 9-1　护理病历首页

科别:　　　　　病室:　　　　　床号:　　　　　住院号:

一般资料

姓名:　　　　性别:　　　　年龄:　　　　婚姻:　　　　民族:

籍贯:　　　职业:　　　文化程度:　　　医疗费用支付形式:

入院日期:　　　记录日期:　　　入院方式:　　　病史叙述者:　　　可靠程度:

主管医生:　　　主管护士:　　　入院医疗诊断:

现住址(工作单位、电话):

入院类型:门诊□　　急诊□　　转入□(转出医院或科室:　　　　　　　　　　　)

入院处置:沐浴□　　更衣□　　未处置□

医院介绍:住院须知□　　对症宣教□　　饮食□　　作息制度□　　探陪制度□　　其他□

护理病史

主诉:

现病史:

既往史:

　　既往健康状况:良好□　　一般□　　较差□

续表

曾患疾病和传染病史：无□　有□（　　　　　　）

外伤史：无□　有□（　　　　　）

手术史：无□　有□（　　　　　）

过敏史：无□　有□（过敏原：　　　　　临床表现：　　　　　　　　　　　）

健康感知与健康管理型态

自觉健康状况：良好□　一般□　较差□

家族遗传病史：无□　有□（描述：　　　　　　　　　　）

吸烟：无□　有□（＿年，平均＿支/d。戒烟：未□　已□＿年）

嗜酒：无□　有□（＿年，平均＿两/d。戒酒：未□　已□＿年）

其他：无□　有□（描述：　　　　　　　　　　）

营养与代谢型态

饮食型态形态：普食□（＿餐/d）　软食□（＿餐/d）　半流质□（＿餐/d）　流质□（＿餐/d）

禁食□　忌食□（　　　　　）　偏食□（　　　　　）　其他□（　　　　　）

治疗饮食□（　　　　　　　）

食欲：正常□　亢进□　减退□

近6个月内体重变化：无□　有□（＿kg 增加/减少）

饮水：正常□　多饮□（＿ml/d）　限制饮水□（＿ml/d）

咀嚼困难：无□　有□（描述：　　　　　　　）

吞咽困难：无□　有□（描述：　　　　　　　）

排泄型态

排便：正常□　便秘□（1次/＿日）　腹泻□（＿次/d）　失禁：无□　有□（＿次/d）

造瘘：无□　有□（描述：　　　　　　　　　，能否自理：能□　否□）

应用泻药：无□　有□（药物名称：　　　　　，用法：　　　　　）

排尿：正常□　增多□（＿次/d）　减少□（＿次/d）　颜色（描述：　　　　　　）

排尿异常：无□　有□（描述：　　　　　　　）

运动与活动型态

生活自理能力：（在相应数字打勾）

项目	0	1	2	3	4	
进食/饮水						
转位						
洗漱						0= 能独立完成
如厕						1= 需借助辅助用具才能完成
洗澡						2= 需要他人帮助才能完成
穿衣						3= 需要他人帮助，并借助辅助用具才能完成
行走						4= 自己不能完成，完全依赖他人帮助
上下楼梯						
购物						
备餐						
理家						

续表

辅助工具: 手杖□　拐杖□　轮椅□　助行器□　义肢□　其他□(　　　　　　　　　)

活动耐力: 正常□　容易疲劳□

体位: 自主体位□　被动体位□　半卧位□　其他□(描述:　　　　　　　　　)

步态: 正常□　异常□(描述:　　　　　　　)　肌力:___级

瘫痪: 无□　有□(描述:　　　　　　　)

睡眠与休息型态

睡眠: 正常□　入睡困难□　多梦□　早醒□　失眠□

睡眠/休息后精力充沛: 是□　否□

辅助睡眠: 无□　有□(描述:　　　　　　　)

认知与感知型态

疼痛: 无□　有□(急性□　慢性□　描述:　　　　　　　)

视力: 正常□　近视□　远视□　失明□(左□　右□)

听力: 正常□　耳鸣□　减退□(左□　右□)　耳聋(左□　右□)　助听器: 无□　有□

味觉: 正常□　减退□　缺失□　味觉改变□

眩晕: 无□　有□(原因:　　　　　　　)

语言能力: 正常□　失语□　构音障碍□

自我感知与自我概念型态

对自我的看法: 肯定□　否定□(描述:　　　　　　　)

情绪:

角色关系型态

就业情况: 胜任□　短期不能胜任□　长期不能胜任□

家庭结构:　　　　　　　家庭关系: 和谐□　紧张□

社会交往: 正常□　较少□　回避□

角色适应: 良好□　不良□(角色冲突□　角色缺如□　角色强化□　角色消退□)

家庭及个人经济情况: 足够□　勉强够□　不够□

性与生殖功能型态

月经: 正常□　失调□　经量: 正常□　一般□　多□

孕次:　　　　　　　产次:

性生活: 正常□　障碍□

压力与应对型态

对疾病和住院的反应: 否认□　适应□　依赖□

过去1年内重要的生活事件: 无□　有□(描述:　　　　　　　)

适应能力: 能独立解决问题□　需要帮助□　依赖他人解决□

支持系统: 照顾者: 胜任□　勉强□　不胜任□　　家庭应对: 忽视□　能满足□　过于关心□

价值与信仰型态

宗教信仰: 无□　有□(描述:　　　　　　　)

体格检查

生命体征　体温:____℃　　脉搏:____次/min　　呼吸:____次/min　　血压:_____mmHg

续表

全身状况	身高:____cm 体重:____kg
	营养:良好□ 中等□ 不良□ 肥胖□ 消瘦□ 恶病质□
	意识:正常□ 嗜睡□ 意识模糊□ 昏睡□ 昏迷□
	面容:正常□ 病容□(类型:)
	体位:自动□ 被动□ 强迫□(类型:)
皮肤黏膜	色泽:正常□ 潮红□ 苍白□ 发绀□ 黄染□
	湿度:正常□ 潮湿□ 干燥□
	温度:正常□ 热□ 冷□
	弹性:正常□ 减退□
	完整性:完整□ 皮疹□ 皮下出血□(部位及分布:)
	破溃□(描述:)
	压疮:无□ 有□(描述:)
	水肿:无□ 有□(描述:)
	瘙痒:无□ 有□(描述:)
淋巴结	正常□ 肿大□(描述:)
头部	眼睑:正常□ 水肿□
	结膜:正常□ 水肿□ 出血□
	巩膜:正常□ 黄染□
	瞳孔:正常□ 异常□(描述:) 对光反射:正常□ 迟钝□ 消失□
	口唇:红润□ 发绀□ 苍白□ 疱疹□
	口腔黏膜:正常□ 异常□(描述:)
颈部	颈项强直:无□ 有□
	颈静脉:正常□ 充盈□ 怒张□
	气管:居中□ 偏移□(描述:)
	肝 - 颈静脉回流征:阴性□ 阳性□
胸部	呼吸方式:自主呼吸□ 机械呼吸□
	呼吸频率:____次 /min
	呼吸节律:规则□ 不规则□(描述:)
	呼吸困难:无□ 有□(描述:)
	吸氧:无□ 有□(描述:)
	呼吸音:正常□ 异常□(描述:)
	啰音:无□ 有□(描述:)
	心率:____次 /min 心律:齐□ 不齐□(描述:)
	杂音:无□ 有□(描述:)
腹部	外形:正常□ 膨隆□ 蛙腹□(腹围: cm) 凹陷□ 肠型□
	紧张:无□ 有□(描述:)
	压痛:无□ 有□(描述:)
	反跳痛:无□ 有□(描述:)
	肝大:无□ 有□(描述:)
	移动性浊音:阴性□ 阳性□
	肠鸣音:正常□ 亢进□ 减弱□ 消失□
肛门直肠	未查□ 正常□ 异常□(描述:)
生殖器	未查□ 正常□ 异常□(描述:)

脊柱四肢	脊柱：正常□　畸形□（描述：　　　　　　）	活动：正常□　受限□
	四肢：正常□　畸形□（描述：　　　　　　）	活动：正常□　受限□
神经系统	肌张力：正常□　增强□　减弱□	
	肢体瘫痪：无□　有□（描述：　　　　　　）	
	巴宾斯基征：阴性□　阳性□	

实验室及其他检查（可作护理诊断依据的检查结果）：

主要护理诊断：

护士签名：

日期：

二、护理计划单

护理计划单是护士为患者在住院期间所制订的护理计划及其实施效果的系统记录，主要包括护理诊断、护理目标、护理措施、效果评价（表 9-2）。护理诊断是患者存在的和潜在的健康问题，护理目标是制订计划的指南和评价的依据，护理措施是针对护理诊断所制订的具体方案，效果评价则是在实施护理过程中和护理后对患者感觉及客观检查结果的记录。

表 9-2　护理计划单

科室：　　病室：　　床号：　　姓名：　　医疗诊断：　　　　住院号：

日期	护理诊断/合作性问题	护理目标	护理措施	签名	停止日期	效果评价	签名

护理计划书写尚无完全统一的规范，大致有个体化护理计划、标准化护理计划、计算机制订的护理计划三大类。

鉴于在护理计划单使用过程中存在重复书写大量常规护理措施的情况，有碍于护士将更多的时间和精力用于分析与判断患者的健康状况、提供直接的护理措施，故临床上将每种疾病及相应的护理措施、预期目标等综合，形成了"标准护理计划"（表 9-3），原有的护理计划单演变为护理诊断项目表，从而减轻了书写护理计划的负担。若患者存在标准护理计划以外的护理诊断/合作性问题，则将与之相应的护理目标与护理措施写在"附加的护理计划"（表 9-4）中。

表 9-3　标准护理计划

科室：　　病室：　　床号：　　姓名：　　医疗诊断：　　　　住院号：

护理诊断	预期结果	护理措施	开始时间	签名	停止时间	签名	效果评价

评价标准：1= 目标完全实现；2= 目标部分实现；3= 目标未实现。

表 9-4　附加的护理计划

科室：　　　病室：　　　床号：　　　姓名：　　　医疗诊断：　　　　　　住院号：

时间	护理诊断	护理目标	护理措施	签名

三、护理病程记录

护理病程记录是患者从入院到出院期间，护士按照护理程序及遵照医嘱，对患者实施整体护理过程的客观、真实、动态的记录。护理病程记录的格式、种类和内容如下：

（一）按病情轻重分类

按病情轻重可分为一般患者护理记录和危重患者护理记录。

1. 一般患者护理记录　是护士根据医嘱和病情对一般患者住院期间护理过程的客观记录。一般患者护理记录应有患者姓名、科室、住院病历号、床号、页码、记录日期和时间等一般项目，其内容应能反映患者的客观病情变化、实施的护理措施和护理效果。记录的频率视病情而定，一般要求一级护理患者至少每天 1 次，二级护理患者至少每周 2 次，三级护理患者至少每周 1 次，若病情变化应随时记录。

护理记录单多采用 P.I.O 的形式，P 为 problem（问题）的缩写，是护理诊断 / 合作性问题；I 为 intervention（措施）的缩写，是所执行的护理措施；O 为 outcome（结果）的缩写，是实施护理措施后患者的反应，即对护理措施效果的评价（表 9-5）。

表 9-5　护理记录单

科室：　　　病室：　　　床号：　　　姓名：　　　年龄：　　　住院号：

日期	时间	护理记录（P.I.O）	签名

2. 危重患者护理记录　是护士根据医嘱和病情对危重患者住院期间护理过程的客观记录。危重患者护理记录除包含一般护理记录的内容外，还应注明体温、脉搏、呼吸、血压、意识状态、出入液量、基础护理、特殊情况与处理等。记录时间应具体到分钟，一般要求至少每 4 小时记录一次，若病情变化则随时记录。如遇抢救影响记录，要求于抢救结束 6 小时内据实补记并加以说明。

（二）按住院过程分类

按住院过程不同可分为首次护理记录，日常护理记录，手术前后护理记录，阶段小结，出院、转科、转院护理记录和死亡护理记录。

1. 首次护理记录　是患者入院后的第一次护理记录，要求对患者入院时的健康状况及拟实施的主要护理措施做出简要的描述，重点突出、简明扼要。其内容包括：①患者主要的住院原因，即主诉和简要现病史；②目前的主要身心症状、体征及重要的辅助检查结果；③治疗原则及诊治方案；④主要护理诊断；⑤主要护理措施及护理效果；⑥需要向下一班交代的主要事项。

2. 日常护理记录　是对住院患者的经常性、连续性护理记录，由病房护士记录在护理记录单上，根据医嘱和患者病情决定记录频次。病情稳定的一般患者每周记录 1～2 次，如有病情变化或病情不稳定时应每班记录或随时记录；危重、大手术后 3 天内及病情随时有可能发生变化的患者，根据医嘱及病情及时书写危重患者护理记录，记录频次视病情需要而定。

3. 手术前后护理记录　是病房护士对手术前、手术后患者的护理记录。

（1）手术前护理记录：应重点记录拟行手术名称、病情、心理状态、主要健康教育等。术前如有特殊准备、特殊用药及特殊病情变化（如发热）等，应予以记录。

（2）手术后护理记录：应重点记录患者返回病室的时间、麻醉清醒状态、生命体征、伤口敷料情况、术后体位、引流情况、术后主要医嘱及执行情况等。

4. 阶段小结　住院时间超过 1 个月的患者应有阶段小结，主要内容包括本阶段患者的主要健康问题、护理经过（护理计划的制订、实施及变更情况）、目前存在的主要健康问题、下一阶段拟实施的护理计划等。

5. 出院、转科、转院护理记录　出院护理记录的主要内容应包括当前患者的身心健康状况和主要健康指导。转科、转院护理记录应主要记录患者当前的身心健康状况和要交代的主要事项。若为转入记录，参照入院患者的首次护理记录执行。

6. 死亡护理记录　是对死亡患者进行护理、配合抢救过程的记录。负责护士应及时书写危重患者护理记录，动态反映患者的病情演变过程，如实记录配合抢救的情况及死亡时间等。

四、健康教育计划

健康教育是护理工作的一项重要内容，是促进患者康复、恢复患者最佳健康水平的重要环节。通过健康教育，可促进患者及其家属了解患者的健康状况及有关治疗、护理及康复措施等知识，提高自我护理和预防疾病的能力，充分发挥家庭等支持系统的作用，改变患者的不良健康行为。

健康教育的内容主要包括：①疾病的病因、诱因、发生及发展过程；②可采取的治疗、护理方案；③有关检查的目的及注意事项；④饮食、休息、活动、用药、情绪控制等方面的注意事项；⑤疾病的预防和护理措施；⑥出院康复指导等。

为了做好健康教育，医护人员可根据不同疾病的特点，将患者及其相关人员需要了解或掌握的有关知识和技能编制成标准健康教育计划（表 9-6），参照标准健康教育计划提供健康教育。健康教育可采用讲解、示范、模拟、提供书面或视听材料等多种形式，在实施健康教育的过程中，教育的内容和形式应根据患者的文化水平、认知能力、对有关知识和技能的了解程度、现有条件等具体情况而调整。

表 9-6　健康教育计划单

姓名：　　　　　科室：　　　　　床号：　　　　　住院号：

项目	主要内容	对象	学习能力	教育方式	教育效果	实施/评价日期	签名
入院指导							
病因诱因							
临床表现							
主要治疗							
用药指导							
术前指导							
术后指导							
饮食指导							

续表

项目	主要内容	对象	学习能力	教育方式	教育效果	实施/评价日期	签名
相关检查							
功能锻炼							
休息指导							
疾病预防							
自我调节							
褥疮预防							
母乳喂养							
出院指导							

第三节　电子病历

随着医院信息化进程的飞速发展,护理电子病历成为医院信息化发展的必然产物,有助于进一步提高护理工作效率、保证护理质量、维护患者安全和规范护理管理。目前,国内多数医院以医院信息系统为平台,开发和研制了符合本院需求的护理电子病历系统。

一、电子病历的概念

电子病历系统指医疗机构内部支持电子病历信息采集、存储、访问和在线帮助,并围绕提高医疗质量、保障医疗安全、提高医疗效率而提供信息处理和智能化服务功能的计算机信息系统,既包括应用于门(急)诊、病房的临床信息系统,也包括检查检验、病理、影像、心电、超声等医技科室的信息系统。只使用文字处理软件编辑、打印的病历文档,不属于电子病历。

二、电子病历的功能

1. 病历书写者按照《病历书写基本规范》要求的格式及内容"书写"病历,随后可以打印出完整病历,并保留文本以供他用。系统设置了一些录入、编辑及支持功能,使"写作"更方便,还可以提供临床试验病例及教学病例标识、查阅相关知识库等。

2. 电子病历系统可为患者建立个人信息数据库,授予唯一标识号码并确保与患者的医疗记录相对应。

3. 可对医嘱下达、传递及执行进行管理,并能校正医嘱使之完整合理;提供药物、耗材、诊疗项目等字典。

4. 电子病历系统可为病历质量监控、医疗卫生服务信息及数据统计分析、医疗保险费用审核提供技术支持,如医疗费用分类查询、手术分级管理、临床路径管理、单病种质量控制、平均住院日、术前平均住院日、床位使用率、合理用药监控等医疗质量管理与控制指标的统计,利用系统优势建立医疗质量考核体系,提高工作效率,保证医疗质量,规范诊疗行为,提高医院管理水平。

5. 电子病历系统还具备其他功能,如检验报告的管理功能(特别是危急结果提示功能等)、展现功能(如以趋势图展现患者的生命体征、历次检查结果等)、传染病上报、区域医疗信息对接共享等。

三、电子病历的书写与管理

1. 电子病历书写按照《病历书写基本规范》执行。

2. 电子病历系统为操作人员提供专有的身份识别手段，并设置相应的权限，操作人员对本人身份标识的使用负责。医务人员通过身份标识登录电子病历系统完成操作并确认后，系统显示医务人员电子签名。实习医务人员、试用期医务人员记录的病历，应经过在本医疗机构合法执业的医务人员审阅、修改并予电子签名确认。医务人员修改电子病历时，电子病历系统应进行身份识别、保存历次修改痕迹、标记准确的修改时间和修改人信息。

3. 门（急）诊电子病历记录以接诊医师录入确认即为归档，归档后不得修改；住院病历在患者出院时经上级医师审核后归档。归档后的电子病历由电子病历管理部门统一管理，必要时可打印纸质版本，打印的纸质版本需统一规格、字体、格式等。

4. 电子病历系统应具有严格的复制管理功能，不同患者的信息不得复制。

5. 患者诊疗活动过程中产生的非文字资料，如 CT、MRI、超声等医学影像信息及录音、影像等，应纳入电子病历系统管理，确保随时调阅、内容完整。对于目前尚不能电子化的知情同意书、植入材料条形码等医疗信息资料，可采取措施使之信息化后纳入电子病历并留存原件。

（叶岚岚）

？复习思考题

1. 书写护理病历有哪些基本要求？
2. 危重患者护理记录的内容有哪些？
3. 首次护理记录的内容有哪些？
4. 健康教育主要包括哪些内容？

ER-9-3

扫一扫，测一测

主要参考书目

[1] 万学红,卢雪峰.诊断学[M].9版.北京:人民卫生出版社,2020.

[2] 孙玉梅,张立力,张彩虹.健康评估[M].5版.北京:人民卫生出版社,2021.

[3] 阚丽君,张玉芳.健康评估[M].4版.北京:中国中医药出版社,2021.

[4] 孙志岭,李壮苗.健康评估[M].3版.北京:人民卫生出版社,2021.

[5] 杨颖,高井全.健康评估[M].2版.北京:人民卫生出版社,2021.

[6] 于春水,郑传胜,王振常.医学影像诊断学[M].5版.北京:人民卫生出版社,2021.

[7] 夏瑞明,刘林祥.医学影像诊断学[M].4版.北京:人民卫生出版社,2020.

[8] 柏树令,应大君.系统解剖学[M].9版.北京:人民卫生出版社,2018.

[9] 王建枝,钱睿哲.病理生理学[M].9版.北京:人民卫生出版社,2018.

[10] 姚树桥,杨艳杰.医学心理学[M].7版.北京:人民卫生出版社,2018.

[11] 王庭槐.生理学[M].9版.北京:人民卫生出版社,2018.

复习思考题答案要点

模拟试卷

《健康评估》教学大纲